怀孕40周

看这本就够了

邵玉芬 许 鼓 曹 伟 主编

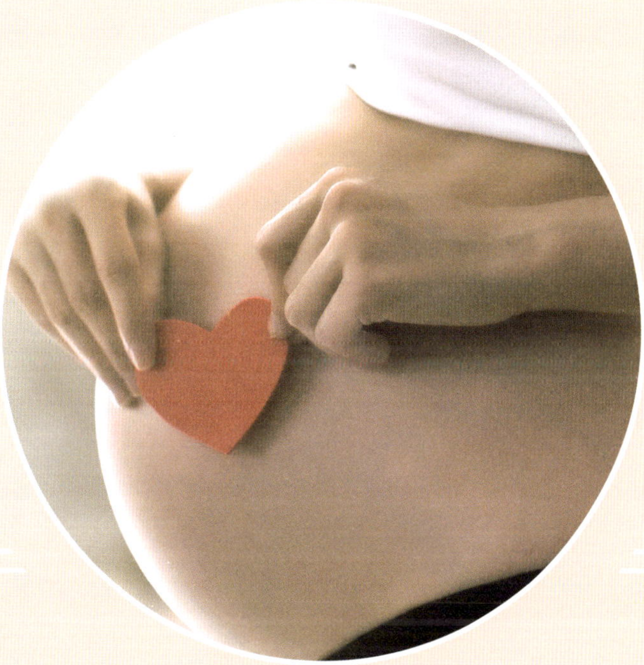

江苏凤凰科学技术出版社
·南京·

图书在版编目（CIP）数据

怀孕40周看这本就够了 / 邵玉芬等主编. — 南京：江苏凤凰科学技术出版社, 2019.6（2021.8 重印）

ISBN 978-7-5713-0042-5

Ⅰ. ①怀… Ⅱ. ①邵… Ⅲ. ①妊娠期—妇幼保健—基本知识 Ⅳ. ①R715.3

中国版本图书馆CIP数据核字（2019）第000030号

怀孕 40 周看这本就够了

主　　编	邵玉芬　许　鼓　曹　伟
责任编辑	樊　明　祝　萍
责任校对	郝慧华
责任监制	方　晨
出版发行	江苏凤凰科学技术出版社
出版社地址	南京市湖南路 1 号 A 楼，邮编：210009
出版社网址	http://www.ppm.cn
印　　刷	天津丰富彩艺印刷有限公司
开　　本	718 mm × 1 000 mm　1/12
印　　张	20
插　　页	1
字　　数	200 000
版　　次	2019年6月第1版
印　　次	2021年8月第2次印刷
标准书号	ISBN 978-7-5713-0042-5
定　　价	49.80 元

健康快乐度过幸“孕”40周

世界上最美好的事情，莫过于创造一个新生命，并期待他的降生。当得知生命的种子在体内生根发芽时，准爸妈们会有什么样的感受？激动、欣喜、无助、担心、惶惑？我想，你们和我一样，都是以一种复杂的心情面对这一切：欣喜中交织着无助，激动里混杂着惶惑。我们恨不得有位妇产科医生天天伴随左右，随时指点自己的衣食住用行，以便给腹中胎宝宝创造最佳的发育环境。

《怀孕40周看这本就够了》由国务院特殊津贴获得者、复旦大学教授邵玉芬携手顶级妇产科专家团队主编。参与本书编写的专家们都在一线工作了20多年。他们大多是学术带头人，技术精湛，热心科普宣教工作，能在繁忙的本职工作之余将知识和经验奉献给准爸妈们。

本书的编写宗旨就是：为孕妈妈40周孕期生活全程护航。以怀孕10月为纵线，分40周阐述，包括胎宝宝每周变化、孕期营养指导、生活护理指导、孕检指导、胎教指导、“孕动”指导……翻开本书，你会惊喜地发现，全书编排合理、内容实用、语言生动，配有大量精美彩图。

本书对数名孕妈妈的40周怀孕过程追踪拍摄，直至其产下健康新生儿，成为真人图解式孕产图书新典范。将本书放在家里，或带在身边，就如同身边有一位妇产科专家在随时随地关心你、指导你。对新手爸妈来说，这本书比通过向老祖母、母亲学来的方法更科学、简单、实用。

值得推崇的是，本书的专家们特别指出了一些不科学的妊娠观点。比如，有的孕妈妈因为怀孕带来的身体不适，就干脆在家静养，当“宅”妈。本书绝不提倡这样的行为，而是建议孕妈妈在预产期到来前的一两周再请假休息。适量的运动和工作，对胎宝宝和孕妈妈只有好处，没有坏处。

专家们还特别强调了自然分娩方式的重要性。现在，我国剖宫产妈妈比例越来越大。有的孕妈妈本来身体条件很好，可以自然生产，但因为怕痛，强烈要求剖宫产。其实，人体的结构已经为自然生产做好了充分的准备，自然生产对母子都有好处。

最后再提醒一点，本书主题是孕期40周，但实际上要维持整个孕期的健康，不仅要重视真正怀孕的9个多月，还要重视孕前的准备。我们的专家团队倡导：完整的怀孕期应该延伸到12个月，其中包括至少3个月的怀孕准备期。只有夫妻双方从身体上、物质上、精神上真正做好了准备，才能为即将到来的妊娠期及孩子的出生，准备一个良好的环境。

第一章　孕1月（1~4周）：恭喜你，怀孕了

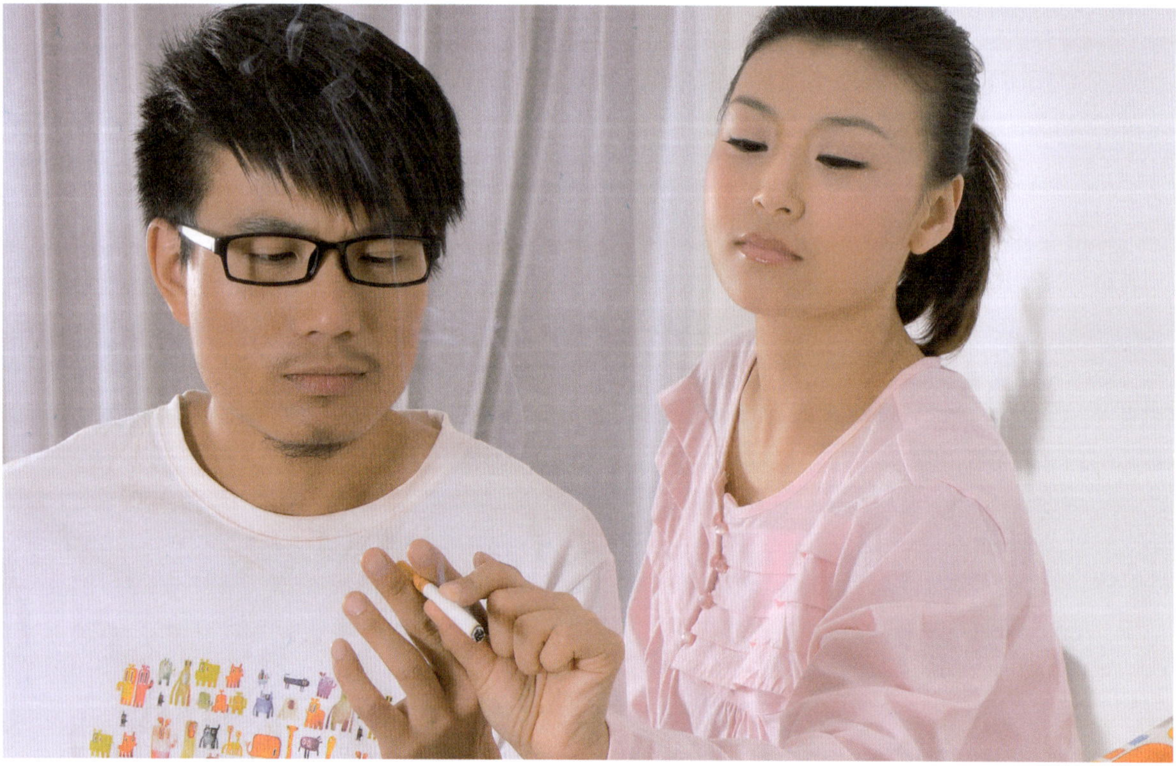

第二章　孕2月（5~8周）：为你的早孕时光护航

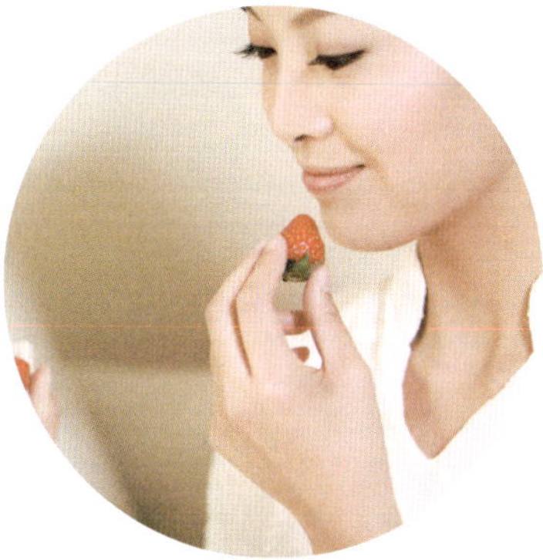

028
孕2月，孕妈妈要多吃新鲜的蔬菜、谷物、水果等。

036
为缓解孕吐，孕妈妈可选择粥等易消化的食物。

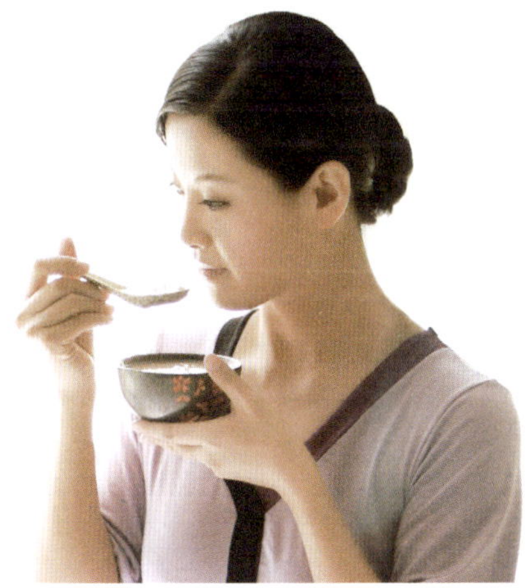

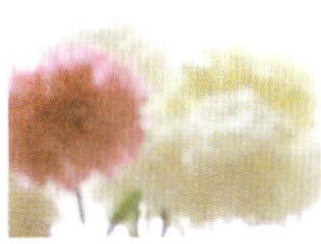

第三章　孕3月（9~12周）：呵护你的“害喜月”

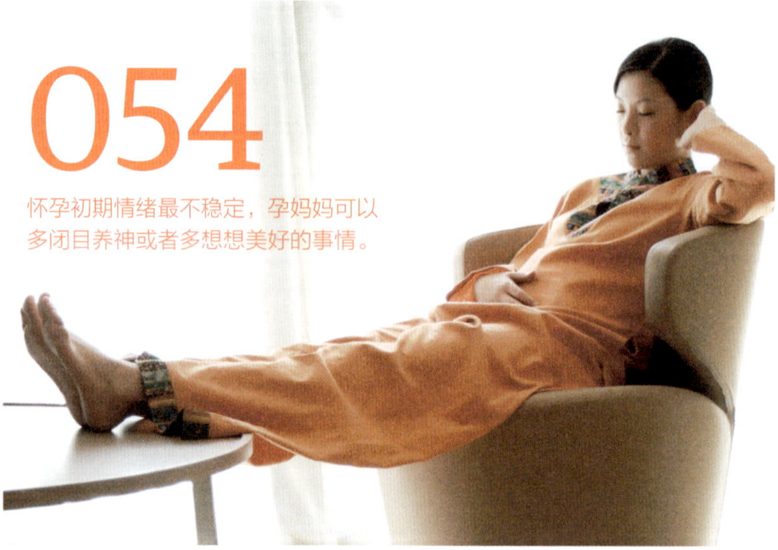

054

怀孕初期情绪最不稳定，孕妈妈可以多闭目养神或者多想想美好的事情。

第四章　孕4月（13～16周）：迎来平稳愉快的孕中期

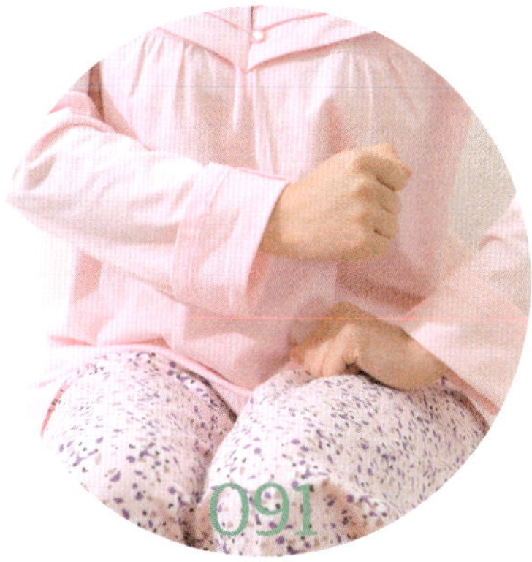

091

孕妈妈缺钙的话，
容易患骨质疏松症。

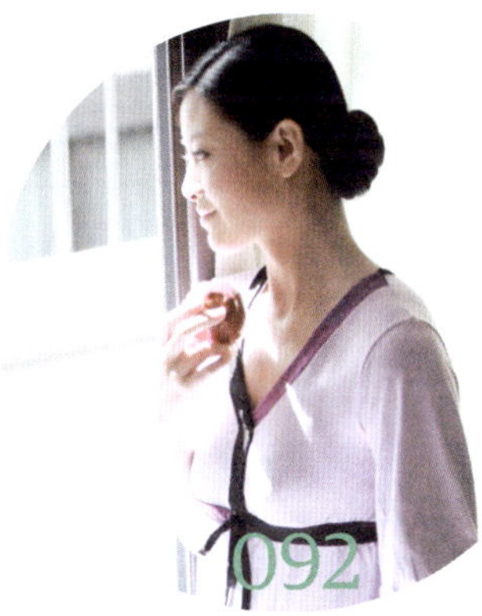

092

孕妈妈要多晒太阳，
促进钙的吸收。

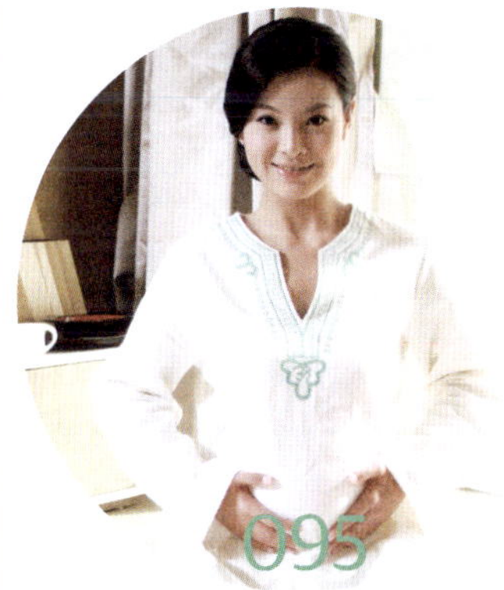

095

孕妈妈要多抚摩胎宝宝。

第五章　孕5月（17～20周）：体会胎动的感动和惊喜

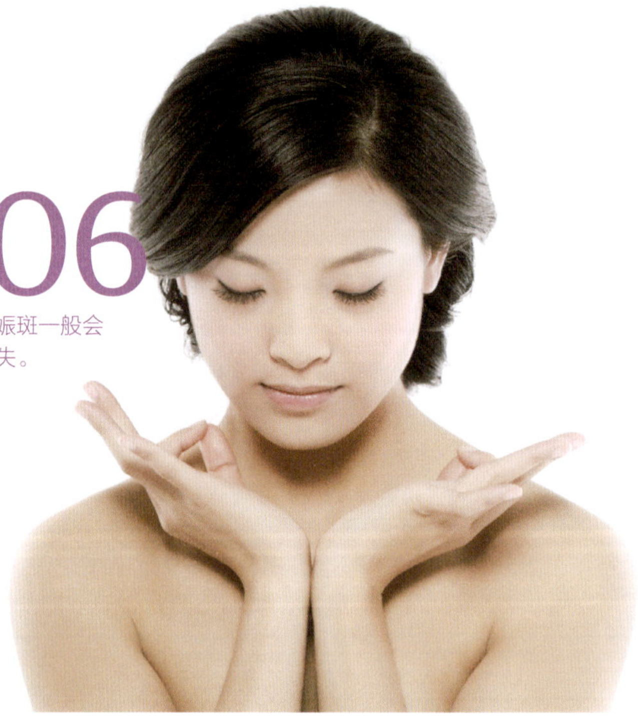

第六章　孕6月（21～24周）：享受“孕味”十足的美好时光

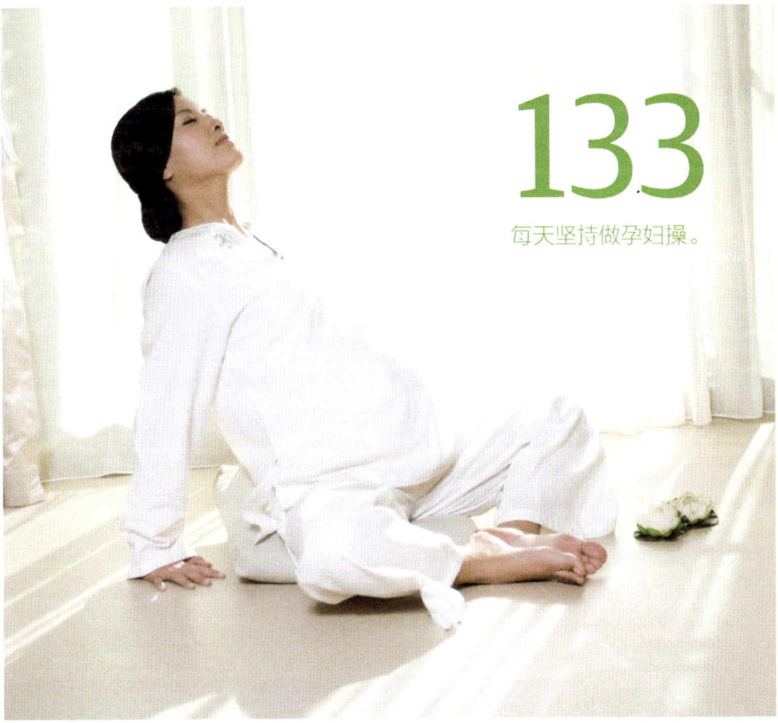

133

每天坚持做孕妇操。

第七章　孕7月（25～28周）：精心照料你大腹便便的日子

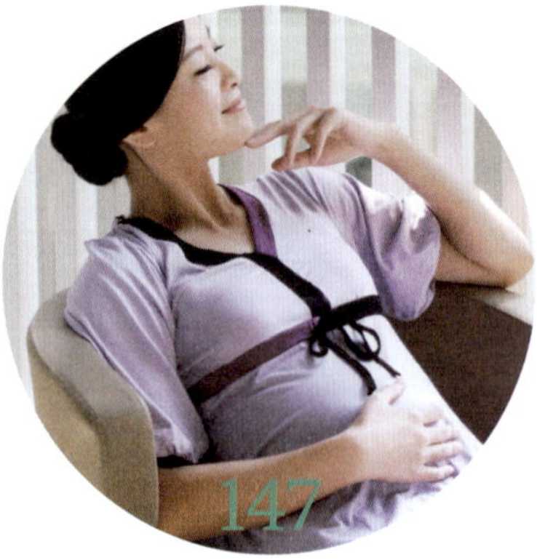

147

孕妈妈正确的坐姿是要把后背紧靠在椅子背上，必要时在背后放一个小枕头。

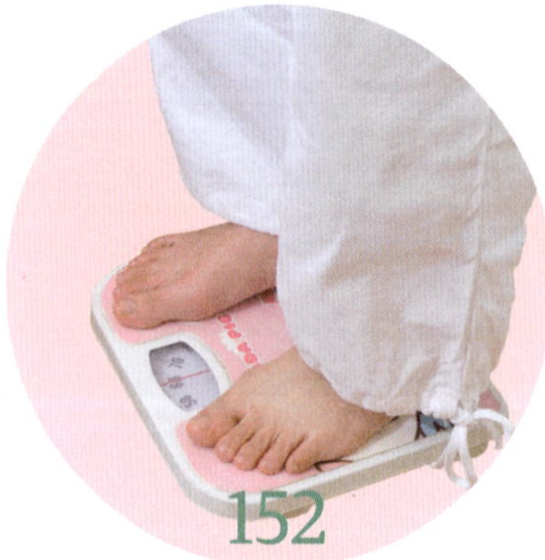

152

孕妈妈要每周检测体重的增长是否正常。

第八章　孕8月（29～32周）：步履蹒跚，憧憬和宝宝见面

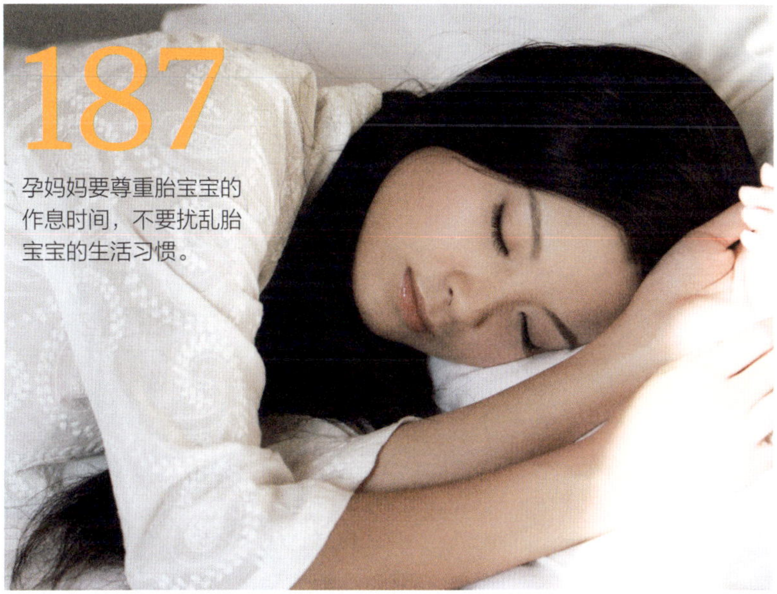

187

孕妈妈要尊重胎宝宝的作息时间，不要扰乱胎宝宝的生活习惯。

第九章　孕9月（33～36周）：坚持吧，幸福近在眼前

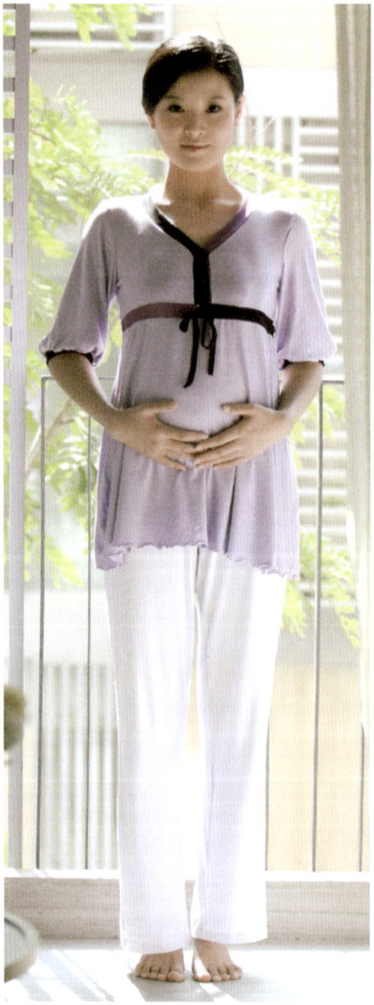

197

孕妈妈应经常掌握胎动情况。

第十章 孕10月（37～40周）：亲爱的宝宝，欢迎你的到来

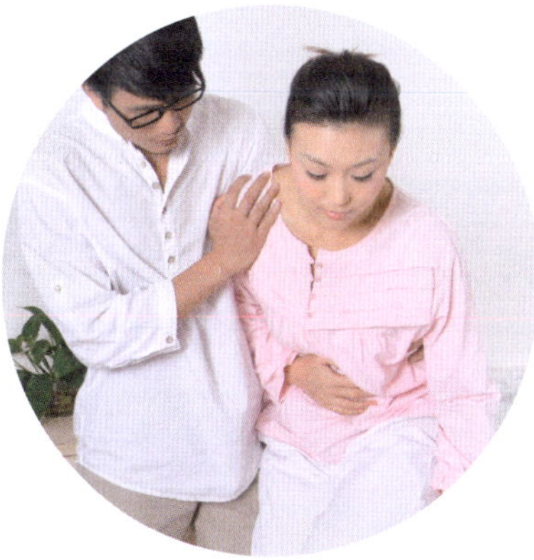

新妈妈可以适当下床走动走动。

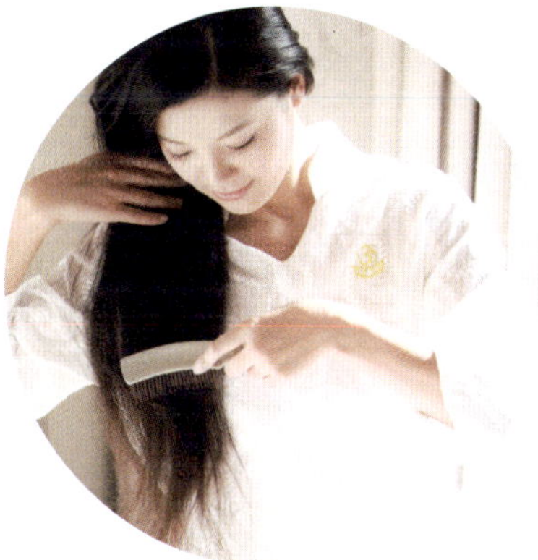

新妈妈要注意保持双手的清洁和个人卫生。

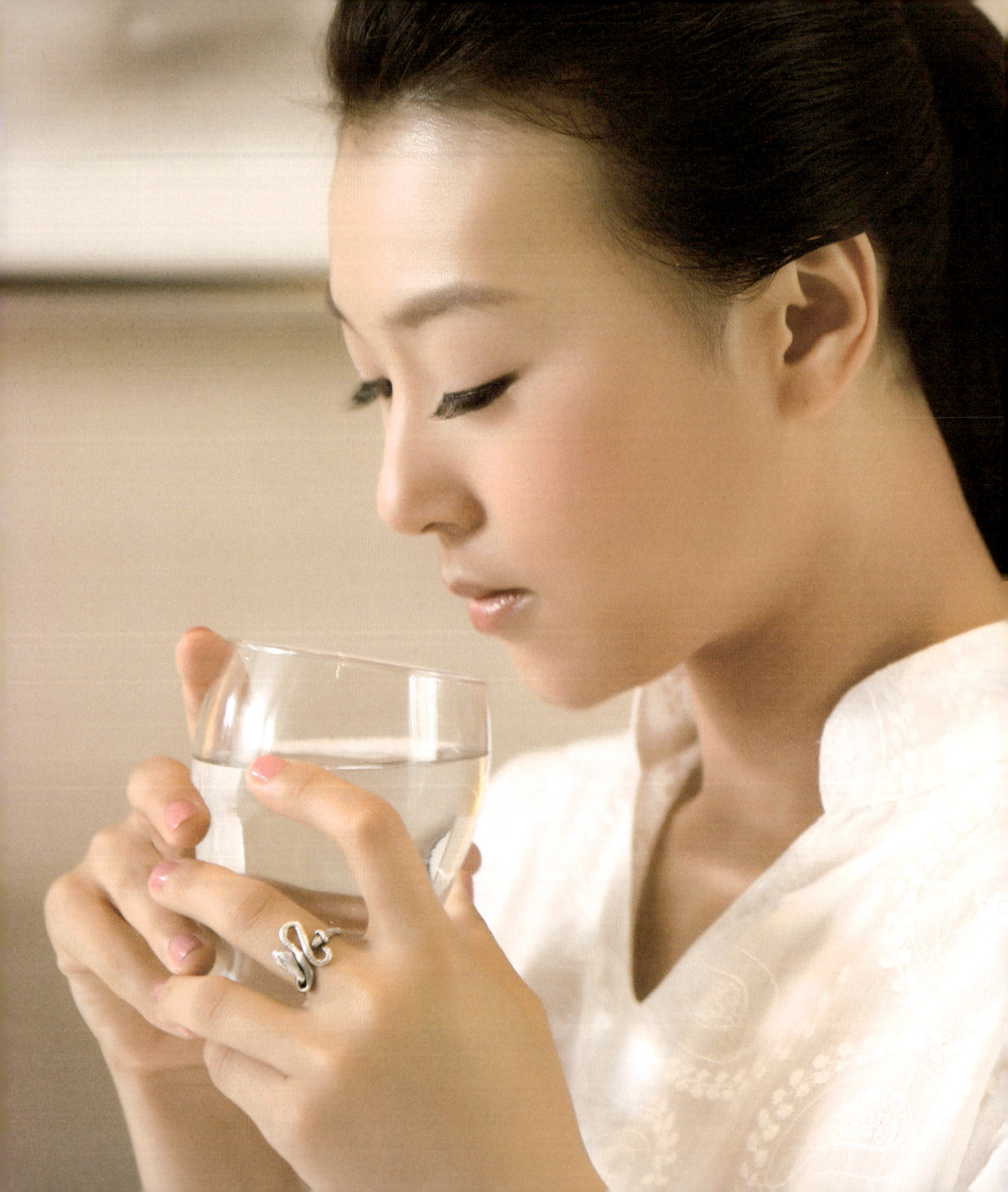

第一章

孕1月（1～4周）：恭喜你，怀孕了

恭喜你！你怀孕了！

未来的近十个月，将是你一生中最精彩、最难忘的时光，

你会迎来生活中最不寻常的变化。

怀孕，绝对是女人一生中最重要的里程碑。

在迎接一个新生命降临前，

有许多事情需要你仔细规划和准备，

那么，就从现在开始吧！

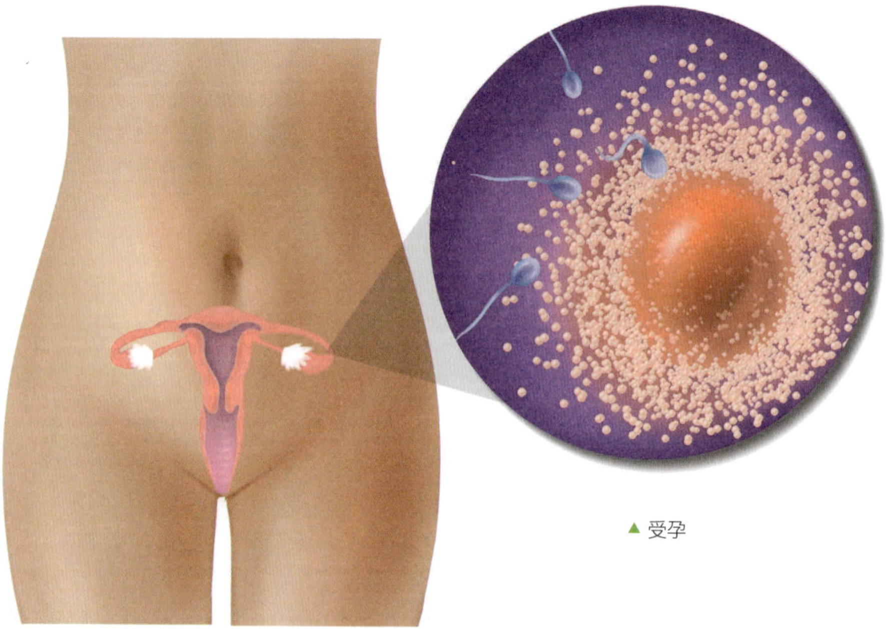

▲ 受孕

一 生命的开端

经过神奇的“生命之吻”，一颗宝贵的受精卵已经形成。受精30小时后，受精卵即分裂成2个细胞，然后是4个、8个……当它从输卵管到达子宫时，已经成为一个小小的球体——桑葚胚(桑胚体)。随后桑葚胚变中空并充满液体，即所谓的“胚泡”。

1 图解子宫内胚胎的变化

当“公主”卵子和“白马王子”精子结合成为受精卵后，靠着输卵管肌肉的蠕动和输卵管黏膜上皮的纤毛摆动，“爱的结晶”会从相会的地方向定居地——子宫慢慢地移动。在受精3～4天后，受精卵便会到达子宫腔内。在此期间，受精卵一边憧憬着到达子宫的幸福，一边像桑树的果实一样分裂——经过多次分裂变化成为囊胚；另外，子宫也在为孕育一个新生命而积极地做着准备，受精卵的床——子宫内膜，在女性雌激素的作用下变得像海绵一样柔软、丰厚。

再经过3～4天的时间，囊胚便会和子宫内膜相结合。当它完全嵌入子宫内膜着床时，妊娠真正地开始了。

❷ 及时发现受孕后的可靠信号

女性在怀孕以后，身体会发生一些变化来向你传达“有喜”的信号。充分了解这些信号，不仅可以让备孕女性及时发现自己怀孕的事实，还能让那些意外怀孕的女性及时发现孕况以便去医院检查。一般来说，当你怀孕时，身体会发出如下信号。

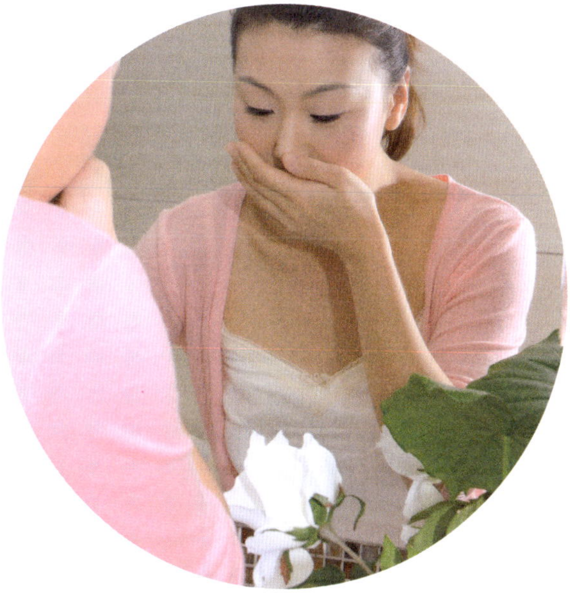

▲ 大部分女性在怀孕40天左右会出现恶心、呕吐等早孕反应。

“好朋友”没来

已到育龄的女性，每隔一个月左右就会排出一个成熟的卵细胞。卵细胞如果和精子相遇形成受精卵，月经便不会来潮。如果备孕女性平时月经很准时，而这个月却过了十来天月经都还没来，那么首先应该考虑的是自己是否怀孕了。如果备孕女性平时月经不准，就要多留意一下自己的身体是否还有其他怀孕的信号。

备孕女性在一些特殊的情况下，如环境改变、过度疲劳、突然受刺激、发热、精神过度紧张等，都容易导致月经推迟，应注意区别。

早孕反应

大部分女性在怀孕10天左右（即停经后的10天左右）会出现早孕反应，即恶心、呕吐、胃口不好等。这种现象一般发生在早晨，因此也被称为“晨吐”。当孕妈妈闻到油腻味或其他特殊气味时更易呕吐，严重时还会出现头晕、乏力等现象。

女性在怀孕后还会变得挑食，其饮食嗜好也会发生改变，如有的孕妈妈一会儿想吃这种食物，一会儿又想吃那种食物；有的孕妈妈则是平时喜欢吃的东西不想吃了，而讨厌的食物反倒很想吃。最为常见的则是，孕妈妈在怀孕后特别喜欢吃酸、甜和清淡的食物，厌恶油腻荤腥等食物。

尿频

备孕女性如果月经过期不来，没有早孕反应，但小便次数明显增多，则怀孕的可能性也很大。因为怀孕后，孕妈妈的子宫充血、增大，会压迫到膀胱而导致尿频。孕妈妈小便次数增多的现象多在夜间出现。

乳房变化

女性在怀孕1个月后，便会感到乳房发胀并伴有轻微的刺痛，同时还能观察到乳晕颜色加深。这是因为女性在怀孕后，乳房的血液供应加强，并开始为以后的哺乳做准备了。

表1－1　孕妈妈该知道的数字

项目	数字
胎宝宝在母体内生长的时间	40周，即280天
预产期计算方法	末次月经首日加7，月份加9或减3
妊娠反应出现时间	停经40天左右
妊娠反应消失时间	怀孕第12周左右
自觉胎动时间	怀孕第16～20周
胎动正常次数	每12个小时30～40次，不应低于10次。早、中、晚各测1个小时，将测得的胎动次数相加乘以4
早产发生时间	怀孕第28～37周内
胎心音正常次数	每分钟120～160次
过期妊娠	超过预产期14天
临产标志	见红、阴道流液、腹痛，每隔5～6分钟子宫收缩1次，每次持续30秒以上
产程时间	初产妇12～16小时，经产妇6～8个小时

孕早期易疲劳

女性怀孕后，由于受激素分泌的影响，身体极易感到疲劳，对任何事都提不起兴趣。如果向来精力充沛的备孕女性突然出现这种情况，就要考虑自己是否怀孕了。

基础体温居高不下

备孕女性正常的基础体温呈双向曲线，即排卵前较低，排卵后升高。在备孕女性怀孕后，除了上面所说的身体信号，女性的身体会出现基础体温居高不下的现象，这种现象将持续整个孕期。

以上是怀孕后身体所发出的六大信号，备孕女性可以根据这些信号来初步判断自己是否怀孕。当然，以这些信号来确定怀孕与否，并不是绝对可靠的，因为有些备孕女性在备孕期间过于紧张，也会出现一些类似的假孕现象。建议备孕女性在发现信号后进一步到医院做检查，这样既可以知道确切结果，也可以知道胚胎发育是否正常。

③准妈妈应学会计算孕周

计算孕周时，在妇产科检查中一般都从末次月经的第一天开始算起。从末次月经的第一天开始计算，整个孕期是9个月零7天，共280天。每7天为一个孕周，共计40个孕周。每28天为一个孕月，共10个孕月。

有的孕妈妈会有疑问，认为不可能是来月经的那天怀孕的。这话很对，通常怀孕要在月经后的14天左右，于是就有受精龄的问题。受精龄是从受精那天开始算起，即280减去14，共266天，38个孕周。

由于末次月经的第一天比较好计算，医生计算孕周时，通常从末次月经第一天开始计算。对月经不准的孕妈妈，胎龄常常和实际停经时间不一样，需要结合B超、阴道检查、发现怀孕的时间、早孕反应的时间、胎动的时间等指标来进行科学推断。

④子宫环境及其重要性

胎源学说认为，子宫不仅仅是胎宝宝获取营养的避风港，还是一个“教室”。在这个小小的天地，胎宝宝会学习如何去适应环境，存活下来。胎宝宝发育的过程，就是不断收集、侦测子宫的环境信息并随之调整自身生长方式的过程。

这一结论得自于英国南安普顿大学的胎源疾病研究中心。他们提出：“母亲子宫的环境，会对胎宝宝的健康产生永久的影响。”肥胖、冠心病、骨质疏松症、糖尿病和高血压，这些被归咎为由不良的生活习惯所引发的疾病，都有可能是怀孕阶段母亲子宫内的不适宜条件所致。

该大学胎源疾病研究中心的主任马克·汉森认为：“母亲子宫的环境对胎宝宝日后长期的健康确实有非常重要的影响。”他认为妊娠阶段只是人生之中很小的一部分，但是它确实是非常重要的，我们应该给予更多的重视。

胎源疾病研究给所有孕妈妈带来的最重要信息，就是一定要在孕期保护好自己的身体，保证充足、平衡的营养和良好的情绪，这样才能为胎宝宝打造最佳的子宫环境，惠及宝宝的一生。

⑤确定一家称心的产检医院

首先，一定要去正规大医院或正规专科医院，还要注意了解、比较医院妇产科的医疗设备和服务水平，以及是否提供人性化的优质的孕期和围产期医疗保健服务。

其次，还要根据自己的健康状况、需要、经济条件、居住地点为自己选定一家医院。同时，你还可以向有经验的妈妈们咨询一些详细情况，这样选择起来就更有信心了。不过，别人的经验虽然很宝贵，但最好还是自己亲自去医院参观了解，这样就更放心了。

最后，还要考虑你的主治大夫的业务水平和医德，以及医院护理服务水平、医院地点等。

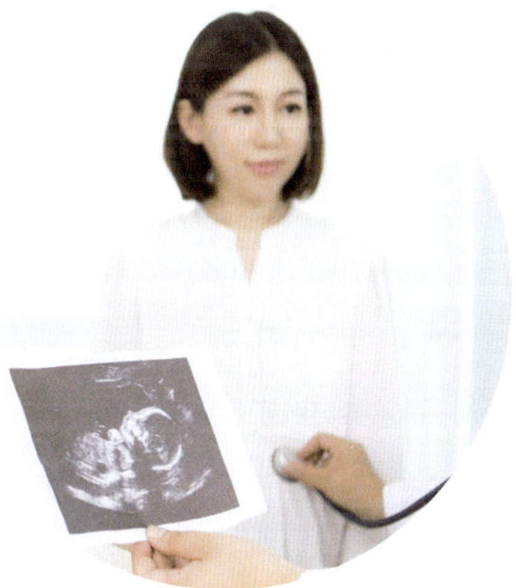

▲ 孕妈妈要根据自身情况，客观评估，选择适合自己的医院。

二 准爸妈的生活指南

备孕的爸爸妈妈在这段时期有很多方面一定要注意哦！生活中的点滴事情稍有不慎，可能就会给你的生活或者孩子的将来造成不必要的烦恼。以下几点是我们要特意提醒大家的，一定要牢记呀！

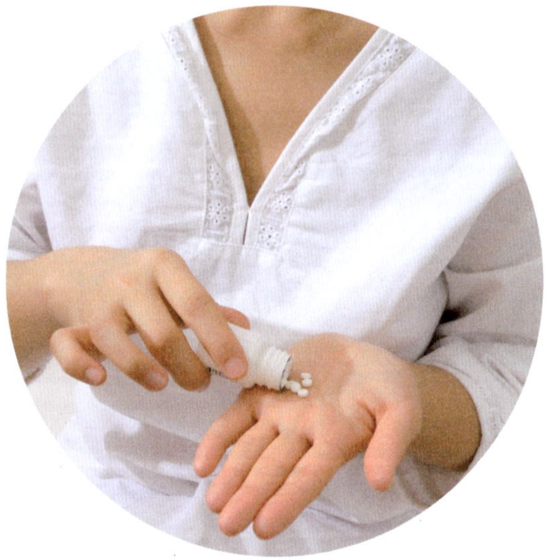

▲ 孕前和孕早期服用药品对胎宝宝不好哦！

1 千万不要随意用药

如果不是有意备孕，许多孕妈妈至少要到怀孕后4～5周才会发觉已经受孕，而早孕的症状，恰恰跟普通的感冒症状相似。许多孕妈妈误以为自己生病了而乱服药物的话，会给胎宝宝带来很大伤害。就算是真的生病了，在用药方面，也要慎之又慎；但也不要强忍，最好是咨询医生，在医生的指导下用药。

孕妈妈滥用药物危害大

女性在孕前和孕早期服用药品对胎宝宝的影响尤其大，具体危害如下。

受精前到怀孕第3周： 受精前到受精后的3周内，如果受精卵受到药物影响，会在着床前被自然淘汰，引起流产。

怀孕3～7周末： 胎宝宝的中枢神经形成，心脏、眼睛、四肢等重要器官也开始形成，极易受药物等外界因素影响而导致畸形。这阶段属致畸高度敏感期，细胞分裂加速，因此受到药物的影响也最大。

怀孕8～11周末： 这一阶段同样也是胎宝宝器官形成的重要时期，主要是手指、脚趾等小部位的形成期，虽然对药物产生的影响不会像前3周那么大，但是用药时还是要慎重对待。

怀孕12～15周末： 药物引起异常的可能性已经很小，但依然存在，而且这个时候胎宝宝的外生殖器还未形成，因此女性对于激素的使用要特别注意。

怀孕16周到分娩： 这个时期，由于药物而使胎宝宝产生畸形的可能性已几乎不存在。但是，不合理用药还是有可能影响到胎宝宝功能的发育。

致畸药物大盘点

既然药物对怀孕会有很大的影响，孕妈妈在孕期用药时一定要谨慎，应在医生的指导下正确使用，切莫自作主张滥用药物。下面，就来看看哪些药物能够致畸。

抗生素类药物：抗生素类药物有四环素、土霉素、链霉素、庆大霉素、新霉素等。

性激素类药物：性激素类药物包括孕激素制剂、雌激素类、醋酸氯烃甲烯孕酮等。女性在孕期服用这些药物会导致不同程度的致畸结果。

抗甲状腺药物：抗甲状腺药物（如硫脲嘧啶、甲硫脲嘧啶、丙硫脲嘧啶等）和碘制剂可以经过胎盘进入胎宝宝体内，从而引起胎宝宝甲状腺功能减退及代偿性甲状腺肿大、智力发育缓慢、骨生长迟缓，严重的还会出现克汀病（地方性呆小症）。

抗癫痫药物及镇静催眠药物：苯妥英（抗癫痫药）、巴比妥类（镇静催眠药）。

糖尿病治疗药物：孕妈妈在孕期服用磺酰脲类药物（如甲苯磺丁脲、氯磺丙脲等），可引发死胎或胎宝宝畸形，畸形表现为内脏畸形、并指、耳和外耳道畸形、右位心等。

抗癌药物：在孕早期，孕妈妈服用抗癌药物，可引发流产、胎宝宝宫内死亡或先天性畸形等。在孕中期和孕晚期服用抗癌药物，致畸危险则相对减少，但早产和死胎发生的可能性增加，尤其是一些抗代谢类药物的危害最大，如环磷酰胺、氟尿嘧啶、甲氨蝶呤等。

❷必须补充叶酸

由于饮食习惯的影响，我国约有30%的育龄女性缺乏叶酸，北方农村女性更为严重。因此，为了提高人口素质，普遍提倡在计划怀孕前3个月就开始补充叶酸，每天400微克，直至妊娠结束或怀孕后3个月。如果之前没有服用叶酸，孕妈妈也不用太着急，从本周开始服用，依然有效。

叶酸是胎宝宝生长发育中不可缺少的营养素。若不注意孕前与孕期补充叶酸，则有可能影响胎宝宝大脑和神经管的发育，造成神经管畸形，严重者可致脊柱裂或无脑畸形儿。研究发现：女性孕前1~2个月内每天补充400微克叶酸，可使胎宝宝发生兔唇和腭裂的概率降低25%~50%，先天性心脏病患儿出生概率也可降低35.5%。此外，叶酸还可以有效提高孕妈妈的生理功能，提高抵抗力，预防妊娠高血压等。

含叶酸的食物很多，下表中所列的食物，都含有叶酸，孕妈妈可以通过食用下列食物来补充叶酸。

不过，由于叶酸是水溶性维生素，在高温、光照

表1-2　女性所需叶酸的主要来源

蔬菜	莴苣、菠菜、西红柿、胡萝卜、花菜、油菜、小白菜、扁豆、蘑菇等
水果	橘子、草莓、樱桃、香蕉、柠檬、桃子、杨梅、酸枣、石榴、葡萄等
谷物	大麦、米糠、小麦胚芽、糙米等
动物食品	动物肝脏及肾脏、禽肉及蛋类、牛肉、羊肉等
豆类	黄豆、豆制品等
坚果	核桃、腰果、栗子、杏仁、松子等

条件下均不稳定，食物中的叶酸烹调加工后损失率可达50%～90%，所以一般从饮食中获得足够叶酸非常困难，孕妈妈可多摄入添加了丰富叶酸的营养品。

❸远离容易致畸的环境和物质

有实验证明，受精后3～8周是致畸的最敏感期，受精9周以后，敏感性很快下降。若胚胎在3～8周前受到致畸因素作用，易发生中枢神经系统缺陷（大脑发育不全、小儿畸形、脊柱裂、脑积水等）、心脏畸形、肢体畸形、眼部畸形、唇裂等。如果在孕9～12周受损害，则易发生耳畸形、腭裂、腹部畸形等。要注意的是，神经系统、生殖系统、骨骼系统在整个孕期均持续发育；在器官形成后，不良因素还可引起功能障碍。

所以，我们建议孕早期的你应尽量避免对胎宝宝不利的因素，特别注意保护好“成形期”胚胎的正常发育，为生个健康聪明的宝宝做好第一步。下列不利因素，孕妈妈要想办法远离。

酒精：酒精是公认的致畸物。孕期饮酒导致胎宝宝畸形的概率极高。孕期的你应绝对禁酒。

烟熏环境：吸烟或被动吸烟都会影响胎宝宝发育。目前虽未见烟熏环境明显引起胎宝宝畸形的病例，但造成出生低体重儿、发育迟缓儿极常见。

致畸药物：孕期的你一旦生病之后，应及时去医院治疗，并向主治医生说明自己已经怀孕，在医生指导下进行康复治疗。

精神刺激：如观看恐怖电影等。要保持愉快、轻松的心情，避免惊悚、高度紧张的情绪，以免对胎宝宝的生长发育不利。

偏食、挑食：容易导致营养缺乏，影响胎宝宝发育。如果你的早孕反应比较严重，应该在进食量减少的情况下，增加进餐次数，尽量保持膳食平衡，保证起码的营养。必要时去医院检查，如尿酮体、血色素等。发现异常情况，应及时处理，减少疾病发生。

高温环境：包括发热导致的体温上升和高温作业、桑拿、热水坐浴等导致的体温上升。热度越高，持续越久，致畸性越强。因此，孕早期要注意冷暖，调离高温作业环境，停止洗桑拿和热水坐浴以及泡温泉，并避免接触发热患者，少去空气不洁、人员拥挤的公共场所等，尽量避免患发热性疾病。一旦发热，应马上去医院接受降温治疗。

有害物质：远离对胎宝宝有毒、有害的物质，如放射线、农药、铅、汞、镉等物质。

❹孕早期的饮食调节

对于孕妈妈来说，本阶段除了继续补充叶酸外，依然要注意饮食的多样化，保持营养均衡，同时做好忌口，一切不利于怀孕的饮食习惯都要避免，为胎宝宝的健康发育打好基础。

在孕早期，孕妈妈的胃口可能非常不好，所以在饮食上可以选择吃一些对身体有益的食物，少而精，给胎宝宝提供发育最需要的营养。这里介绍几种以供参考。

水果：胎宝宝在发育过程中，需要维生素参与细胞的合成。虽然蛋类、乳类、豆类、蔬菜中维生素的含量也不少，但它们都易溶于水，往往在烹调过程中大量流失掉。水果可以洗净生吃，这样就避免了在加热过程中维生素的损失。所以孕妈妈多吃些水果，特别是新鲜水果，对补充自身和胎宝宝所需维生素是非常有利的。

核桃：核桃含有不饱和脂肪酸和蛋白质，以及较多的磷、钙和各类维生素，还含有碳水化合物、铁、镁、硒等。中医认为，核桃有补肾固精、温肺止咳、益气养血、补脑益智、润肠通便、润燥化痰等作用，孕妈妈常吃核桃可防病健身，有利于胎宝宝健脑。

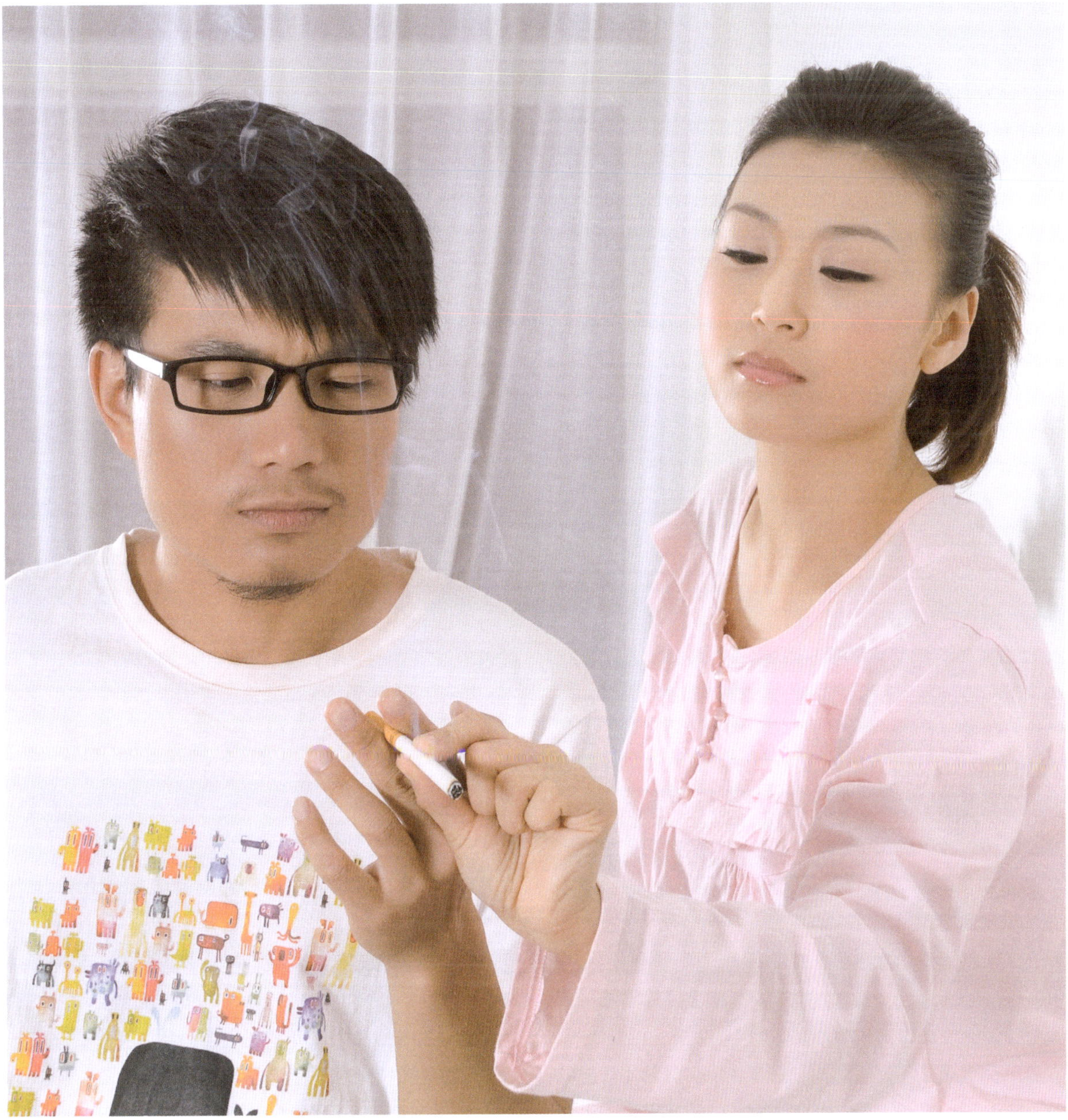

▲ 准爸爸应戒烟，让孕妈妈远离容易致畸的环境和物质。

花生：花生被世界公认为是一种植物性高营养食品，被称为“长生果”“植物肉”“绿色牛乳”。中医认为，花生具有健脾开胃、益气补血、润肺和健脑抗衰等功效。吃花生不要去掉红色仁皮，红色仁皮富含补血营养物质。

芝麻：芝麻富含钙、磷、铁，同时含有15.7%的优质蛋白和近10种重要的氨基酸，这些氨基酸均为构成脑神经细胞的主要成分。中医认为，芝麻有填精、益髓、补血、补肝、益肾、润肠、通乳、养发的功能，孕妈妈适当多吃芝麻，对自己和胎宝宝都有益。

豆类：这里所说的豆类主要是指豆类和豆制品。豆类的营养价值很高，具有健脑作用，豆制品营养也很丰富，且易消化吸收。孕妈妈适当多吃些豆制品，可补充多种人体必需的营养素，对孕妈妈和胎宝宝都有益。

小米：中医认为，小米有健脾胃、清虚热等作用。小米可用来蒸饭、煎小米饼、做小米面窝窝头、煮小米粥等，是适宜孕妈妈常吃的营养价值较高的食品。

海鱼：海鱼营养丰富，含有易被人体吸收的钙、碘、磷、铁等矿物质，对于大脑的生长、发育、健康和防治神经衰弱症有着极高的效用，孕妈妈应经常食用。

鹌鹑：医学界认为，鹌鹑肉对营养不良、体虚乏力、贫血头晕者适用，也适合孕产妇食用。鹌鹑肉富含的卵磷脂、脑磷脂是神经元活动不可缺少的营养物质，对胎宝宝有健脑的功效。

黑木耳：黑木耳营养丰富，具有滋补、养血、健胃、止血、润燥、清肺等功效，是强身的佳品。

5 出现腹痛、腹胀要倍加小心

孕期腹痛是孕妈妈最常见的症状。那么，哪些腹痛是正常的生理反应，哪些是身体发出的疾病警告呢？孕妈妈应谨慎辨别，不可大意。

在孕早期，有些腹痛是生理性的，即由于怀孕所引起的正常反应；有些却是病理性的，可能预示着流产等危险的发生。但总体来说，在孕早期出现腹痛，特别是下腹部疼痛，孕妈妈首先应该考虑妊娠并发症。常见的妊娠并发症有先兆流产和宫外孕两种。

在孕期出现的一些疾病也可引起孕妈妈腹痛，但这些病与怀孕无直接关系，如阑尾炎、肠梗阻、胆石症和胆囊炎等。由于在孕期出现腹痛比较常见，所以有时出现了非妊娠原因的腹痛，容易被孕妈妈忽视。

有些孕妈妈认为在孕早期出现腹痛可能是偶然性的，不要紧，只要躺在床上休息一下就好了。这种盲目采取卧床保胎的措施并不可取。正确做法是及时到医院检查治疗，以免延误病情。在饮食上要注意以下几点：

◎按时进食，吃好每一顿正餐，不要让胃空着。多吃一些蔬菜和水果。

◎注意饮食调养，膳食应以清淡、易消化为原则，早餐可进食一些烤馒头片或苏打饼干等。

◎对于偶然性的疼痛，不需要特别补充某些营养素，但为了保障胎宝宝的正常发育，此时还是有必要摄入充足的维生素和各种矿物质。

◎如果仅仅是生理性的腹痛，可适当喝一些姜糖水，不仅可以暖胃，缓解生理性腹痛，还可以减轻恶心呕吐等早孕反应。

◎拒绝刺激性食物，不吃过酸的或味道浓烈的食物，也不要喝碳酸饮料。

6 洗澡也要开始重视细节

洗澡对普通人来说，是一件随心所欲的小事。不过对孕早期的孕妈妈来说，可要有所讲究了。

水温不宜过高。热水的刺激可引起身体毛细血管扩张，使孕妈妈的脑部供血出现短暂性不足，还会使胎宝

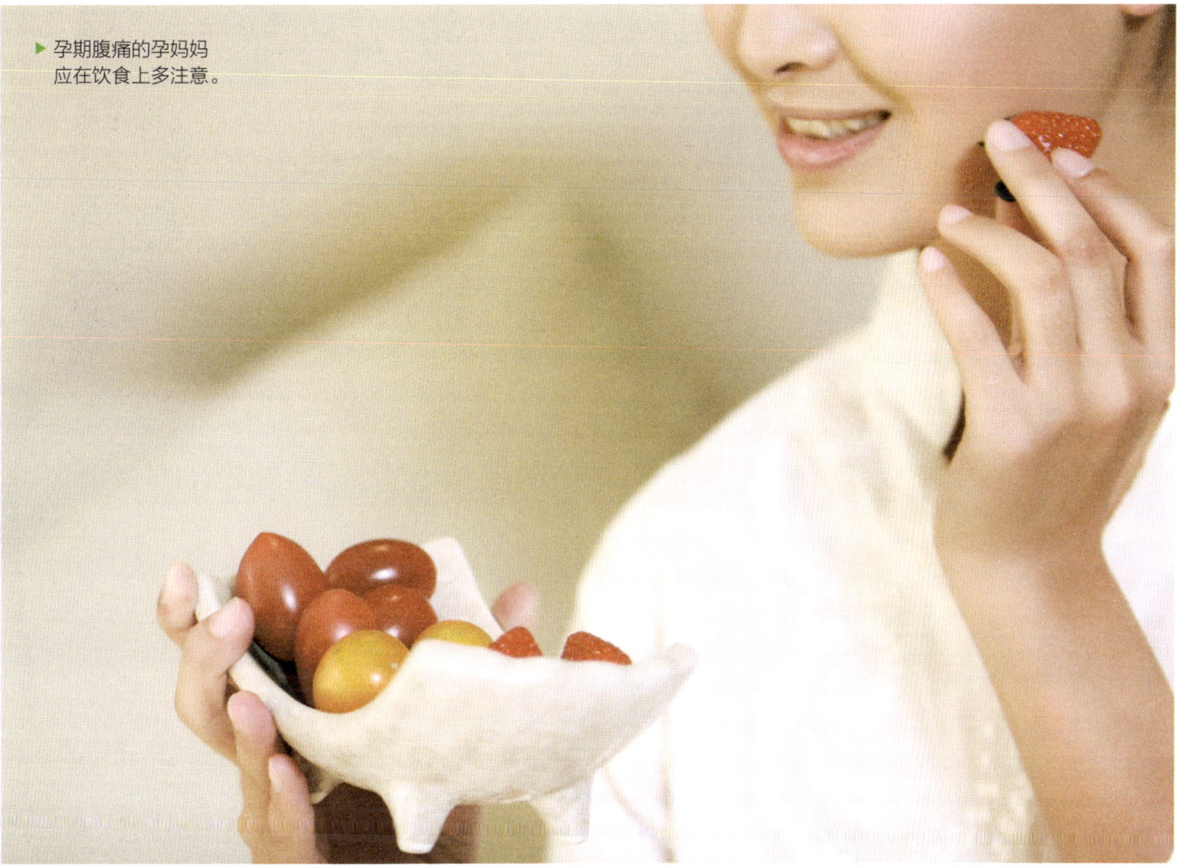

▶ 孕期腹痛的孕妈妈应在饮食上多注意。

宝的心率加快，易出现缺氧症状，严重的还会导致胎宝宝神经系统发育受损。在怀孕接近一个月时，高温对胎宝宝造成的不良影响最大。因此，孕妈妈洗澡时的水温最好控制在42℃以下。

时间不宜过长。如果洗澡时间过长，室内空气不流通、温度升高、氧气相对供应不足，容易使孕妈妈出现头晕、乏力、胸闷等症状，导致胎宝宝缺氧。胎宝宝缺氧时间较短，并不会有什么不良后果。但若时间过长，就会影响其神经系统的生长发育，轻则影响胎宝宝出生后的智力，重则使胎宝宝出现唇裂、外耳畸形等先天性疾病。因此，孕妈妈每次洗澡不要超过15分钟。

不宜坐浴。孕妈妈如果采用坐浴方式，浴液中的脏水有可能进入阴道内，容易引起宫颈炎、附件炎等，甚至发生宫内感染而引起早产。

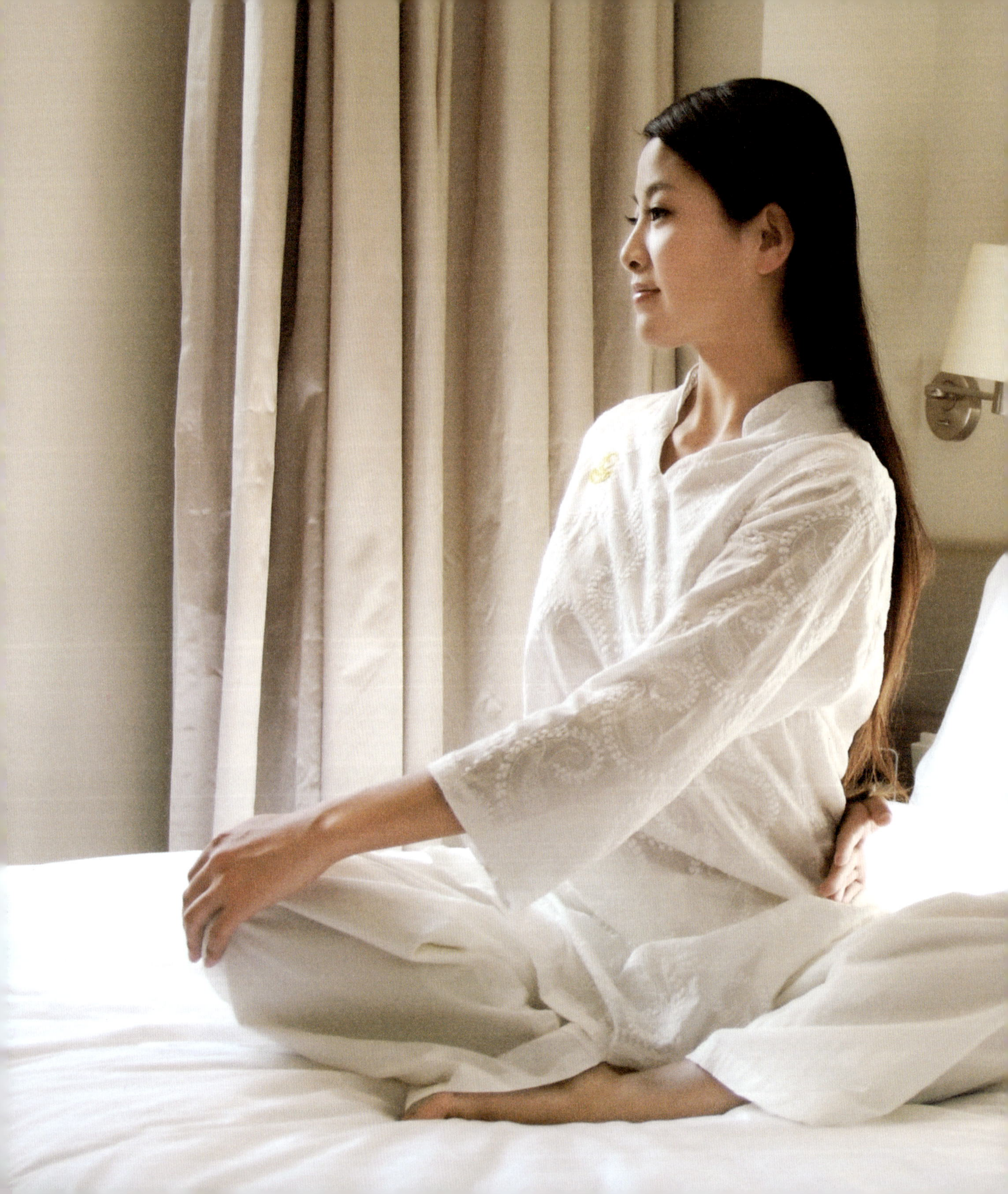

第二章

孕2月（5～8周）：为你的早孕时光护航

这个月，你经常会感到疲惫，胃口也变得不好，
甚至会特别讨厌油烟的味道，
若是早孕反应大，早上起来的时光会变得非常难过，
因为你常常吐得稀里哗啦……
这些都让你真真切切地感觉到腹中胎宝宝的存在。
可不要因此而责怪他哦，
要知道，你的情绪会直接影响到胎宝宝的神经发育呢，
当你难受的时候，想象一下胎宝宝在你的子宫里慢慢长大的样子吧，
那是件多么快乐的事呀！
总之，从现在起，哪怕只是为了腹中的胎宝宝，
你都要振作起来，学会坚强，抓住幸福和快乐。

一 孕2月总叮咛

孕2月保健关键词

早孕反应：这是正常的生理现象，不必惊慌，要以轻松的心态对待，这样可以减轻孕吐的症状。此外，恶心时可吃干的食物，不恶心时可喝稀汤，这样也有助于缓解早孕反应。

尿频：尿频通常是子宫增大压迫膀胱，以及孕期激素分泌改变引起的。

致畸敏感期：妊娠3～8周是胎宝宝致畸度最高的敏感期，孕妈妈一定要注意远离致畸因素。

大脑发育关键期：胎宝宝的神经系统开始发育。

流产：在孕12周之前，都是容易流产的早孕期，孕妈妈依然要注意出行的安全。

准生证：一旦确定怀孕，孕妈妈就要在户口所在地办理准生证，免得将来大肚便便的时候跑起来麻烦。

1 孕2月的营养叮咛

孕妈妈在孕2月时，腹中胎宝宝尚小，胎宝宝发育过程中不需要大量营养素，孕妈妈饮食中摄入的热量不必增加，只要能正常进食，适当增加优质蛋白质，就可以满足胎宝宝生长发育的需要了。在此期间，蛋白质每天的供给量以80克为宜，不必追求数量，要注重质量。

如果孕妈妈有轻微恶心、呕吐现象，可以吃点能减轻呕吐的食物，如烤面包、饼干、米粥等。干食品能减轻孕妈妈恶心、呕吐的症状；稀饭能补充因恶心、呕吐失去的水分。为了克服晨吐症状，早晨可以在床边准备一杯水、一片面包，或一小块水果、几粒花生米，这些食品会帮助孕妈妈抑制恶心。

由于早孕反应，如果孕妈妈实在吃不下脂肪类食物，也不必勉强自己，此时可以动用自身储备的脂肪。

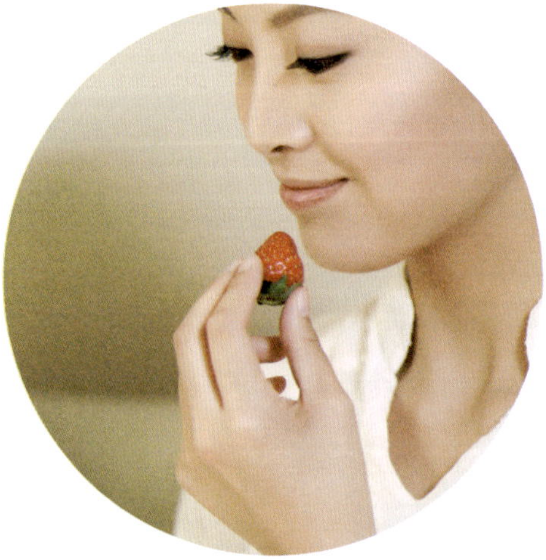

▲孕2月，孕妈妈要多吃新鲜的蔬菜、谷物、水果等。

豆类、蛋类、乳类食品也可以少量补充脂肪。含淀粉丰富的食品不妨多吃一些，以提供必需的能量。孕妈妈要多吃干果，不仅可补充矿物质，还可补充身体必需的脂肪酸，有利于胎宝宝大脑发育。

维生素是胎宝宝生长发育所必需的物质，叶酸、B族维生素、维生素C、维生素A都是孕2月孕妈妈必须补充的。孕妈妈要多吃新鲜的蔬菜、谷物、水果等。

孕妈妈还要注意补充水分和矿物质，特别是早孕反应严重的人，因为剧烈呕吐容易引起人体水盐代谢失衡。

❷孕2月的胎教叮咛

本月即将发生的孕吐会让孕妈妈心烦意乱。其实，这是胎宝宝用特殊的方式提醒妈妈“我来了，不要乱吃东西，远离污染源”，更重要的是，这是在宣告：“你要当妈妈了。”孕妈妈要多读自己爱读的书，做自己喜欢做的事，分散一下胃口不适的注意力，争取轻松度过接下来的两个月。

情绪胎教为主。遵循孕早期胎宝宝发育的特点，本月的胎教重点就是孕妈妈保持情绪稳定、心情愉悦；忌大悲大喜。很多孕妈妈因为意外怀孕，会忍不住有各种各样的担心，例如喝了酒啊、吃了什么药物啊、担心肚子里的宝宝是不是有可能因此致畸。其实如果不小心饮了酒，只要是少量，就无大碍；常用药物在受精卵着床前服用也不会有什么问题，但具体服了什么药，一定要及时咨询医生，不要自己胡乱担心。

营养胎教为辅。因胃口不适吃不下太多东西，没关系，胎宝宝还很小，需要的营养也不多。发生呕吐后，孕妈妈适量吃些爽口的绿叶蔬菜、平时喜欢吃的水果，或者吃些蛋羹、清淡的汤粥类，就可以满足这一时期身体的需求。

适当做做运动胎教和音乐胎教。适当运动和听音乐都会辅助孕妈妈调节情绪。由于胎宝宝现在是胚胎，各种感觉还未发育，针对他开展具体的胎教课程还略显过早。不过，只要孕妈妈愿意，可以先试着与小小的他分享自己的心情，就算是胎教课的预习吧。

❸孕2月的产检叮咛

在孕早期，孕妈妈应进行一系列化验检查，以便了解自己和胎宝宝的健康状况，需做的常规化验有以下几项。

血常规：通过检查血常规，可了解孕妈妈是否贫血。正常情况下，孕前及孕早期血红蛋白≥120克／升，怀孕后6～8周，血容量开始增加，至怀孕32～34周达到高峰，血浆增多，而红细胞增加少，血液稀释，血红蛋白达到110克／升。通过检查血常规，还可以了解白细胞和血小板有无异常。

尿常规：了解孕妈妈尿酮体、尿糖、尿蛋白指标，可以反映妊娠剧吐的严重程度，提示孕妈妈是否患有糖尿病。

乙肝五项检查：了解孕妈妈是否是乙肝病毒携带者，如乙肝表面抗原(HBsAg)呈阳性，则表明是乙肝病毒携带者；如果同时伴有核心相关抗原（HBeAg）、核心抗原（HBcAg）阳性，则提示胎宝宝被感染的机会增加，新生儿出生后应及时给予主动免疫和被动免疫。

肝功能检查：了解孕妈妈孕早期肝脏情况。急性病毒性肝炎患者不宜妊娠，如妊娠期患急性病毒性肝炎，可使病情加重，危及母婴生命安全。通过肝功能检查，还可对孕妈妈其他肝脏疾病进行鉴别。

血型检测：通过血型检测，可了解有无特殊血型。如果孕妈妈为Rh阴性血型，丈夫为Rh阳性血型，或如果孕妈妈为O型血，其丈夫为O型以外的血型，胎宝宝就有发生溶血的可能性，需要孕期进一步跟踪检查，必要时需要做相关的治疗。

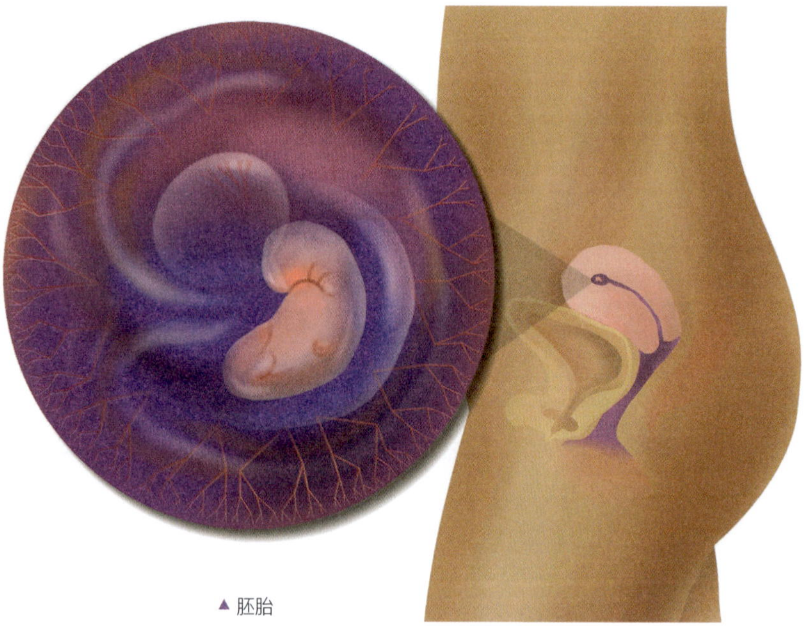

▲ 胚胎

二 孕5周：小胚胎开始发育了

月经还是没有来，买来验孕棒，在厕所里，看到那条红线就那么慢慢地显现出来，你的心情是惊讶、喜悦还是不安？或许你什么心情都没有，或许你各种情绪都有。总之，从此以后，你的生活将会发生很大的变化。

1 图解子宫内胚胎的变化

胎宝宝：此时的胎宝宝还只能被称为胚胎。胚胎一旦植入子宫，就开始分泌相关的激素（就是这种化学物质让你感到胃口不适，甚至恶心呕吐。这种不适是胎宝宝在提醒你："妈妈，我来啦！请您的免疫系统不要把我当做异物哦！还有，请让子宫和乳房为我做好准备。"）。胚胎细胞分化，形成"三胚层"，每一层细胞都将形成身体的不同器官。在这个时期，神经系统和循环系统的基础组织最先开始分化，此时，小胚胎只有苹果籽那么大，外观很像小海马，大约长4毫米，重量不到1克。

孕妈妈：生命的种子已经植入你的体内，如果你是有备而来，从大约得知自己排卵的那时起，你就会非常敏感地关注着自己的一切变化，期待着所希望的事情发生。由于激素的作用，你可能尚未知怀孕就会觉得身体有了一种异样的充实感。果然，你的身体确实发生了变化，出现了怀孕的征兆。

❷夫妻性生活要格外小心了

有人认为，孕期性生活会对胎宝宝造成不利的影响，却又担心孕期禁欲影响夫妻感情。其实孕期是不需要禁欲的。那么怎样过性生活才较安全呢？

孕3个月内：怀孕最初3个月内不宜过性生活，因为这个时期胎盘还没有完全形成，胎宝宝处于不稳定状态，最容易引起流产。在不宜过性生活的时期，可考虑采取性生活以外的方式，如温柔的拥抱和亲吻，用手或口来使性欲得到满足。

孕4～6个月：怀孕4个月后，胎盘发育基本完成，流产的危险性也相应降低了，适度的性生活可带来身心的愉悦。但是不能和非孕时完全相同，在次数和方式方面都要控制，倘若这个阶段性生活过频，用力较大，或者时间过长，会压迫腹部，使胎膜早破或感染，导致流产。夫妻可每周过性生活一次。同房前孕妈妈要排尽尿液，清洁外阴，准爸爸要清洗外生殖器，选择不压迫孕妈妈腹部的同房姿势。同房时间不宜过长，并且注意不要直接强烈刺激女性的性器官，动作要轻柔，插入不宜过深，频率不宜太快，每次同房时间以不超过10分钟为度。性生活结束后孕妈妈应立即排尿，并洗净外阴，以防引起上行性泌尿系统感染和宫腔内感染。

孕晚期：特别是临产前的1个月，即孕9个月后，胎宝宝开始向产道方向下降，孕妈妈子宫颈口放松，倘若这个时期同房，羊水感染的可能性较大，有可能发生羊水外溢（即破水）。同时，孕晚期子宫比较敏感，受到外界直接刺激，有激发子宫加强收缩而诱发早产的可能。所以，孕晚期必须绝对禁止性生活。

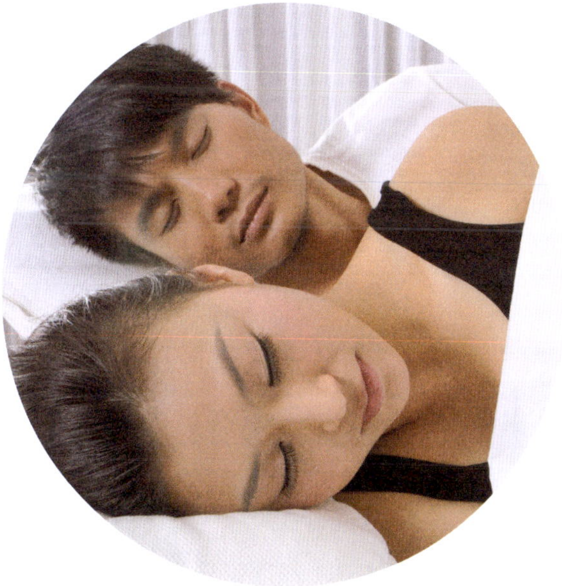

▲ 孕早期不宜过性生活，因为这个时期胎盘还没有完全形成，胎宝宝处于不稳定状态，最容易引起流产。

孕期性生活最好使用避孕套或体外排精：在孕期里过性生活时，最好使用避孕套或体外排精，以精液不入阴道为好。因为精液中的前列腺素被阴道黏膜吸收后，可促使怀孕后的子宫发生强烈收缩，不仅会引起孕妈妈腹痛，还易导致流产、早产。

需要特别提醒的是，有习惯性流产和早产病史的女性、中高龄初产妇或结婚多年才怀孕的女性，为安全起见，整个孕期都应禁止性生活。

③为孕妈妈打造健康舒适的居家环境

居住环境不但关系到孕妈妈自身的健康，而且会影响到胎宝宝的健康生长和智力发育。为了让孕妈妈有一个舒适温馨的家庭环境安度孕期，为腹中的宝宝提供良好的环境胎教，准爸爸应协助孕妈妈，将家居精心布置。

居室的空间：居住的空间不一定很大，但可以通过科学合理的设计，为孕妈妈提供尽量宽敞的活动空间，把家装饰得温馨舒适，让生活在其中的孕妈妈天天有个好心情。

居室的色彩：居室色彩应温柔清新，可采用乳白色、淡蓝色、淡紫色、淡绿色等色调。孕妈妈从繁乱的环境中回到宁静优美的房间，内心的烦闷便会很快消除，趋于平和、安详，情绪也会逐渐稳定。如果孕妈妈是在紧张繁忙、技术要求高的环境中工作，家中不妨用粉红色、橘黄色、黄褐色进行布置。因为这些颜色都会给人一种健康、活泼、鲜艳、悦目、希望的感觉。孕妈妈从单调紧张的工作环境中回到生机盎然、轻松活泼的家中，情绪可以得到放松，体力也可以得到恢复，有利于胎宝宝大脑与情绪的发育。

居室的空气：空气污染应引起每位孕妈妈的重视，尤其是家庭装修后所散发的气味，会严重影响孕妈妈和胎宝宝的健康。因此，注意保持室内空气清新很重要。

室温与湿度：大部分孕妈妈对寒冷的抵抗能力远远超过普通女性，体内胎宝宝大大加快了新陈代谢，产

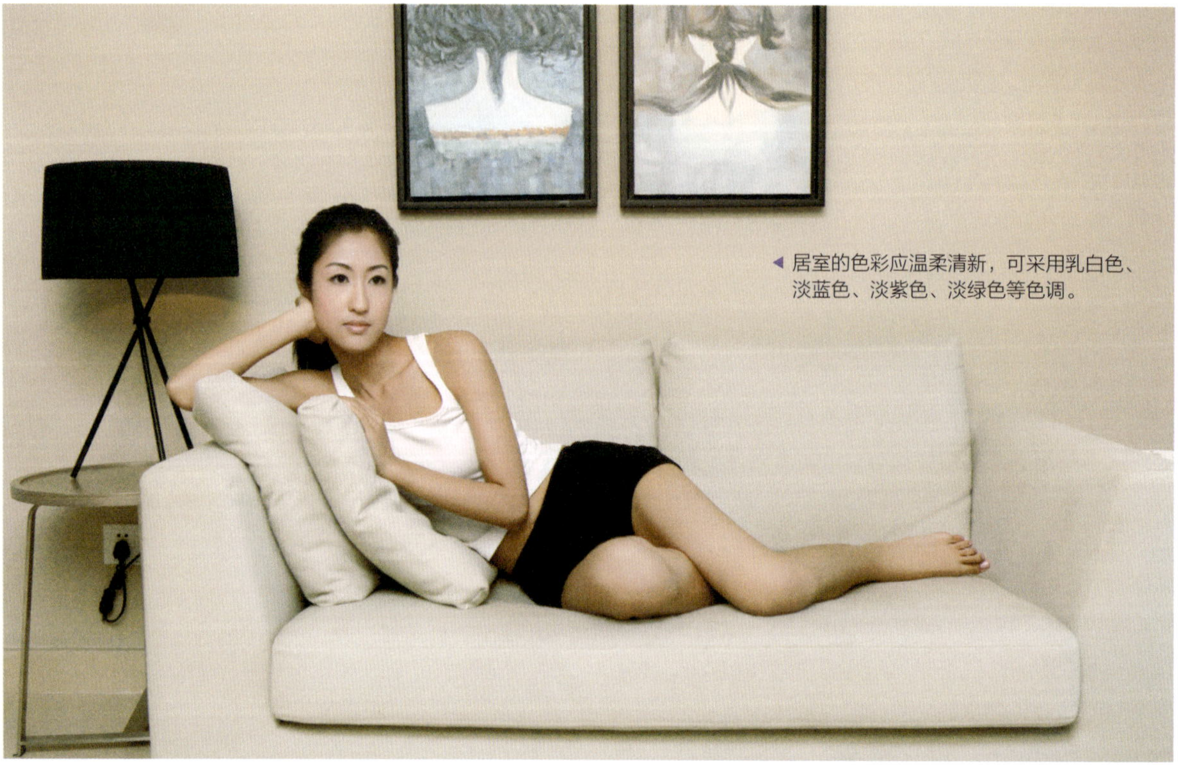

◂ 居室的色彩应温柔清新，可采用乳白色、淡蓝色、淡紫色、淡绿色等色调。

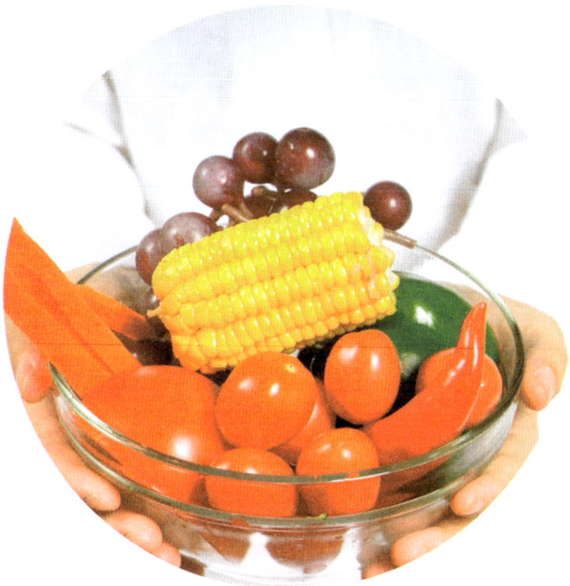

▲ 蔬菜水果等富含维生素和矿物质，孕妈妈要注意多吃。

生了较多热量，因此孕妈妈应针对天气变化，随时调整自己的衣着，并使室温保持在一个相对恒定的水平，以利于自身身体健康和胎宝宝的健康发育。夏季室温以27～28℃为宜，冬季室温以16～18℃为宜，室内外温差不超过5℃，室内空气湿度为30%～40%。

4 蛋白质是构成生命的基础物质

孕早期，小胚胎还不能自身合成生长发育所需要的氨基酸，必须由孕妈妈供给。因此，孕妈妈一定要摄取足够且容易消化吸收的优质蛋白质。孕早期，由于孕吐反应，孕妈妈不一定喜欢吃含动物蛋白的食物，可采用豆类及豆制品、干果类、花生酱、芝麻酱等植物性蛋白质食物代替。有些孕妈妈不喜欢喝牛奶或喝牛奶后腹胀，可以用酸牛奶、豆浆来代替。

5 多补充维生素和矿物质

胎宝宝期和出生的第一年，是决定宝宝骨骼和牙齿发育好坏的关键时期，所以要确保钙、磷的足够摄入。胎宝宝对锌、铜元素需求也很多，缺锌、缺铜都可导致胎宝宝骨骼、内脏及脑神经发育不良。

谷类以及蔬菜水果中富含各种维生素、矿物质，注意多吃此类食物。

6 为你的子宫骄傲吧

早在排卵之前，子宫壁就开始增厚，这很像一个新妈妈在为未曾谋面的孩子铺好床。子宫每个月都认认真真地做着这份工作，直到终于等到受精卵的到来。然后，它组建胎盘，蓄积羊水，给小宝宝最合适的生长环境。现在，你的子宫里已经开始孕育一个新生命了，但它仍像孕前那么大——如一枚中等大小的鸡蛋，重量仅有大约50克而已。可是，令自己都难以相信的是，在孕期末期，它的体积将增加近1000倍，重量也将增至900克，这还不包括胎盘和脐带的重量。然而，在它完成孕育工作后，仅需6周的时间，它又恢复到原来的大小。这一切都令人叹为观止——人体没有任何其他器官成年后经历过这样戏剧性的变化。

当然，子宫的工作需要孕妈妈身体的支持，睡眠充足、饮食均衡、饮水适量是非常重要的保障。还有更重要的是，怀着一份愉悦的心情，给胎宝宝一个温暖的、充满幸福的子宫。

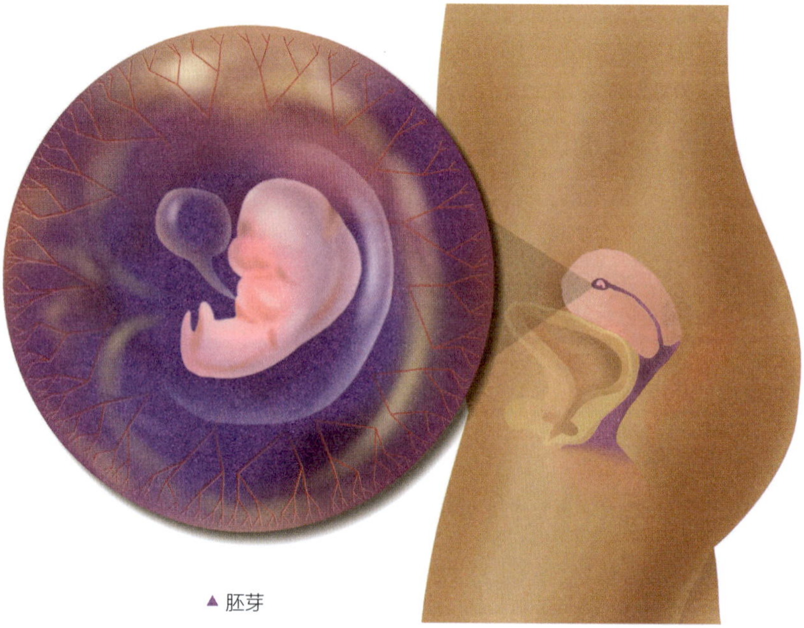

▲ 胚芽

三 孕6周：B超可以检测到胎宝宝的心跳了

到本周，不管是细心的妈妈还是粗心的妈妈，大多都会发现自己怀孕的事实了，因为你已经开始出现早孕反应：经常感到疲惫不堪，早晨起来恶心、想呕吐，食欲不佳，排尿频繁……胎宝宝已经开始用这种方式提醒你他的存在了。

❶ 图解子宫内胚胎的变化

胎宝宝： 在子宫里，胚胎正在迅速地成长，各种器官均已出现，只是结构和功能还很不完善。小心脏也已经开始有规律地跳动。胚胎的长度有0.6厘米，像一颗小松子仁，包括初级的肾和心脏等主要器官都已形成，神经管开始连接大脑和脊髓。四肢开始出现，但还是不甚规则的凸起物，医学上称它们为“胎芽”。

孕妈妈： 由于雌激素和孕激素的刺激作用，孕妈妈会感到胸胀、乳房变大变软、乳晕颜色变深，时感困倦、排尿频繁，清晨起来常觉得恶心、呕吐，同时伴有头晕、食欲不振、厌恶油腻食物等症状。

❷开始出现早孕反应

从本周开始，大多数孕妈妈会出现食欲不振、厌食、轻度恶心、呕吐、头晕、倦怠，甚至低热等早孕反应，这是孕妈妈特有的正常生理反应。早孕反应一般在妊娠第6周出现，以后逐渐明显，在第9～11周最严重，一般在停经12周左右自行缓解、消失。大多数孕妈妈能够耐受，对生活和工作影响不大，无须特殊治疗。

有关早孕反应产生的原因一般与以下因素有关。

与人绒毛膜促性腺激素的作用有关。支持这一观点的证据为妊娠反应出现时间与孕妈妈血中人绒毛膜促性腺激素出现的时间吻合。

与胎宝宝自我保护的本能有关。孕吐是生物界保护腹中胎宝宝的一种本能。人们日常进食的各种食物中若含有微量毒素，对健康也不会构成威胁。可孕妈妈不同，腹中弱小的生命不能容忍母体对这些毒素的无动于衷，这些毒素一旦进入胚胎，就会影响胎宝宝的正常生长发育，所以胎宝宝就分泌大量激素，增强孕妈妈孕期的嗅觉和呕吐中枢的敏感性，以便最大限度地将毒素拒之门外，确保胎宝宝的生长发育。

与孕妈妈的精神类型有关。一般而言，神经质的人妊娠反应较大。夫妻感情不合，不想要孩子而妊娠时也容易出现比较大的妊娠反应。

早孕反应中有一种情况是妊娠剧吐，起初为一般的早孕反应，但逐日加重，表现为反复呕吐，除早上起床后恶心及呕吐外，甚至闻到做饭的味道、看到某种食物就呕吐，吃什么，吐什么，呕吐物中出现胆汁或咖啡渣样物。由于严重呕吐和长期饥饿缺水，机体便消耗自身脂肪，使其中间代谢产物——酮体在体内聚集，引起脱水和电解质紊乱。孕妈妈皮肤发干、变皱，眼窝凹陷，身体消瘦，严重影响身体健康，甚至威胁自身生命。孕妈妈如果出现了妊娠剧吐，就一定要去看医生，以免危及母婴的生命。

❸积极应对早孕反应

早孕反应一般不会太剧烈，孕妈妈可想些办法使反应减轻，下面几点可供参考：

了解一些相关的医学知识。明白孕育生命是一项自然过程，是苦乐相伴的，增加自身对早孕反应的耐受力。

身心放松。早孕反应是生理反应，多数孕妈妈在一两个月后就会自行好转，因此要以积极的心态渡过这一阶段。

选择喜欢的食物。能吃什么，就吃什么；能吃多少，就吃多少。这个时期胎宝宝还很小，不需要过多营养，平常饮食已经足够了。

积极转换情绪。生命的孕育是一件很自然的事情，要正确认识怀孕中出现的不适，学会调整自己的情绪。闲暇时做自己喜欢做的事情，邀朋友小聚、散步、聊天都可以。整日情绪低落是不可取的，不利于胎宝宝的发育。

得到家人的体贴。让准爸爸做家务事，自己躺在床上吧。如果你想要吃什么，就叫准爸爸去买，不要因为常躺在床上而觉得愧疚。记住，你正在为你们的小家庭孕育一个新生命。

❹用饮食调节早孕反应

虽然早孕反应常常让孕妈妈食不下咽，但如果能巧妙饮食的话，不仅不会影响孕妈妈的营养摄取，还能减轻早孕反应。

少食多餐：孕妈妈可采取少食多餐的方法，不必拘泥于进餐时间，想吃就吃，细嚼慢咽，尤其要多吃富含蛋白质或维生素的食物，如奶酪、牛奶、水果等，多喝

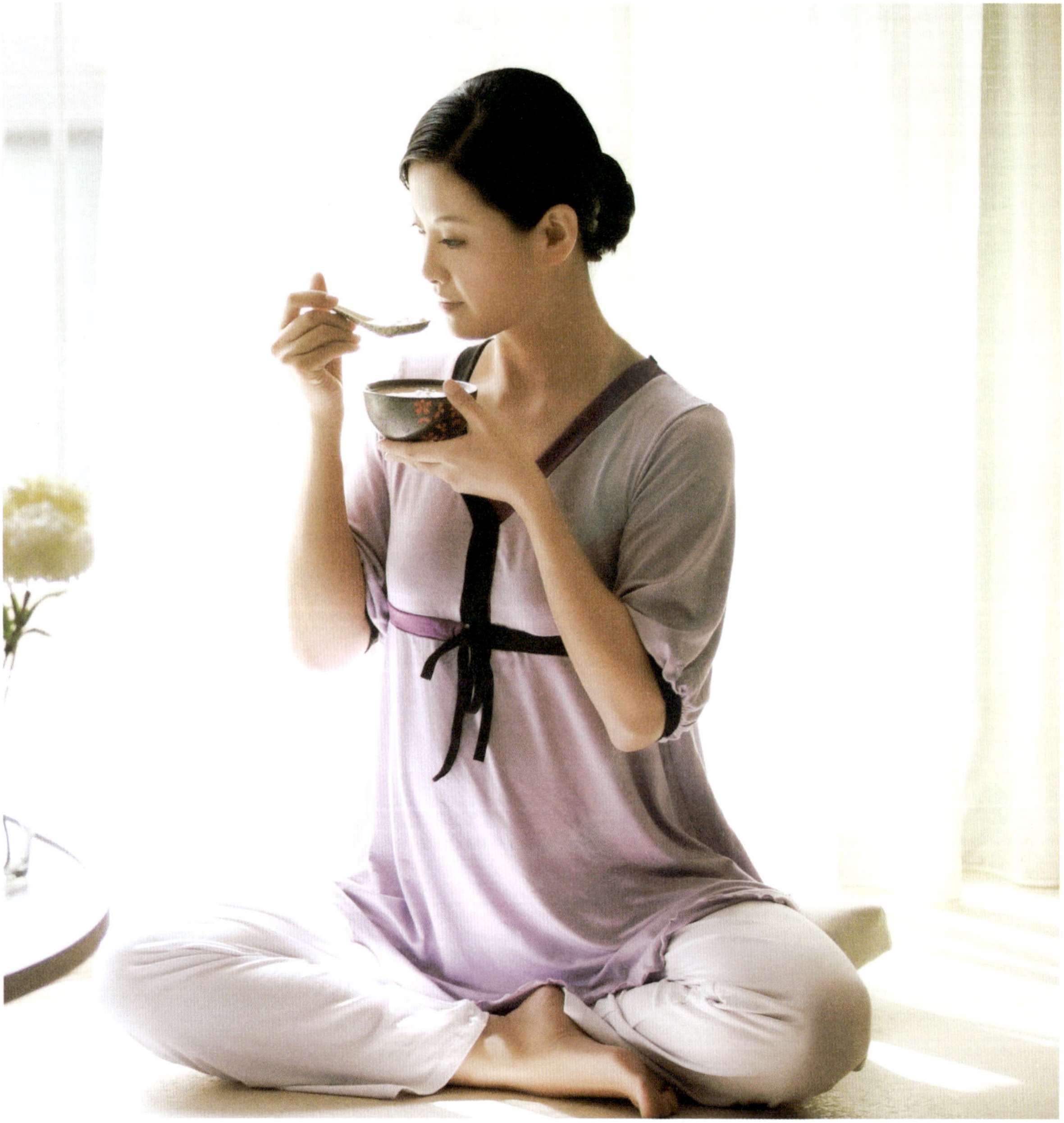

▲为缓解孕吐，孕妈妈可选择粥等易消化的食物。

水，少饮汤。

晨起喝温开水、吃点心：孕妈妈恶心呕吐的症状多在早晨起床或傍晚时较为严重。为了克服晨吐症状，孕妈妈最好清晨起来即喝一杯温开水，通过温开水的刺激和冲洗作用，增加血液的流动性，激活器官功能，使肠胃功能活跃起来。还可在床边准备一些小零食，如面、水果或几粒花生米等，喝完温开水后再吃点小零食、小点心，可以帮助抑制恶心。

烹调多样化：准爸爸应根据孕妈妈的口味和早孕反应情况，选用烹调方法。对喜酸、嗜辣者，烹调中可适当增加调料，激发孕妈妈的食欲；对呕吐脱水者，要多让其摄入水果、蔬菜，补充水分、维生素和矿物质。热食气味大，妊娠呕吐者比较敏感，可以适当食用冷食或将热食晾凉再食用，以防止呕吐。

选择易消化食物：这个时期，胎宝宝的主要器官开始形成，孕妈妈的饮食要能够满足自身的营养需求和胎宝宝的正常生长发育。最好食用易消化、清淡、在胃内存留时间短的食物，如大米粥、小米粥、馒头片、饼干等，以减少呕吐的发生。

5 早孕反应过程中要注意水和电解质平衡

妊娠反应期一般较短，由于早期胚胎形成时期对营养素的需求不多，所以大多数情况下不会影响胎宝宝的发育。但有些妊娠反应严重者，呕吐剧烈，水、米难进，可引起体内钠、钾等电解质丢失。一旦没有得到及时纠正和治疗，会导致身体内的水、电解质平衡失调，进而造成体内代谢紊乱，使母体的健康受到严重危害，胎宝宝的健康也就难以得到足够的保障了。

在这种情况下，孕妈妈要尽快去看妇产科医生和营养医生，尽早缓解症状，必要时采取肠内营养和肠外营养综合治疗，防止出现水、电解质紊乱。

为了保持水、电解质的平衡，孕妈妈孕早期要注意多饮水，多吃蔬菜和水果，以补充电解质。特别是孕吐反应严重者，身体易脱水，更要多吃一些水分含量高的食物或现榨果汁。

孕妈妈最佳的饮料是温开水，有助于消化的牛乳饮料和容易被吸收的运动饮料也可以适当饮用一些。孕妈妈在清晨起床后应喝一杯新鲜的温开水。

同时，还可随意搭配膳食，做到什么时候能吃就吃，什么时候想吃就吃，吐了之后能吃还吃，尽可能采取经口摄食，有利于消化和吸收。在择食和摄食方面做到不偏食、不挑食，保证每日热量的基本供应，尽量摄取充足的营养且均衡合理地用餐，保持身体内环境的营养平衡，保证母体健康。

6 阴道出血应立即去医院

精子和卵子结合成受精卵，分裂发育成胚泡，于受精后第5～6天植入子宫内膜。在孕酮的作用下，卵巢卵细胞的发育受到抑制，排卵受到抑制，子宫内膜发育成蜕膜，月经周期停止。因此，怀孕后不应有阴道流血，一旦出现阴道流血，应立即去专科医院就诊，查明原因，预防流产。

孕期阴道流血的主要原因有先兆流产、宫颈病变、宫外孕或葡萄胎等，应引起足够的重视，一定要到专科医院明确诊断，以防延误病情。

7 胎教时光：温柔的诗篇

要当妈妈了，你是什么感觉呢？是满怀期待，充满希望和想象，还是充满柔情？也许你已经习惯于当妈妈的女儿，却还未做好成为孩子妈妈的准备。所以，在本周的胎教中，不妨来读读泰戈尔的这篇《开始》，提前体会一下当妈妈的感觉吧！

开始

——选自泰戈尔的诗集《新月集》

“我是从哪儿来的，你，在哪儿把我捡起来的？”孩子问他的妈妈。
她把孩子紧紧地搂在胸前，含泪微笑着答道——
“你曾被我当做心愿藏在心里，我的宝贝。”
“你曾存在于我孩童时代玩的泥娃娃身上；每天早晨我用泥土塑造我的神像，
那时我反复地塑了又捏碎了的就是你。”
“你曾活在我所有的希望和爱情里，活在我的生命里，我母亲的生命里。”
“当我做女孩子的时候，我的心的花瓣儿张开，你就像一股花香似的散发出来。”
“你的软软的温柔，在我的青春的肢体上开花了，
像太阳出来之前的天空上的一片曙光。”
“上天的第一宠儿，晨曦的孪生兄弟，你从世界的生命的溪流浮泛而下，
终于停泊在我的心头。”
“当我凝视你的脸蛋儿的时候，神秘之感淹没了我，
你这属于一切人的，竟成了我的。”
“为了怕失掉你，我把你紧紧地搂在胸前。
是什么魔术把这世界的宝贝引到我的手臂里来呢？”

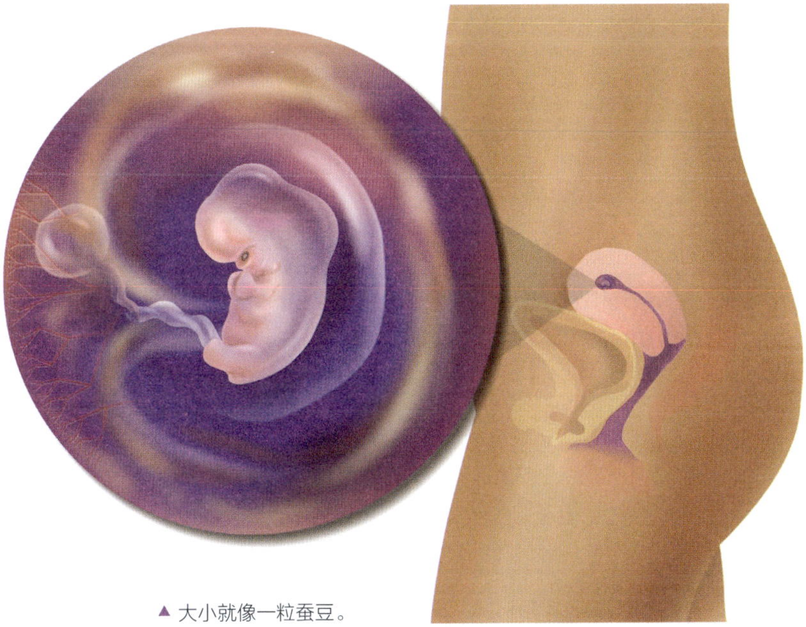

▲ 大小就像一粒蚕豆。

四 孕7周：聪明应对日益明显的早孕反应

在本周，你的腹部依然没什么变化，但是日渐剧烈的早孕反应却时时提醒你：腹中的胎宝宝正在成长发育中。你可能晨吐得厉害，你可能对什么食物都不感兴趣，你的情绪很容易起伏……没关系，这些都是正常反应。不过，你要学会调适好自己，尽可能为胎宝宝提供一个优质的发育环境。

❶ 图解子宫内胚胎的变化

胎宝宝： 胚胎的细胞仍在快速地分裂，到本周末时，胚胎大小就像一粒蚕豆，有一个特别大的头，在眼睛的位置会有两个黑黑的小点，而且鼻孔开始形成，腭部开始发育，耳朵部位明显突起。胚胎的手臂和腿开始发育，手指也从现在开始发育。这时心脏开始划分成心房和心室，而且每分钟的心跳可达150次。垂体也开始发育。

孕妈妈： 大多数孕妈妈仍会有晨吐现象。有的孕妈妈反应大，什么东西都吃不下；而有的孕妈妈则随时可能会有饥饿的感觉而吃很多东西。总之，此时胎宝宝的器官正在生长，孕妈妈不管食欲如何，要想办法保证营养的补给，选择的食物可以少而精。

❷“酸儿辣女”的说法可靠吗

怀孕了！孕妈妈可能迫切地想知道道腹中胎宝宝的性别。一些民间的说法常常会影响你的判断，比方说“酸男辣女”：喜欢吃酸的就预示着生男孩，喜欢吃辣的就提示可能怀的是女孩。真的是这样吗？

许多孕妈妈在孕期会变得喜欢吃酸味食物，这与孕期的生理变化密不可分。怀孕后，胎盘分泌的某些物质有抑制胃酸分泌的作用，影响胃肠的消化吸收功能，从而使孕妈妈产生恶心欲呕、食欲下降等症状。酸味食物可刺激胃液分泌，促进胃肠蠕动，改善孕期内分泌变化带来的食欲下降、呕吐以及消化功能不佳的状况。而有些孕妈妈偏爱吃辣，则是个体对刺激性食物的偏好。

据研究发现，生男生女主要取决于让卵子受精的备孕男性的精子。

人体细胞的染色体有23对，其中22对是常染色体，剩下的1对可以决定宝宝的性别，这对染色体就是性染色体——X染色体和Y染色体。女性的性染色体是XX，只能形成1种卵子——含有1条X染色体的卵子；男性的性染色体是XY，可形成2种精子——含X染色体的精子和含Y染色体的精子。如果卵子和含有X染色体的精子相结合，受精卵就会发育成女孩；如果卵子和含有Y染色体的精子相结合，受精卵就会发育成男孩。

所以，仅以口味的变化来判断胎宝宝的性别是毫无科学根据的。生男生女完全是随机的，无论胎宝宝是男孩还是女孩，都应该以最愉快的心情去接受，绝不可有性别歧视哦！

❸吃酸有讲究

孕妈妈怀孕后，胎盘分泌的某些物质有抵制胃酸分泌的作用，能使胃酸明显减少，消化酶活性降低，并会影响胃肠的消化吸收功能，从而使孕妈妈产生恶心呕吐、食欲下降、肢软乏力等症状。由于酸味能刺激胃分泌胃液，有利于食物的消化和吸收，所以多数孕妈妈都爱吃酸味食物。

从营养角度来看，一般怀孕2～3个月后，胎宝宝骨骼开始形成。构成骨骼的主要成分是钙，但是要使游离钙形成钙盐并在骨骼中沉积下来，必须有酸性物质参与。

酸性食物大多富含维生素C，维生素C也是孕妈妈和胎宝宝所必需的营养物质，是胎宝宝形成骨骼、牙齿、结缔组织及一切非上皮组织间黏结物所必需的营养素。维生素C还可增强母体的抵抗力，促进孕妈妈对铁质的吸收作用。

然而，孕妈妈食酸应讲究科学。人工腌渍的酸菜、醋制品虽然有一定的酸味，但维生素、蛋白质、矿物质、糖分等多种营养几乎丧失殆尽，而且腌菜中的致癌物质亚硝酸盐含量较高，过多食用显然对母体、胎宝宝健康无益。所以，喜吃酸食的孕妈妈，最好选择既有酸味又营养丰富的西红柿、樱桃、杨梅、石榴、橘子、酸枣、青苹果等新鲜蔬果，这样既能改善胃肠道不适症状，也可增进食欲，加强营养，有利于胎宝宝的生长，一举多得。

❹胎教时光：提高胎教效果的呼吸法

前面已经说过，孕妈妈的情绪对胎宝宝有着不可估量的作用。因此，保持宁静、愉悦的心情，对于提高胎教效果非常重要。下面的呼吸法，对稳定情绪和集中注

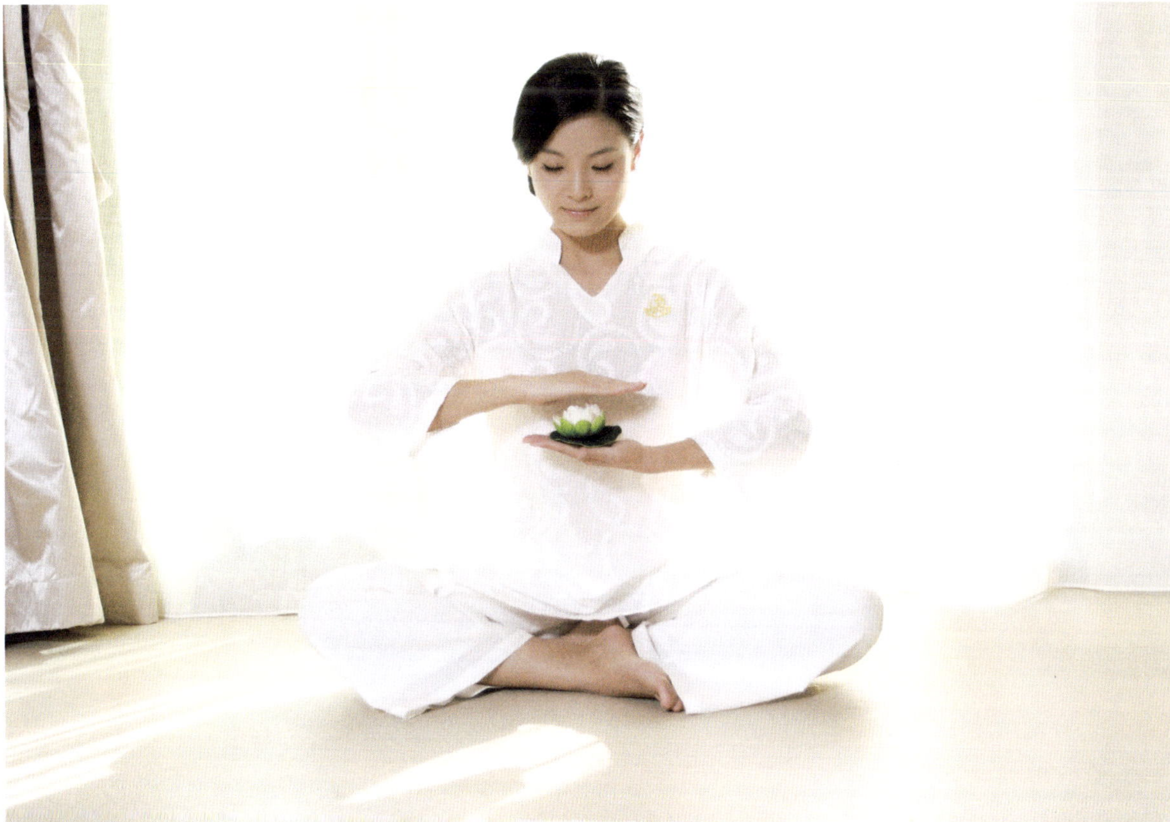

▲ 孕妈妈进行呼吸法的练习时，场地可以自由选择，衣服尽可能穿得舒服。

意力非常有效。

进行呼吸法的练习时，场地可以自由选择，可以坐在床上，也可以坐在沙发上，甚至平静地站着。关键是腰背舒展，全身放松，微闭双眼，手可以放在身体两侧，也可以放在腹部，总之孕妈妈觉得舒服就好。衣服尽可能穿得舒服。

孕妈妈准备好以后，用鼻子慢慢地吸气，在心里默默地慢数5下，如果平时肺活量好的孕妈妈可以数6下。吸气时，要让自己感到气体被储存在腹中，然后慢慢地将气呼出来，用嘴或鼻子都可以。总之，要缓慢地、平静地呼出来，呼气的时间是吸气时间的两倍。

孕妈妈实施呼吸法的时候，尽量不要去想其他事情，要把注意力集中在吸气和呼气上，一旦习惯了，注意力就会自然集中了。进行胎教前，先进行这样的呼吸，孕妈妈的精神被集中起来了，胎教效果自然就能提高。

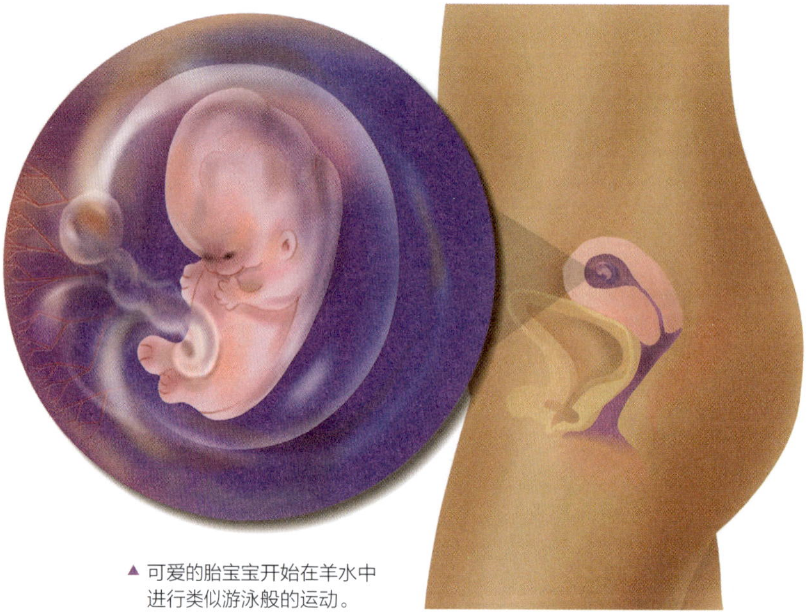

▲ 可爱的胎宝宝开始在羊水中进行类似游泳般的运动。

五 孕8周：胚胎进入快速发育期

在本周，孕妈妈的腹部依然平坦如孕初，不过从现在开始到20周，胎宝宝将进入迅速成长期，并在几周内就会有明显的轮廓。迫不及待的孕妈妈在最近的产检时，可以通过B超看到胎宝宝的模样了。

❶ 图解子宫内胚胎的变化

胎宝宝：心脏和大脑已经发育得非常复杂，眼睑开始出现褶痕，鼻子的雏形开始出现，胳膊在肘部变得弯曲，而且心脏的上方也有少量的弯曲。可爱的胎宝宝开始在羊水中进行类似游泳般的运动了。

孕妈妈：孕妈妈子宫增大，但腹部外观仍无明显改变。体重比孕前增加1.5～2.5千克。但也有早孕反应大的孕妈妈体重反而减轻了，只要体重减少不是很明显，就不用太过担心。

❷ 请了解先兆流产

孕早期是流产的高发期，因此孕妈妈要了解一些预防流产的措施。

孕妈妈要明白，自然流产是不论以何种方法都不能避免的。绝大部分的自然流产是由于胚胎不健全所致，这些萎缩变形的胚胎有60%～70%是因为染色体异常或受精卵本身有问题，受精卵长到某种程度后，即会萎缩，从而发生死胎、流产。所以妇产科医生会安慰这些不幸的孕妈妈们，不要太过内疚，因为这类流产属于一种自然界的优胜劣汰现象，我们要遵循自然规律，不可强求。

孕妈妈若怀孕以后，阴道有少量出血，根据流血量和积聚在阴道内时间的不同，颜色可为鲜红色、粉红色或深褐色。有时伴有轻微下腹痛，以及腰骶部酸胀不适等。孕妈妈发现自己有先兆流产的迹象，应尽快到医院检查，以明确病因和胎宝宝的状况，避免人为因素引起的流产。如果妊娠反应呈阳性，结合体温和B超检查认为适合保胎时，应在医生的指导下进行保胎治疗；要特别引起注意的是，如果阴道出血多于月经量，或其他诊断查明胎宝宝死亡或难免流产，应尽早终止妊娠，防止出血及感染。

如经医生诊断，胚胎正常妊娠继续，保胎的孕妈妈就要特别注意孕期生活习惯和情绪变化。注意阴道出血量、颜色和性质，随时观察排出液中是否有组织物，必要时保留卫生护垫（24小时）供医生了解病情，医生可根据出血量及腹痛情况随时了解先兆流产的发展。

保胎期间要尽可能地减少刺激，禁止同房，避免不必要的妇科检查。如下腹阵痛加剧，而出血量不多，应区别是否有其他并发症，并及时报告医生；如有组织物排出或出血量增加，应带排出物去医院就诊；遇有阵发性下腹剧痛伴出血增多，也应及时到医院就诊。

总之，并不是出现绞痛、阴部流血等就一定要保胎，是否能保住胎宝宝也是不确定的，是否适宜继续妊娠，应听取医生的建议。不管怎样，下列预防流产的措施，孕妈妈应当在孕前或孕中了解：

◎计划在适孕年龄生产，不要当高龄产妇或高龄产爸。
◎谨记自己的末次月经日期以及可能受孕的时间。
◎注意均衡营养，补充维生素与矿物质。
◎养成良好的生活习惯，起居要规律，学会缓和情绪反应和缓解工作压力。
◎改善工作环境，尽可能地避开可能对胎宝宝发育不好的污染物质。
◎孕前要检查有无相关的感染，必要时先治疗自身的一些疾病，治愈后再考虑妊娠。
◎黄体期过短或分泌不足的女性，最好在月经中期和怀孕初期补充黄体酮。
◎若患有内科合并疾病，应先治疗，最好等病情得到控制或稳定一段时间后根据专科医生的医嘱再怀孕。
◎如果诊断有子宫颈松弛，最好在怀孕14～15周施行子宫颈缝合术。
◎习惯性流产的女性（自然流产3次以上）应该进行详尽的检查，包括妇科B超检查、血液特殊抗体监测、内分泌激素测定和夫妻双方血液染色体分析等。

❸请了解宫外孕

宫外孕是孕妈妈最恐惧的事情，它是一种较常见的急腹症，也是妇科急症之一。宫外孕是指受精卵受到某些原因影响，在子宫腔以外的部位着床发育，也称异位妊娠。

宫外孕一般由输卵管受损引起：由于受精卵无法从受损的输卵管中通过，就黏附在输卵管中并且生长。宫外孕必须及时终止妊娠，否则会因着床部位破裂而大出血，大量内出血可导致孕妈妈休克甚至死亡，而治疗宫外孕的关键是及早发现宫外孕。因此，了解一些宫外孕征兆，对于及早发现宫外孕是很重要的。在刚刚怀孕的几周，宫外孕引起的反应跟正常怀孕的反应大多是一样的，例如，月经不来、疲劳、恶心和乳房酸痛等。但除此之外，宫外孕还有一些特别的征兆：

突发腰痛或者腹痛： 90%左右的宫外孕者常有突发性剧痛，起自下腰部，呈撕裂样疼痛。开始会从侧下腹部开始，然后慢慢地会蔓延到整个腹部。

有停经史： 70%~80%的宫外孕者有停经史，也有少数女性在下一次月经前就已经发生宫外孕，这种情况下有可能误将阴道出血认为是月经血，而被忽视。

阴道出血： 发生宫外孕后多有不规则的阴道出血，色深暗，尿少。如果孕妈妈发生剧烈腹痛但无阴道出血，也应警惕宫外孕。

晕厥与休克： 宫外孕还会导致急性大量内出血，伴有剧烈腹痛，引起头晕、面色苍白、脉搏细弱、血压下降、冷汗淋漓，甚至出现晕厥与休克。

可能引起宫外孕的因素：

◎经常吸烟。吸烟的数量越多，患宫外孕的风险越高。

◎患有盆腔炎症（这通常是由于淋病和衣原体引起感染的结果）。盆腔炎症会导致输卵管不通畅而导致宫外孕。

◎患有子宫内膜异位症。这也有可能引起输卵管内组织受损而导致宫外孕。

因此怀孕后最好在孕6~7周时候去专科医院进行B超检查，以确定是否宫内正常妊娠。

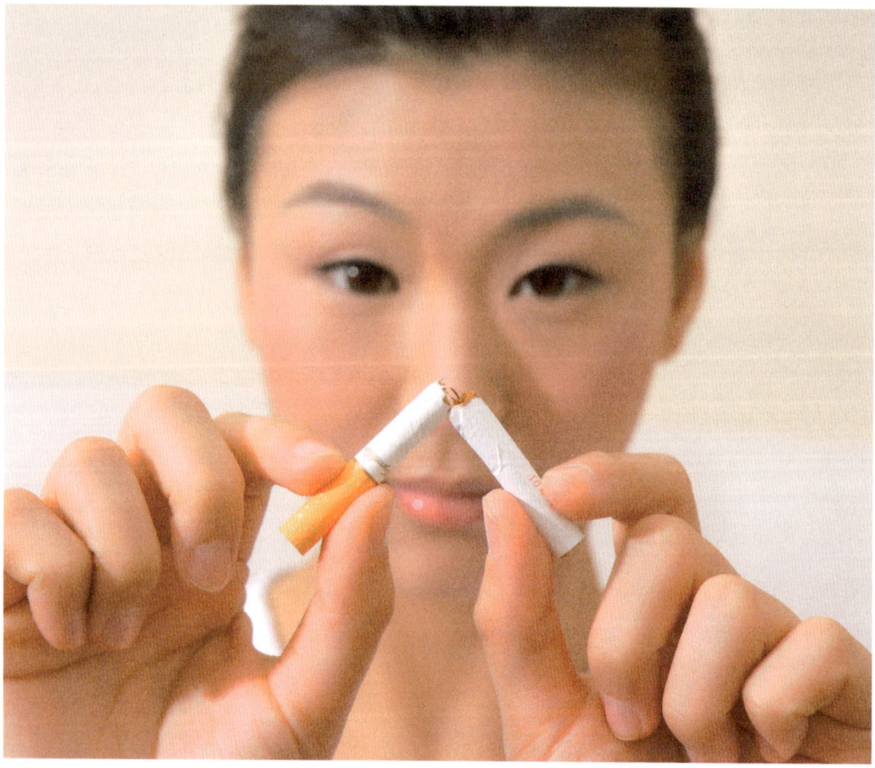

◀ 吸烟的次数越多，患宫外孕的风险越高，因此孕妈妈应戒烟。

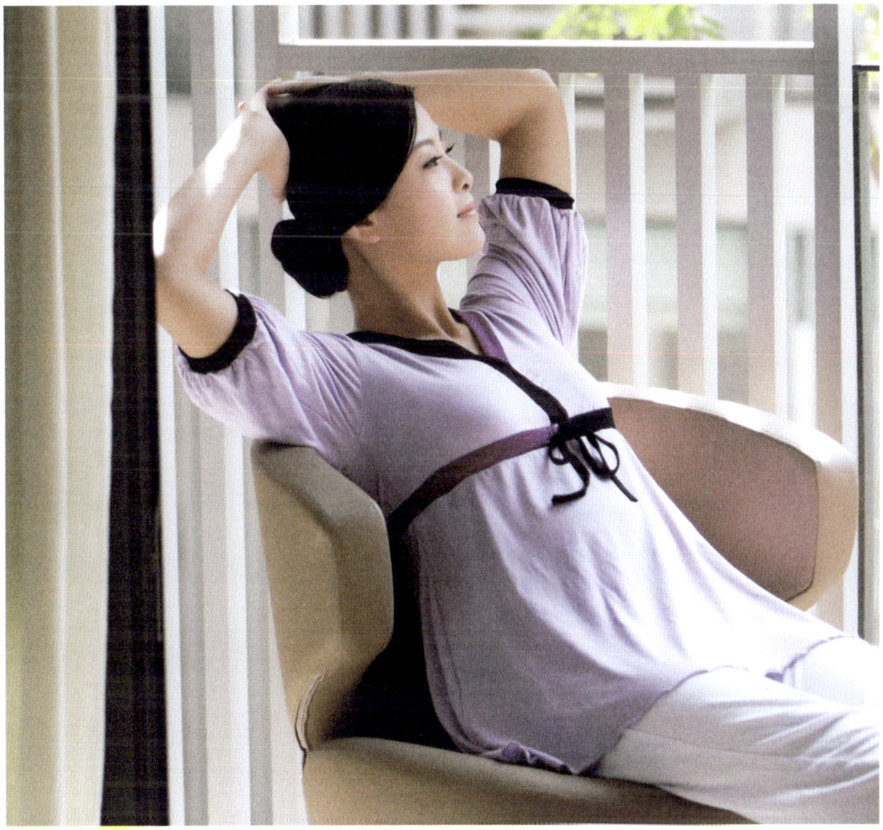

◀ 远离充满噪声的环境，给胎宝宝一个安静的成长空间。

④孕妈妈请远离噪声

噪声对胎宝宝危害极大，是诱发胎宝宝畸形的危险因素之一。高分贝噪声能损坏胎宝宝的听觉器官，长时间地在较大的噪声中生活，可能会造成胎宝宝的先天性耳聋。国外的一些研究表明，孕妈妈在怀孕期间接触强烈噪声(100分贝以上)，宝宝听力下降的可能性增大。这可能是由于噪声对胎宝宝正在发育的听觉系统有直接的抑制作用。

同时，噪声还能使孕妈妈内分泌腺体的功能紊乱，从而使垂体分泌的催产激素过剩，引起子宫强烈收缩，导致流产、早产。

不过，专家指出，一般情况下，短时期的噪声接触是不会造成明显伤害的，所以孕妈妈也不必过分紧张，只要平时注意尽量减少接触强噪声环境就可以了。如果孕妈妈孕前就一直在噪声较大的环境工作的话，最好在进行受孕计划前申请暂离或调离工作岗位。

⑤孕妈妈万一感冒了怎么办

孕妈妈最好避免感冒，平时要尽量少到公共场所，加强营养，保证睡眠，少与感冒患者接触，以减少感染的机会。若不幸患上感冒，孕妈妈应在医生指导下选用安全有效的方法进行治疗，自己千万不可随意服药，以免对母体和胎宝宝造成不良影响。一般可选用以下几种方法：

轻度感冒

如孕妈妈感冒了，但不发热，或发热时体温不超过38℃，可增加饮水，补充维生素C，充分休息，感冒症状就可得到缓解。如果孕妈妈有咳嗽等症状，可在医生指导下用一些不会对胎宝宝产生影响的中草药。

重度感冒，伴有高热、剧咳

当孕妈妈体温在39℃以下时，可选用柴胡注射液退热和纯中药止咳糖浆止咳。同时，也可采用湿毛巾冷敷，或用30%左右的酒精（或将白酒兑水冲淡一倍）擦浴，起到物理降温的作用。抗生素可选用青霉素类药物，不可使用喹诺酮（如氟哌酸等）和氨基苷类（如链霉素、庆大霉素等）药物。

如果孕妈妈体温达到39℃以上，且持续3天以上，可分以下两种情况来处理。第一种情况：孕妈妈感冒的时间是处在排卵以后2周内，用药就可能对胎宝宝没有影响。第二种情况：感冒的孕妈妈处在排卵以后2周以上，这一时期，胎宝宝的中枢神经已开始发育，孕妈妈如果高热达39℃并持续3天以上，就可能会对胎宝宝造成影响。如果出现以上情况，就需要与医生、家人共同商讨是否继续本次妊娠。因为孕妈妈在怀孕3～8周之后患上感冒并伴有高热，对胎宝宝的影响较大。病毒可通过胎盘屏障进入胎宝宝体内，有可能造成胎宝宝先天性心脏病、兔唇、脑积水、无脑和小头畸形等。感冒造成的高热和代谢紊乱产生的毒囊会刺激子宫收缩，造成流产，新生儿的死亡率也会因此增高，这时需权衡利弊，慎重地考虑是否继续本次妊娠。

6 让孕妈妈心情愉快的食物

不好的情绪对孕妈妈和胎宝宝都会产生不良的影响，所以孕妈妈要学会自我调节与放松。下列食物可以帮助孕妈妈赶走坏情绪：

豆类食物：大豆中富含人脑所需的优质蛋白和8种必需氨基酸，这些物质都有助于增强脑血管的功能。身体运行畅通了，孕妈妈心情自然就舒畅了。

南瓜：南瓜富含维生素B_6和铁，这两种营养素能帮助身体将所储存的血糖转变成葡萄糖，而葡萄糖是脑部运作唯一的原料。

菠菜：菠菜除含有大量铁外，更有人体所需的叶酸。人体如果缺乏叶酸，易导致精神疾病，包括抑郁症和老年痴呆症等。

香蕉：香蕉可向大脑提供重要的物质——酪氨酸，使人精力充沛、注意力集中，并能提高人的创造能力。此外，香蕉中含有可使神经振奋的色氨酸，还能形成一种使人开朗的血清素，预防抑郁症的发生。

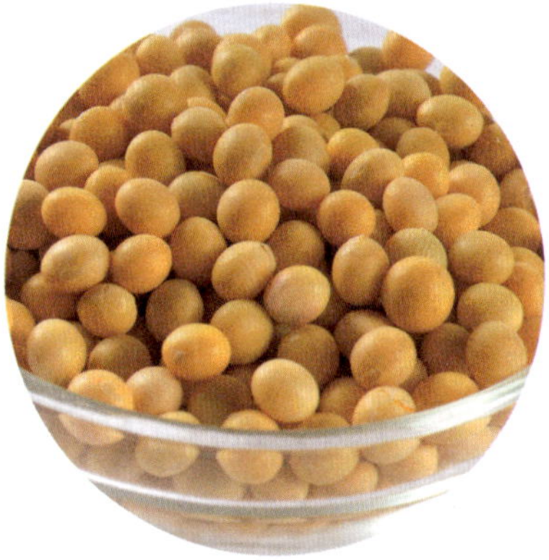

▲ 大豆

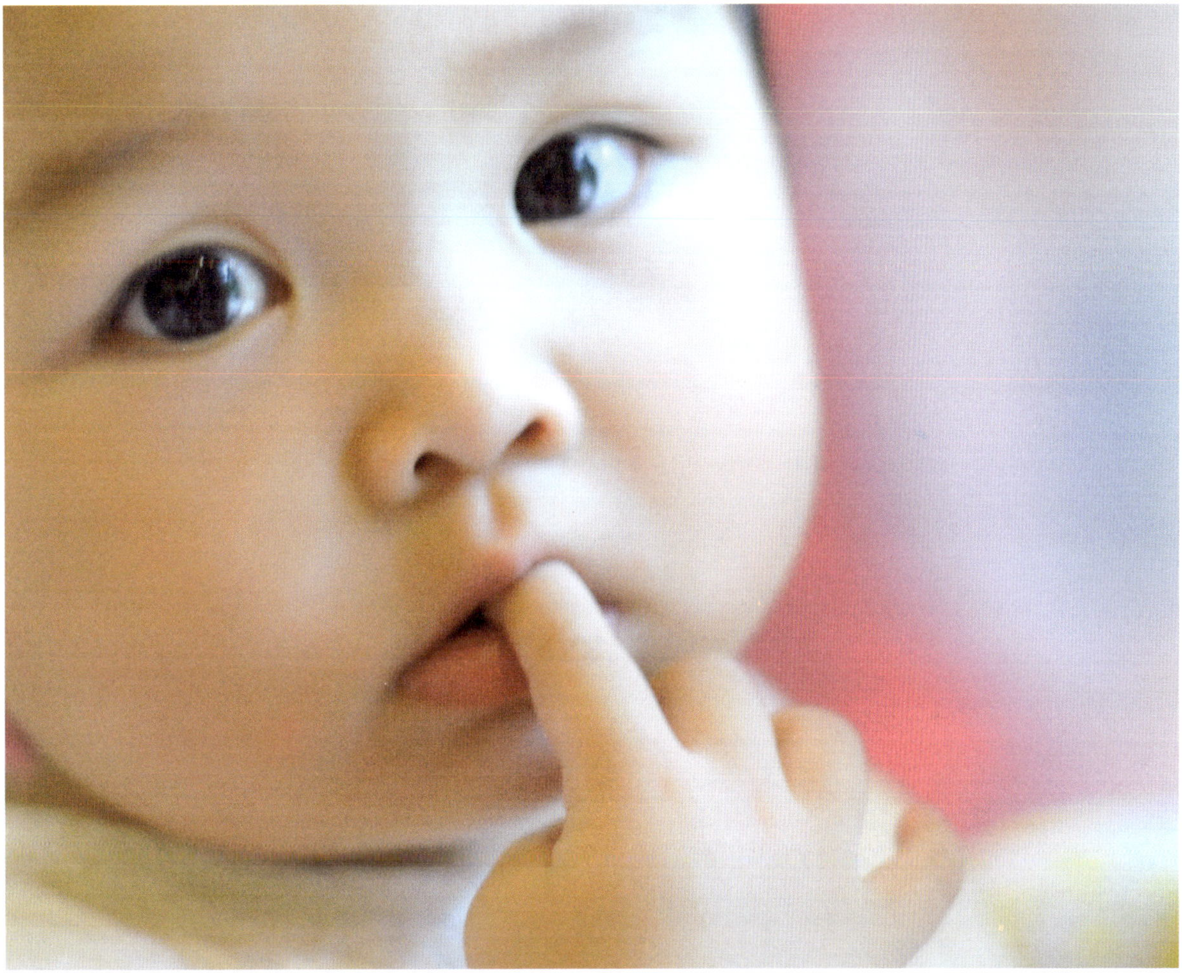

⑦胎教时光：想象胎宝宝出生后可爱的样子

胎宝宝还只是一个“小芽儿”，没有关系，你也可以想象一下他的模样。

想象一下，他长得像谁，他的性格是什么样的，他将来成为一个什么样的人。当那些想象中的画面一一出现时，你身上的每一个细胞都会变得兴奋而充满活力。

有些科学家认为，在孕妈妈怀孕时如果经常想象孩子的形象，在某种程度上会与将要出生的胎宝宝比较相似。因为孕妈妈与胎宝宝在心理与生理上是相通的，孕妈妈的想象和意念是构成胎教的重要因素。孕妈妈在构想胎宝宝形象时，会使情绪达到最佳状态，使胎宝宝面部器官的结构组合及皮肤的发育良好，从而塑造出自己理想的胎宝宝。

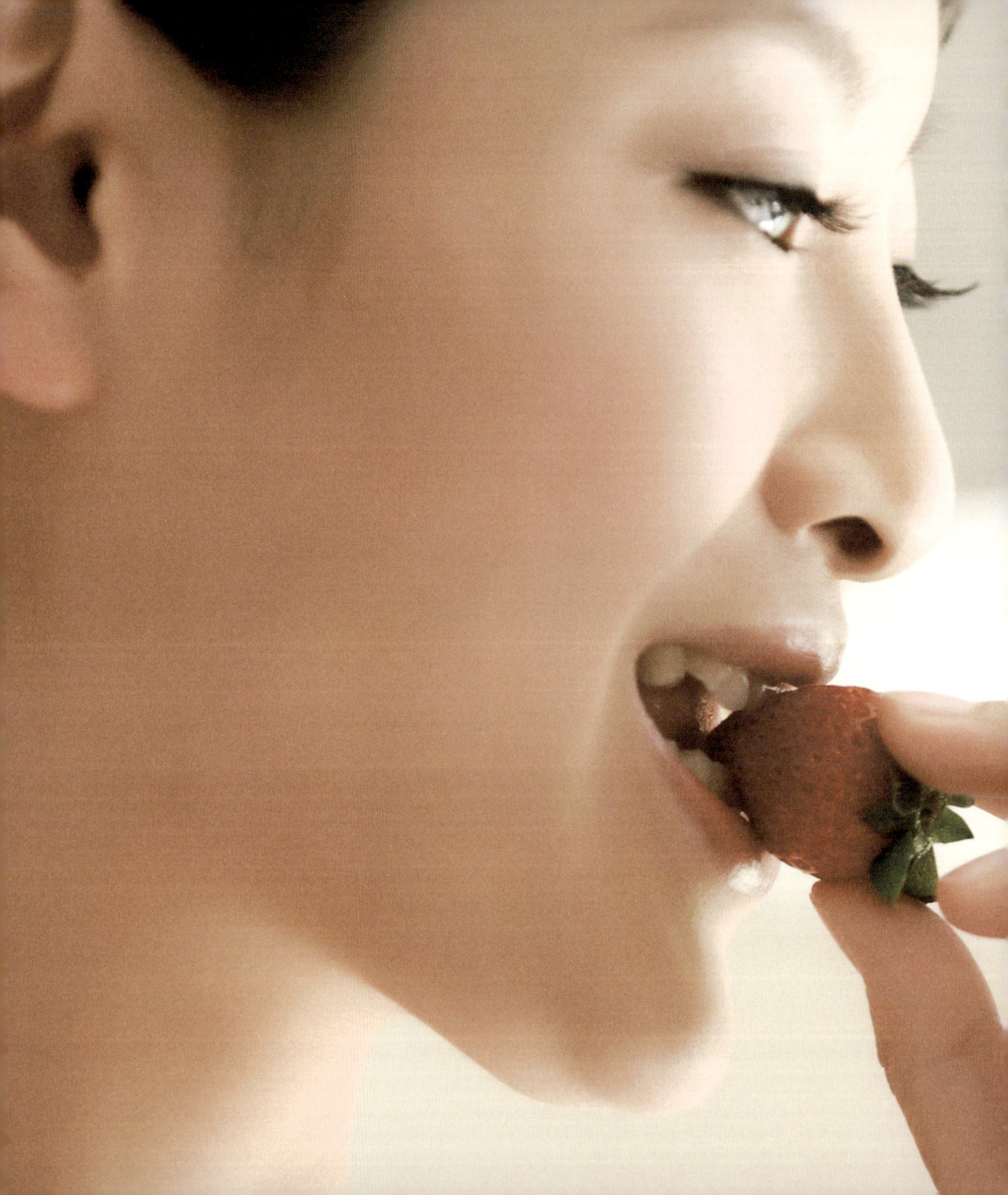

第三章

孕3月（9～12周）：呵护你的“害喜月”

“害喜”这个词真是太精准了！

“害”的意思是不好，如“害人”“害怕”等，

偏偏后面跟了个喜庆的“喜”字，

这两个字合在一起，

把孕妈妈孕早期那种痛并快乐的感受表达得淋漓尽致。

没错，害喜的时光，就是痛并快乐着的时光。

不管怎么样，坚强点，为了腹中的小生命，

这段日子将成为你生命中非常难忘的时光。

一 孕3月总叮咛

孕3月保健关键词

脑迅速增长期：妊娠3～6个月是脑细胞迅速增殖的第一阶段，称为“脑迅速增长期”。主要是脑细胞体积增大和神经纤维增长，使脑的重量不断增加。

产前检查：怀孕12周以前，一定要到医院或妇幼保健院做一次全面的早孕检查，并建立孕期保健档案。为了保证你和胎宝宝的健康，整个孕期都应坚持按医生安排做产检。

第一次超声波畸形筛查：在孕11～14周内进行胎宝宝早期超声波筛查，除了可以检出无脑儿等致死性畸形外，还可以通过检测胎宝宝颈项透明层厚度，早期评估胎宝宝染色体异常的患病风险，并可以确定孕龄，为评估胎宝宝生长情况提供依据。

1 孕3月的营养叮咛

尽量保证蛋白质的摄入量。可多方面摄入，植物蛋白和动物蛋白都可以。口蘑、松蘑、猴头菇、芸豆、绿豆、蚕豆、牛蹄筋、海参、贝类等食物蛋白质含量都比较高。

孕妈妈还应保证碳水化合物的摄入量。孕妈妈应摄入足够的热量，重视碳水化合物类食品的摄入，以使血糖保持正常水平，避免因血糖过低对胎宝宝体格及智力发育产生不利影响。

确保矿物质、维生素的供给。孕妈妈一定要保证脂肪酸、维生素、钙、磷等营养素的摄入。其实，只要保证食物多样化，一般就可以满足机体的需要。

多摄入有利胎宝宝大脑发育的食物。本月是胎宝宝大脑发育的关键时期，因此，孕妈妈要有意识地摄入有利于胎宝宝大脑发育的食物。

2 孕3月的产检叮咛

孕妈妈在孕3月的产前检查项目包括TORCH筛查、宝宝胎宝宝心率测量、监听胎心音等。

TORCH筛查：一般在准备怀孕之前进行TORCH病原体抗体检测，排除孕前感染。此外，还应在怀孕11～12周内进行TORCH筛查，排除孕早期TORCH感染。TORCH是由多个引起胎宝宝感染、畸形和功能异常的病毒的英文单词字头组成的。T是弓形虫的字头（Toxoplasma），O是其他病原体（Others），R是风疹病毒（Rubellavirus），C是巨细胞病毒（Cytomegalovirus），H是疱疹病毒（Herpesvirus）。

测测宝宝胎心率：用多普勒胎心仪可在孕11～12周时从腹部听到胎心音，用听诊器可在孕18周听到胎心音。听胎心音时，将听筒置于腹壁，可听到胎宝宝心脏跳动声如手表嘀嗒声。正常的胎心率快且有力，每分钟120～160次。孕中期胎心率可达每分钟160次以上。准爸爸可将耳朵贴在孕妈妈腹壁上数胎心跳动的次数。孕

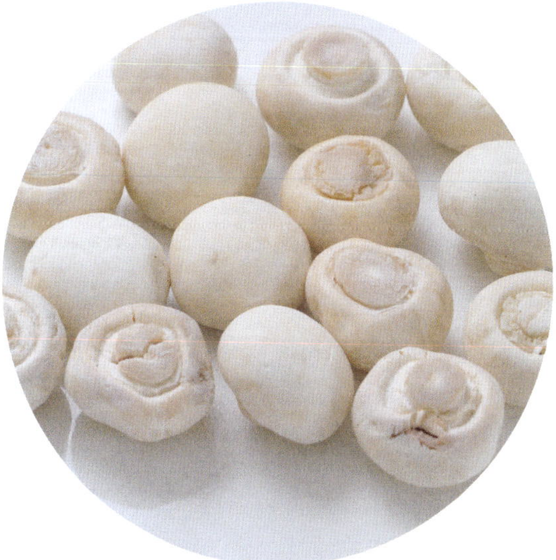
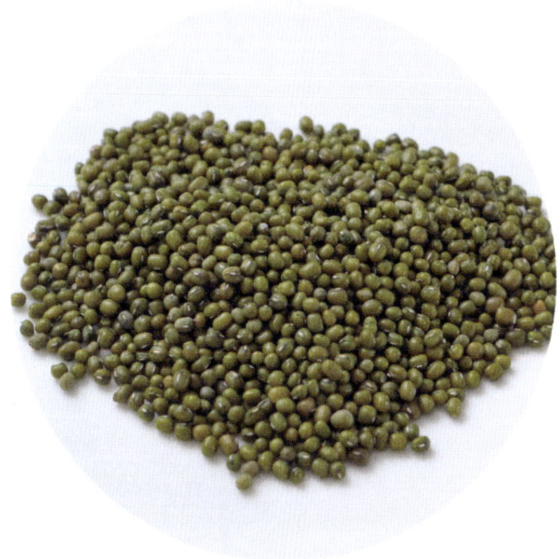

▲ 孕妈妈尽量保证营养的摄入，吃些口蘑和绿豆等。

24周后可在脐下正中部或脐部左右两旁听胎心音。

听听胎宝宝心跳：听胎心音是产前检查不可缺少的项目，通过这项检查，可判断胎宝宝的生长和健康状况。当胎心率突然变快或转慢，出现不规律的情况时，就应引起重视。

❸孕3月的胎教叮咛

情绪胎教：良好的情绪在本月仍然重要，其实，这在整个孕程都重要。平和的心态使子宫内供氧充足，孕妈妈可选择做手工、读书、听音乐和跟朋友聊天等方式让自己心情平静，遇事不要急着发脾气，可把手放在腹部，这样会自然地保持内心平静。

饮食胎教：因为妊娠反应在本月还在继续，很多孕妈妈即使吐了，也强迫自己继续吃，生怕对胎宝宝发育不利。其实，孕妈妈不必太过“折磨”自己，胎宝宝现在的营养需求并不是很大，母体的储存也多半够胎宝宝用了，孕妈妈只需在感觉胃口舒服些的时候，吃些可口的饭菜就可以了，但别忘了饮食均衡。

语言胎教和音乐胎教：到本月末，胎宝宝听力开始发育，孕妈妈和准爸爸聊天时别忘了他，选择优美的音乐给他听，讲故事时也要更加绘声绘色了。

运动胎教：这个月的运动仍以轻柔、慢节奏为主，散步还是最主要的健身方法。

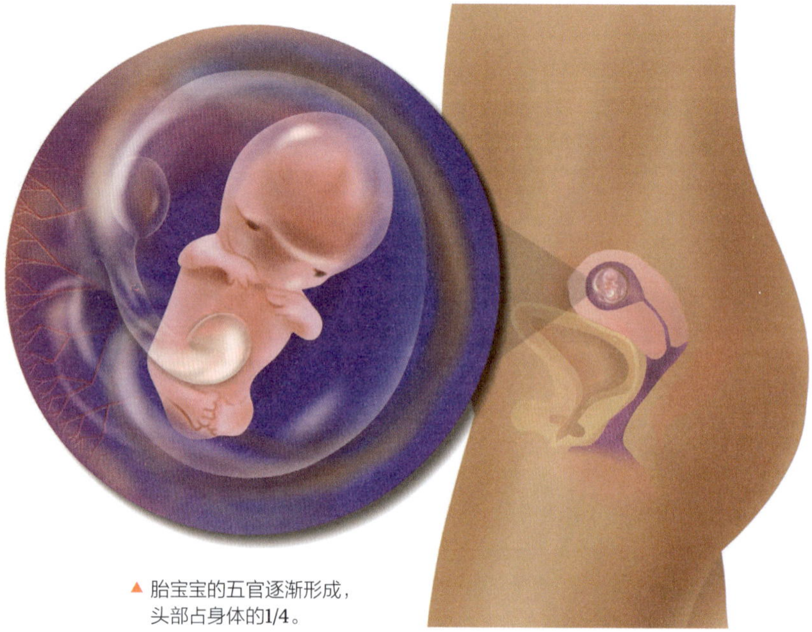

▲ 胎宝宝的五官逐渐形成，头部占身体的1/4。

二 孕9周：进入胎儿期

从本周开始，孕妈妈腹中曾经的胚芽已经开始是一个五脏俱全、初具人形的小人儿了。妊娠9周以后的时期，称为“胎宝宝期”。

1 图解子宫内胚胎的变化

胎宝宝： 胎宝宝的五官逐渐形成，头部占身体的1/4。同时，上肢和下肢的末端出现了手和脚，手指和脚趾是连在一起的，好像鸭掌。他不断地动来动去，不停地变换着姿势。他的胳膊已经长出，在腕部两手呈弯曲状，并在胸前相交。腿在变长，而且脚已经长到能在身体前部交叉的程度了。

孕妈妈： 你现在的子宫已增大了2倍，大概有网球那么大。随着子宫逐渐增大，你会感觉到整个身体都在发生变化。虽然你的体重没有增加太多，但是乳房胀大了不少，乳头和乳晕色素加深。你可能常感到腿部紧绷、腰部酸痛。你的头发和皮肤也在发生着细微的变化。你可能感觉头发很厚、有光泽，或油腻、柔软，记住一定不要吹风、烫发或染发。恶心、呕吐等不适感让你很难高兴起来，有时你会感觉自己很孤独，其实大多数的孕妈妈都会体验这种状态。

❷孕妈妈着装要宽松、舒适

有些爱美的女孩喜欢穿紧身的衣服，以显示体形美，以致在怀孕以后，还不愿穿对身体有利的宽大舒适的衣服。其实这是不对的。孕妈妈怀孕后，由于胎宝宝在母体内不断发育成长，会使得母体逐渐变得腹圆腰粗，行动不便。同时为了适应哺乳的需要，孕妈妈乳房也逐渐丰满。此外，孕妈妈本身和胎宝宝所需氧气增多，呼吸通气量也会增加，胸部起伏量增大，孕妈妈的胸围也会增大。如果再穿原来的衣服，特别是紧身的衣服，就会影响呼吸和血液循环，甚至会引起下肢静脉曲张和限制胎宝宝的活动。

孕早期，孕妈妈的服装应以宽松、舒适、大方为主。一般来说，孕妈妈夏季易出汗，宜穿肥大不贴身的衣服，如穿不束腰的连衣裙，或胸部有褶和下摆宽大的短衣服，裤子的腰部要肥大，也可穿背带裤。冬天要穿厚实、保暖、宽松的衣服，如羽绒服或棉织衣服，既防寒又轻便。现在市场上有很多孕妇装出售，孕妈妈可购买适合自己的孕妇装。

❸多吃有利胎宝宝发育的食物

本月是胎宝宝大脑发育的关键时期，因此，孕妈妈要有意识地摄入有利于胎宝宝大脑发育的食物。

脂质：对大脑来说，脂质是第一重要成分，占脑细胞的60%，它是构成大脑细胞的建筑材料。这里的脂质是指结构脂肪，即多不饱和脂肪酸。多不饱和脂肪酸（PUFA）可分为ω-3和ω-3多不饱和脂肪酸。其中ω-3同维生素、矿物质一样是人体的必需品，如不足容易导致心脏和大脑等重要器官障碍。

ω-3不饱和脂肪酸中对人体最重要的两种不饱和脂肪酸是DHA和EPA。EPA是二十碳五烯酸的英文缩写，具有清理血管垃圾（胆固醇和甘油三酯）的功能，俗称“血管清道夫”。DHA是二十二碳六烯酸的英文缩写，具有软化血管、健脑益智、改善视力的功效，俗称“脑黄金”。

蛋白质：蛋白质虽不是大脑的主要建筑材料，仅占脑细胞的35%，但它是大脑兴奋和抑制作用的机构单位。必须有它，大脑才能充分发挥记忆、思考等能力。

葡萄糖：葡萄糖是提供脑细胞活力的能源。

维生素、钙、磷：维生素和钙、磷等在大脑中所占比例虽然不高，却是脑部发育的必需物质。这些营养素大部分是母体自身不能制造的，必须靠膳食供给。

表3－1　有助胎宝宝大脑发育的最佳食物表

类别	名称
粮谷类	小米、玉米等
干果类	核桃、芝麻、花生、松子仁、南瓜子、栗子、杏仁等
蔬菜类	黄花菜、香菇等
水产品	深海鱼、海螺、牡蛎、虾、鱼子、虾子、海带、紫菜等
禽类	鸭、鹌鹑、鸡等

❹孕妈妈情绪不好，可能导致胎儿畸形

从怀孕到现在为止，已经有9周了，你的身体外观并没有发生多大的变化，然而脾气却发生了很大的变化，以往温柔的你，可能现在变得经常性的喜怒无常，情绪大起大落，变化很大。

你的情绪为什么会变化这么大呢？一般认为，孕期情绪的大起大落，是怀孕期间体内激素失调所造成的。其实，你的孕期情绪除了受激素的影响，还会被各种问题困扰：如准爸爸会不会变心、自己会不会变丑、分娩会不会顺利、宝宝将来给谁带，等等。

据统计，怀孕初期，即怀孕的前3个月，孕妈妈的情绪最不稳定。而这一段时间却是胎宝宝发育的关键时期，大部分的器官都在这一期间发育并形成，如果这期间你的情绪一直很不稳定的话，对胎宝宝早期发育是很不利的。

焦虑：孕妈妈的焦虑情绪主要表现为怕产痛、怕难产、怕产出畸形胎宝宝，甚至对生男生女也忧心忡忡，也有少数孕妈妈因家庭或工作原因而产生焦虑情

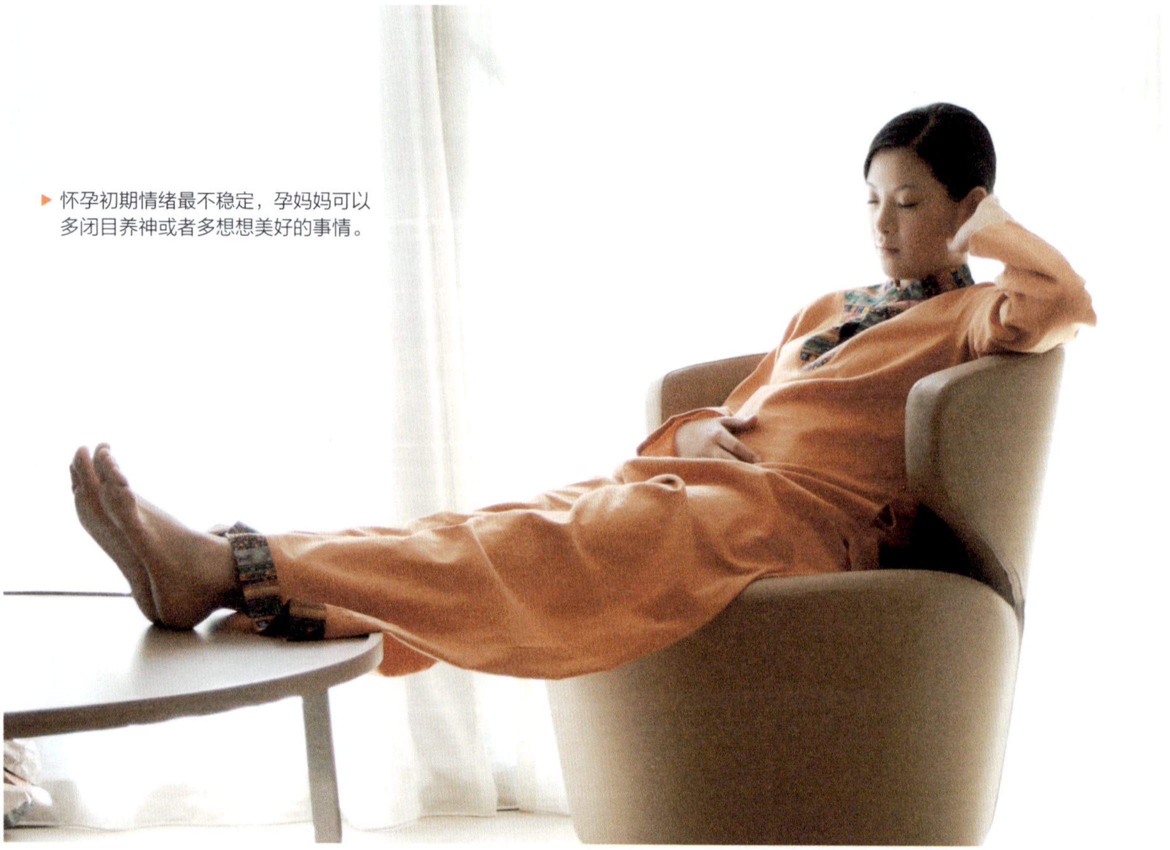

▶ 怀孕初期情绪最不稳定，孕妈妈可以多闭目养神或者多想想美好的事情。

绪。如果焦虑情绪持续相当长的时间，孕妈妈就会坐立不安，消化和睡眠也会受到影响，甚至使胃酸分泌过多，发生胃溃疡。据说孕妈妈患有妊娠高血压也与焦虑和情绪紧张有关。焦虑还可使胎宝宝胎动频率和强度倍增，胎宝宝长期不安，从而影响健康发育，出生后可能会有瘦小虚弱、体重较轻、躁动不安、喜欢哭闹、不爱睡觉等表现。

发怒：孕妈妈发怒不仅有害自身健康，而且影响胎宝宝情绪。发怒还会导致孕妈妈体内血液中的白细胞减少，从而降低机体的免疫功能，使后代的抗病能力减弱等。

悲伤：孕早期，孕妈妈如果情绪悲伤，肾上腺皮质激素分泌就会增加，可能导致流产或生出畸形儿。孕妈妈如果受到强烈的精神刺激、惊吓或忧伤、悲痛，自主神经系统活动就会加剧，内分泌系统也发生变化，释放出来的乙酰胆碱等化学物质可以通过血液经胎盘进入胎宝宝体内，从而影响胎宝宝正常的生长发育。孕妈妈情绪悲伤，过于消沉，也会影响食欲，导致消化吸收不好。同时，身体各器官都会处于消极状态，对胎宝宝产生不良影响。

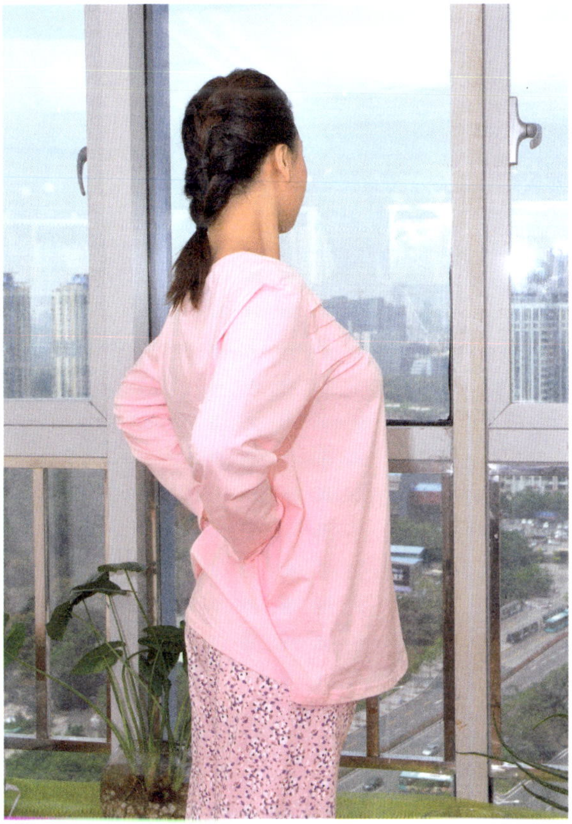

▲ 孕早期容易产生疲惫感，这是正常现象，不用太担心哦！

5 孕早期疲惫嗜睡如何应对

上班族孕妈妈小雨自孕2月起，整天感觉浑身疲惫、嗜睡。没有办法，只好向公司申请每天上半天班，另外半天在家休息。

怀孕期间，由于身体受到激素影响，再加上腹中胎宝宝发育需要许多能量，因此，孕妈妈很容易产生疲惫感或身体酸痛。这是怀孕期间的正常现象，不用过度担心，只要适度调整一下生活作息，加强营养，增加喝水次数，保持愉悦心情，就可以减轻疲惫感。

多吃富含维生素的食物：维生素B_1可以促进碳水化合物的代谢，帮助肝糖的生成并转变成能量，可以迅速恢复体力、消除疲劳。维生素C可以调整身体上的压力与情绪的不安状态。维生素E有扩张末梢血管的作用，不仅可以改善手脚的末梢血液循环，还可以将营养输送到脑部，对于脑部的血液循环也有很好的帮助。

调整三餐饮食：早餐应多吃富含膳食纤维的全麦类食物，搭配富含优质蛋白的食物，这样就会感觉精力充沛。午餐应控制淀粉类食物的摄入量，孕妈妈如果午餐吃了大量米饭或土豆等淀粉食物，会造成血糖迅速上

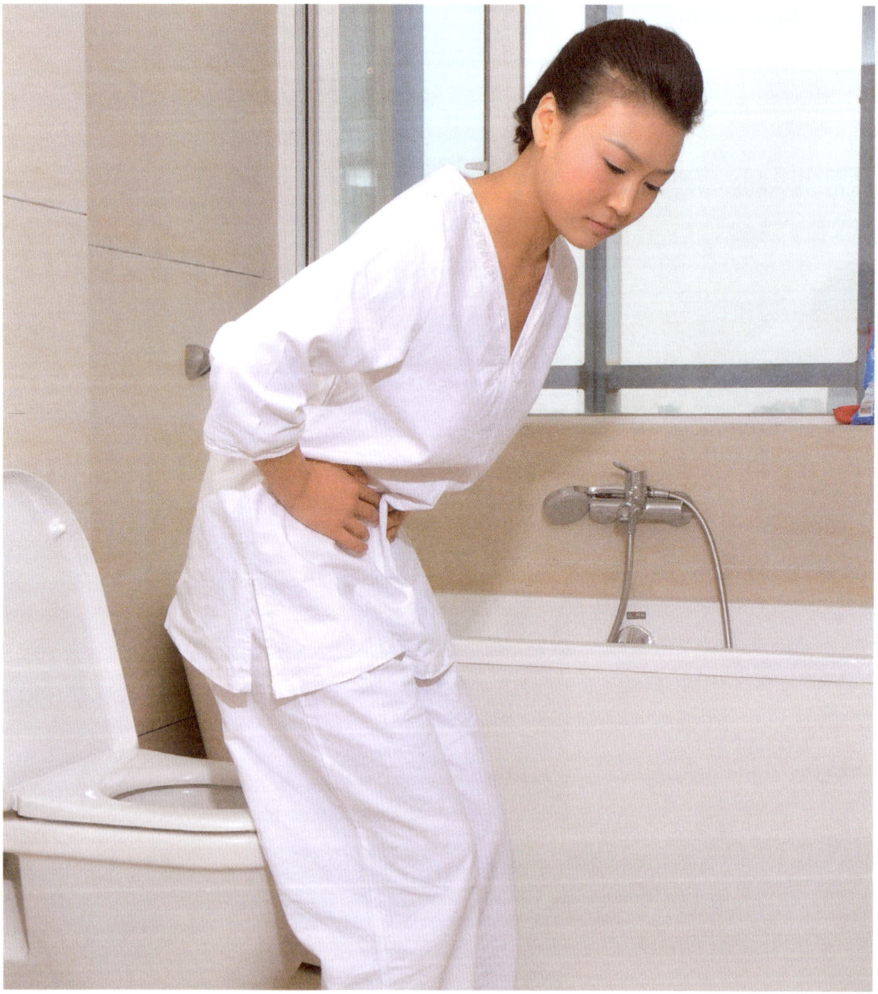

阴道出现少量出血并伴有腹部隐痛，是先兆流产的迹象，孕妈妈要引起重视。

升，从而产生困倦感，所以午餐时，淀粉类食物不要吃太多，还应该多吃些蔬菜和水果，以补充维生素，有助于分解早餐所剩余的糖类，从而提供能量。晚餐则越简单越好，千万不要吃太多，因为一顿丰盛、油腻的晚餐会延长消化系统的工作时间，导致机体在夜间依然兴奋，进而影响睡眠质量，使孕妈妈感到疲倦。

多休息：怀孕期间，孕妈妈想睡就睡，不必做太多事，尽可能多休息。

6 出现先兆流产怎么办

小君是高龄产妇，好不容易怀上孩子，欢喜劲儿还没过，就发现阴道有少量出血。她赶紧上医院去检查，医生说是先兆流产，需要进行保胎治疗。

先兆流产是指出现流产的先兆，但尚未发生流产，具体表现为已经确诊宫内怀孕，胚胎依然存活，阴道出现少量出血，并伴有腹部隐痛。通常先兆流产时阴道出血量并不很多，不会超过月经量。先兆流产是一种过渡状态，如果经过保胎治疗后出血停止，症状消失，就可继续妊娠；如果保胎治疗无效，流血增多，就难免发展为流产。

先兆流产的原因比较多，例如孕卵异常、内分泌失调、胎盘功能失常、血型不合、母体全身性疾病、过度精神刺激、生殖器官畸形及有炎症、外伤等，均可导致一些先兆流产的症状。

出现先兆流产的孕妈妈要注意休息，不要参加重体力劳动或进行剧烈运动，严禁性生活，同时要保持情绪平稳，不要过度悲伤、惊吓等。

在饮食上要注意以下几点：

◎宜食清淡、易消化、富有营养的食物，可多吃豆制品、瘦肉、鸡蛋、猪心、猪肝、猪腰、牛奶等食物。

◎从中医的角度看，气虚者宜多吃补气固胎的食物，如鸡汤、小米粥等；血虚者宜补血安胎，宜食糯米粥、黑木耳、红枣、羊肾、黑豆等；血热者宜清热凉血，宜食丝瓜、茄子、梨、黄瓜等。

◎忌食薏米、肉桂、桃仁、螃蟹、兔肉、山楂、冬葵子等容易导致滑胎的食物。

◎忌辛辣刺激、油腻及偏湿热的食物，如红辣椒、狗肉、猪肥肉、酒等。

7 了解职场孕妈产假权利

身在职场的孕妈妈，这些权利是你应当享有的：

产假时间。《女职工劳动保护规定》第八条第一款规定：“女职工产假为九十天，其中产前休假十五天。难产的，增加产假十五天。多胞胎生育的，每多生育一个婴儿，增加产假十五天。”

流产产假。《女职工劳动保护规定》第八条第一款规定：“女职工怀孕流产的，其所在单位应当根据医务部门的证明，给予一定时间的产假。”具体时间可以根据各地各行业的规定或由所在单位酌情考虑。

晚育者产假。《中华人民共和国人口与计划生育法》第二十五条：“公民晚婚晚育，可以获得延长婚假、生育假的奖励或者其他福利待遇。”各地规定不一，具体参照所在省份的《人口与计划生育管理条例》。

丈夫休护理假。丈夫休护理假受是否是晚育及所在省份的规定。大多数省份《人口与计划生育管理条例》中都规定了晚育者丈夫休护理假的时间，一般在7～10天，有的地方如河南省可长达一个月。

产前检查。《女职工劳动保护规定》第七条第三款中规定：“怀孕的女职工，在劳动时间内进行产前检查，应当算作劳动时间。”单位不应当以此为理由扣发职工工资。

怀孕期间工作安排。《女职工劳动保护规定》第七条规定：“女职工在怀孕期间，所在单位不得安排其从事国家规定的第三级体力劳动强度的劳动和孕期禁忌从事的劳动，不得在正常劳动日以外延长劳动时间；对不能胜任原劳动的，应当根据医务部门的证明，予以减轻劳动量或者安排其他劳动。怀孕七个月以上(含七个月)的女职工，一般不得安排其从事夜班劳动；在劳动时间内应当安排一定的休息时间。”

上班期间哺乳假。《女职工劳动保护规定》第九条：“有不满一周岁婴儿的女职工，其所在单位应当在每班劳动时间内给予其两次哺乳(含人工喂养)时间，每次30分钟。多胞胎生育的，每多哺乳一个婴儿，每次哺

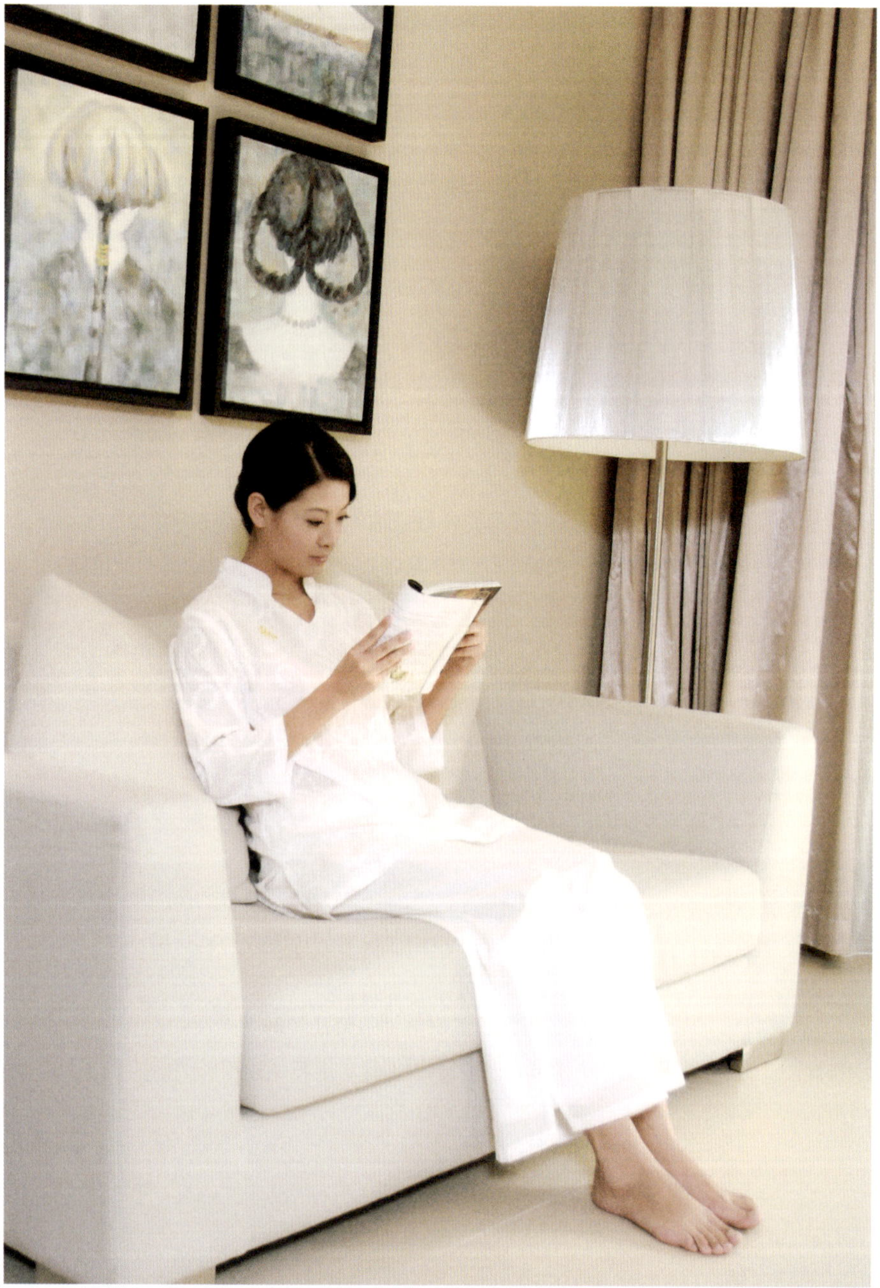

孕妈妈和胎宝宝分享有趣的胎教故事。

乳时间增加30分钟。女职工每班劳动时间内的两次哺乳时间，可合并使用。哺乳时间和在本单位内哺乳往返途中时间，算作劳动时间。”

8 胎教时光：有趣的胎教故事

胎宝宝如同植物的种子，需要肥沃的土壤、充足的阳光和丰润的雨露。每个父母都希望自己的孩子聪明活泼、健康成长，胎教就是养育天才儿童的有效捷径。

胎教大学

美国加州有位医生创办了一所胎教大学，胎宝宝“毕业”，即出生时，大脑中已储存几十个单词和简单的曲调，有的初生儿出生2周，就会说“爸爸”。有个婴儿出生8周就能说“hello”。一个4岁的孩子已经能听、讲英语和西班牙语，并学会照顾自己。

妈妈学习，宝宝受益

据报道，一个3岁小神童对文学、音乐、自然、外语等充满兴趣，尤其善于用词，神童母亲认为这可能是自己怀孕时准备研究生毕业论文的结果。因为当时她每天都要学外语、背诗词、读名著，听音乐则是她发愤苦读之余的休息方式。孩子在胎宝宝期受到这种强烈的求知欲刺激，出生后自然地对世界充满好奇，对感兴趣的事物寻根溯源，乐此不疲。

创造胎教奇迹的斯瑟蒂克

创造胎教奇迹的实子·斯瑟蒂克是一位远嫁美国的日本女子，她的四个女儿都被列入仅占全美5%的高智商行列，成为闻名的“天才儿”。令人震惊的是，她的大女儿苏姗1岁便能朗读，5岁时从幼儿园跃升高中。六年后，11岁的苏姗成为马斯念格大学的医学预科生。同时，她9岁的二女儿斯蒂茜已在读高中一年级，7岁的三女儿斯蒂芬妮是初中二年级的学生，4岁的小女儿吉尔娜开始在家自学小学高年级的课程。斯瑟蒂克夫妇俩都是很平凡的人，受的是一般的教育，祖辈中也没有伟人，但为何四个天才会出自一个家庭，成功的奥秘何在？原因就在于，斯瑟蒂克夫妇坚信胎教的作用，并坚持不懈地实施胎教。

母亲与胎宝宝情感相通

1972年，一个健康女婴在德国降生。从出生起，女婴一直不吮吸母亲的乳汁，却愿意让其他乳母去喂。这种举动让医生觉得奇怪。经调查，发现女婴母亲在怀孕时不想要这个孩子，在丈夫的恳求下才生下孩子。原来女婴在胎宝宝期就感觉到了母亲的想法，出生后仍对母亲“心存戒备”。

喜欢听英文的奥迪尔

奥迪尔是一个不爱讲话的孤独症患儿，但每当有人同他讲英语时，他既爱听又爱交谈。患儿父母在家里几乎不讲英语，患儿母亲孕期曾在一家只允许讲英语的外企工作。这说明胎宝宝在孕7～8个月就已具有很强的记忆能力，胎宝宝记住了那时孕妈妈讲的语言。

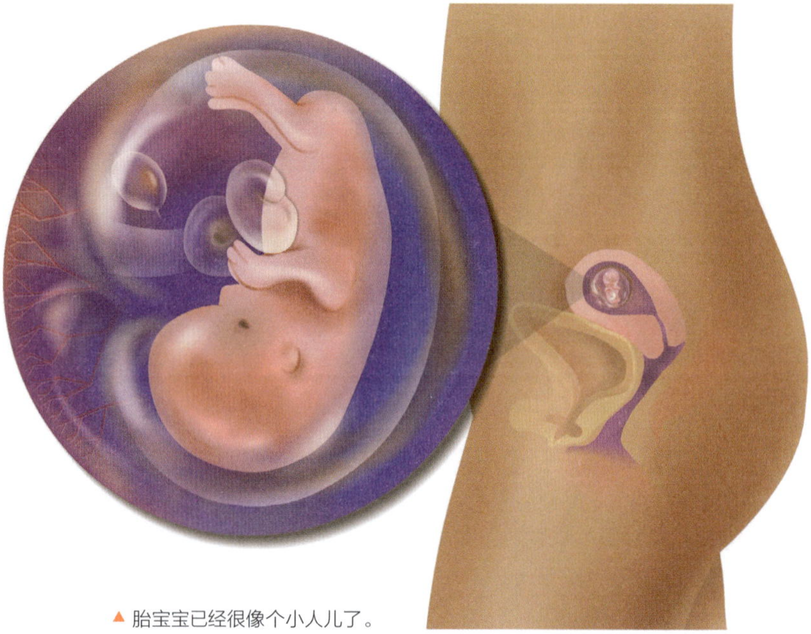

▲ 胎宝宝已经很像个小人儿了。

三 孕10周：度过流产危险期，宝贝安全了

到本周末，孕妈妈已经度过流产危险期，小宝贝已经相对安全地待在他的“小家”里了。其实，胎宝宝已经开始经常活动，只是孕妈妈尚无感觉而已。可以想象一下，胎宝宝在你的子宫里，像鱼儿一样游动，那是一种怎样神奇的景象？

1 图解子宫内胚胎的变化

胎宝宝：已经很像个小人儿了，他的身长大约有4厘米，体重达到5克左右。

胎宝宝正在悄悄地迅速地长大。现在他基本的细胞结构已经形成，身体所有的部分都已经初具规模，包括胳膊、腿、眼睛、生殖器以及其他器官，但是这些器官还处于发育阶段。

孕妈妈：怀孕前，你的子宫大概和一个小桃子一样大，到这周，它已经长到一个大橙子那么大了。胎盘已经成熟，它是支持胎宝宝生长发育的营养大本营。你的肚子越来越大，身体开始变形。体重快速增加，腰更粗了，胸更大了。乳头上可能会长出白色的小微粒，这些微粒内含有白色的润滑剂，提早为母乳喂养做好准备。

受孕激素的影响，你的神经特别敏感，常感觉烦躁、伤心和易怒，有时这些变化集中在1分钟内，特别容易因一点小事而大动肝火。不要有负罪感，每一个孕期的女性都会有和你相同的感受，但要尝试调适好自己的心情。怀孕是一次学会调适自己的训练，要尽力做好。

❷孕妈妈情绪不良，可能导致宝宝多动症

孕妈妈在怀孕期间的心理状态，对胎宝宝的身心发育具有很大影响。如果孕妈妈在怀孕期间受到不良情绪的困扰，往往会造成一些妊娠和分娩合并症，严重者可能会对出生后孩子的性格、智力产生一些负面影响。

有严重焦虑情绪的孕妈妈常伴有恶性妊娠呕吐，还可能导致早产、流产、产程延长或难产。专家发现，孕妈妈如果存在过度紧张或焦虑心理，胎宝宝出生后往往表现为多动、容易激动、好哭闹，长大以后又会表现为情绪不稳定、易焦躁、易被激怒等。专家对多动症儿童调查后发现，这些儿童在胎宝宝期，其母亲大多有过较大的情绪波动和心理困扰经历。

❸孕妈妈要慎选护肤品和化妆品

化妆品所含的砷、铅、汞等有毒物质被孕妈妈的皮肤和黏膜吸收后，可通过胎盘屏障进入胎宝宝体内，影响胎宝宝的正常发育，易导致胎宝宝畸形。另外，某些护肤品和化妆品中的某些成分经阳光中的紫外线照射后，会产生有致畸作用的芳香胺类化学物质。

建议爱美的孕妈妈选择透气性好、油性小、安全性强、含铅少、不含激素且品质优良的化妆品，否则天气热时不利于排汗，会影响代谢功能。像高科技生化产品、祛痘祛斑的特殊保养品、含激素产品及磨砂类产品，也不要使用。

不过，化妆品的配方是否天然安全是难以说清的。

▶ 孕妈妈孕期少化妆，即使要化妆也是宜淡不宜浓。

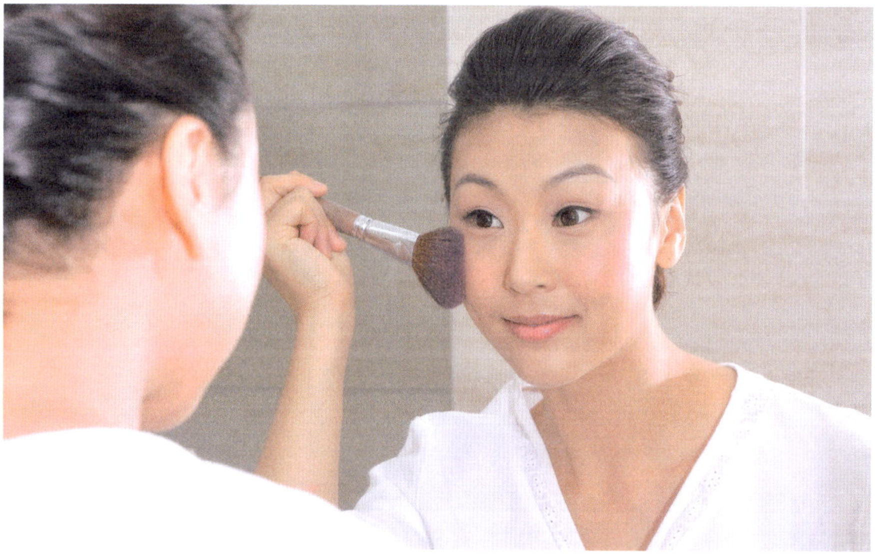

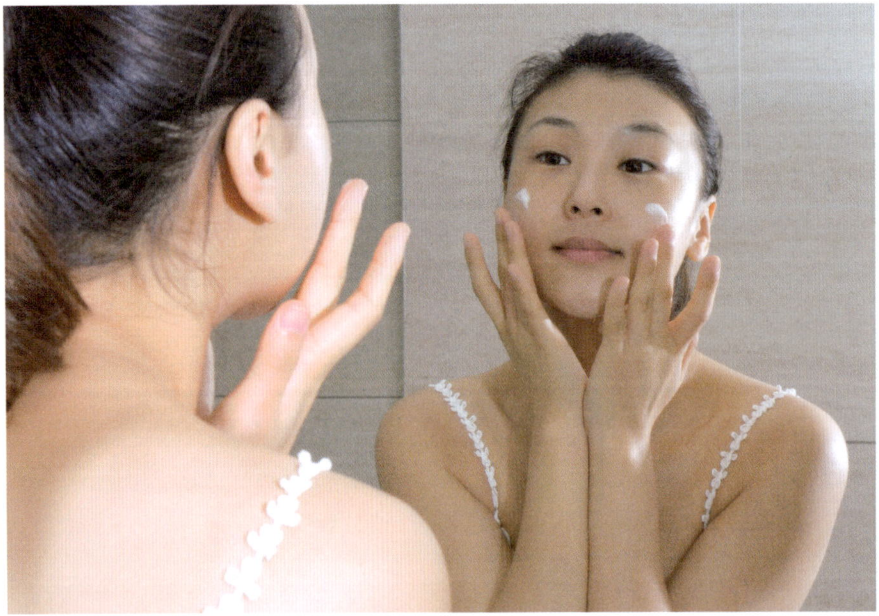

◀ 妊娠期的美容重点就是洗脸。

化妆品抽查中经常发现部分化妆品有害物质超标，所以为了确保孕期安全，尤其是敏感、关键的孕早期，孕妈妈还是尽量少化妆。

以下一些常用化妆品易对胎宝宝产生不良影响：

口红：口红是由各种油脂、蜡质、颜料和香料等组成的。其中油脂通常采用羊毛脂。羊毛脂既能吸附空气中各种对人体有害的重金属元素，又可以吸附能进入胎宝宝体内的大肠杆菌等微生物，同时还有一定的渗透作用。因此，孕妈妈涂抹口红以后，空气中的一些有害物质就容易吸附在嘴唇上，并在说话和吃东西时随着唾液侵入机体内，从而使体内的胎宝宝受害。所以，为了下一代的健康，孕妈妈不要涂口红。

染发剂：染发剂不仅可能导致皮肤癌，还可能引起乳腺癌和胎宝宝畸形。因此，孕妈妈应禁止使用染发剂。

冷烫精：用化学冷烫精冷烫头发会影响胎宝宝的正常生长和发育。并且，孕妈妈和分娩后半年以内的女性头发不但非常脆弱，而且极易脱落。如果再用化学冷烫精烫发，更会加剧头发脱落。

④孕妈妈也要正确保养皮肤

妊娠期间，由于激素的作用，孕妈妈的皮肤会失去光泽，稍不注意还会变得非常粗糙。这些虽算不上什么大病，但对于年轻女性来说，也是应该注意的事。所以，孕妈妈不要忽视保养皮肤。那么怎么保养皮肤呢？

洗脸：妊娠期的美容重点就是洗脸。早晚洗脸各1次。使用适合自己的洁面乳，将脸洗干净后抹上必要的护肤品，使皮肤湿润光滑、富有弹性。

防晒：由于激素的作用，孕妈妈脸上容易长妊娠斑。孕妈妈受紫外线照射也容易长妊娠斑，所以不要让强烈的阳光直射在脸上和其他无遮盖的皮肤上。

按摩： 怀孕期间，孕妈妈每天都要进行脸部按摩。按摩既可加快皮肤的血液流通，增进皮肤的新陈代谢，保护皮肤的细嫩，还可使皮肤的机能在产后早日恢复。按摩的要领如下：用洁面乳清洁脸部肌肤，用温水洗净后用毛巾擦干；在脸上均匀地抹上适合孕妈妈使用的按摩膏，用中指和无名指从脸的中部向外侧螺旋式按摩约50次。按摩完毕后，用一条拧干的热毛巾擦拭一下。每天坚持按摩1次，对皮肤十分有益。

擦搓脸和手： 先将两手互相擦搓，主要是手背部，经过20～30次的擦搓至手发热，再把双手手心部放在两侧脸上，上下擦搓50次，力度不要太大。擦搓时，要用手指擦搓眼窝、鼻翼和耳部。目的是为了促进手和脸的皮肤血液循环，增强皮肤的抵抗力。

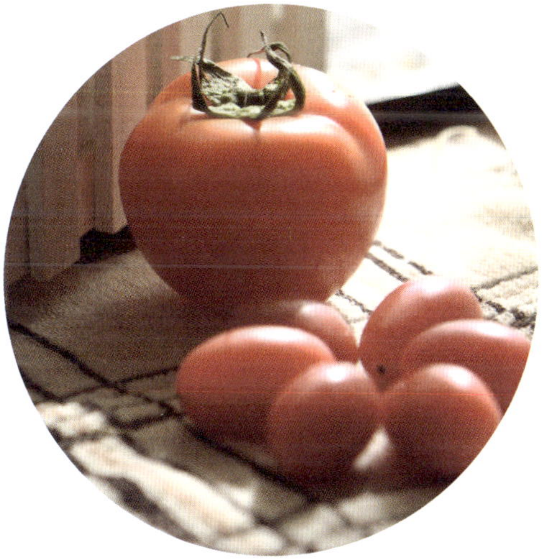

▲ 吃新鲜蔬果前，一定要先清洗干净，以免发生腹泻。

5 合理饮食，避免便秘或腹泻

在整个怀孕过程中，孕妈妈消化功能下降，抵抗力减弱，易发生腹泻或便秘。孕早期，腹泻不仅会导致孕妈妈营养素流失，还会引起肠蠕动亢进而刺激子宫，甚至可能引发流产。因此，孕妈妈在孕早期饮食要特别讲究卫生，食物一定要干净、新鲜，以防发生腹泻。

另外，孕早期易发生便秘，所以要多食用富含膳食纤维的蔬菜、水果等。此外，水分的补充也非常重要，要多喝鲜果汁、牛奶、开水等。

6 禁食不利安胎的食物

对于孕妈妈来说，有些食物会刺激子宫，不宜长期、大量食用，特别在胚胎比较敏感的孕早期，还是少吃为宜。

不宜过多食用热性香料： 八角、茴香、花椒、肉桂、五香粉等都属热性香料，孕妈妈食用这些，会导致便秘。这是因为女性在怀孕期间，体温相应较高，肠道也较干燥；香料性大热，具有刺激性，易消耗肠道水分，使胃肠腺体分泌减少，造成肠道干燥、便秘。肠道发生秘结后，孕妈妈必然用力屏气解便，这会引起腹压增大，压迫子宫内的胎宝宝，易造成胎动不安、胎宝宝发育畸形、胎膜破裂、自然流产等不良后果。

不宜过食寒凉食物： 薏米、空心菜、苋菜、马齿苋、慈姑、螃蟹、甲鱼、西瓜等食物属性寒凉，有活血、滑胎、利窍的作用，对安胎不利，孕早期应少吃或不吃。

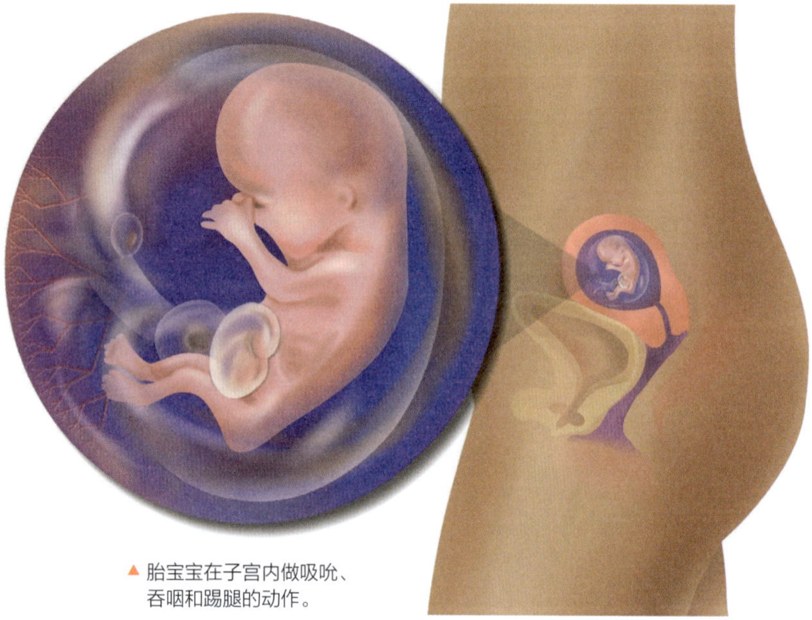

▲ 胎宝宝在子宫内做吸吮、吞咽和踢腿的动作。

四 孕11周：胎儿有草莓那么大了

到本周，你腹中的胎宝宝已经有草莓那么大了，他的脖子开始渐渐形成，不再像从前那样与胸连在一起了。与此同时，孕妈妈的早孕反应也在慢慢减轻，艰难的日子很快就要过去了。

❶ 图解子宫内胚胎的变化

胎宝宝： 身长达到4.5～6.3厘米，体重达到10克。生长速度加快了，已经在子宫内开始做吸吮、吞咽和踢腿的动作，维持生命的器官也已经发育成熟。

孕妈妈： 你的子宫现在看起来像个柚子。子宫随胎宝宝生长逐渐增大，宫底可在耻骨联合之上触及，胎宝宝已经充满整个子宫。体内的血容量在增加。正常孕妈妈体内有5升血，到分娩时将增加1升——血量几乎增加了20%。当你制造更多血液时，血压将恢复正常，头晕目眩、疲劳等症状会有所减轻。

从这周开始，你可能会渐渐地发现在腹部有一条深色的竖线，这是妊娠纹，也许面部也会出现褐色的妊娠斑，不必太担心，这些都是怀孕的特征。在本周，孕妈妈的乳房会更加胀大，乳头和乳晕的色素加深，同时阴道有乳白色的分泌物出现。

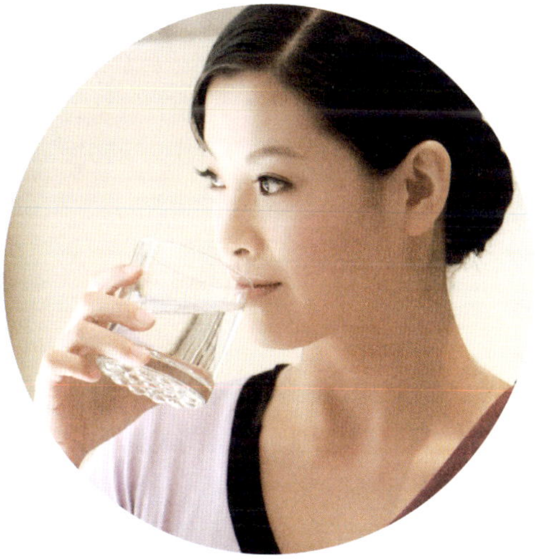

▲ 尿频的孕妈妈，临睡前1~2个小时内最好少喝水或者不要喝水。

❷ 不要当宅妈，适当保持有氧运动

一般来说，怀孕16周以内，也就是怀孕4个月以内的孕妈妈要保证进行适量的有氧运动。

游泳是孕妈妈的优选项目。游泳可以让孕妈妈全身肌肉都得到活动，促进血液循环，能让胎宝宝更好地发育；改善孕妈妈的情绪，减轻妊娠反应，对胎宝宝的神经系统有利；增强孕妈妈的心肺功能，减轻关节的负荷，消除淤血、水肿和静脉曲张。

如果孕妈妈怀孕前就一直坚持游泳，而且怀孕期间身体状况良好，那么从孕早期到后期都可以继续进行。要选择卫生条件好、人少的游泳池，下水前先做一下热身运动，下水时戴上泳镜，同时要注意安全，防止跌倒或碰撞。

除了游泳以外，像快步走、简单的韵律舞、爬楼梯等有节奏性的有氧运动，孕妈妈也可以每天定时做一两项。但是，像跳跃、扭曲或快速旋转的运动，孕妈妈则不宜进行，骑车更应当避免。

❸ 尿频是正常的生理反应

孕3月，许多孕妈妈发现自己很难像以前那样一觉睡到大天亮了，尿频迫使孕妈妈一遍又一遍地起来上厕所。千万不要因为这样就抱怨连连哦！想一想，当宝宝出生后，你还能有多少时间享受一觉睡到天亮的时光呢？就当这是让自己成为一位合格母亲的磨砺吧！

到了孕3月，孕妈妈特别容易尿频，这主要是因为子宫慢慢变大，造成盆腔内器官相对位置发生改变，导致膀胱承受的压力增加，使其容量减少。因此即使只有很少的尿，也会使孕妈妈产生尿意，进而发生尿频。另外，激素分泌的改变也是引起孕妈妈尿频的一个原因。到了孕4月，由于子宫突出骨盆进入腹腔中，膀胱所受的压力减轻，尿频症状就会慢慢地缓解。

尿频是孕期较常见的生理现象，孕妈妈要消除顾虑，不要因为尿频苦恼，有了尿意应及时排尿，切不可憋尿，以免影响膀胱功能，造成尿潴留。小便时如果伴有疼痛或者小便颜色混浊，则有患膀胱炎的可能，应及时去医院诊治。

保持饮食的酸碱平衡可预防尿频。孕妈妈宜适当多吃富含植物有机活性碱的食品，少吃肉类，多吃蔬菜。平时还要适量补充水分，但不要过量喝水，临睡前1~2个小时内最好少喝水或不要喝水。

❹ 妊娠期牙龈炎怎么应对

有些妈妈怀孕以后牙龈常出血，甚至有时候一觉醒来，枕头上血迹斑斑，但毫无痛觉；有的孕妈妈出现全口牙龈水肿，齿间的牙龈头部还可能有紫红色、蘑菇样的增生物，只要轻轻一碰，脆软的牙龈就会破裂出血，出血量较多，且难以止住，这就是困扰不少孕妈妈的妊娠期牙龈炎。妊娠期牙龈炎的发生率约为50%，通常在孕2～4个月出现，分娩后自行消失。若怀孕前已有牙龈炎存在，怀孕会使症状加剧。

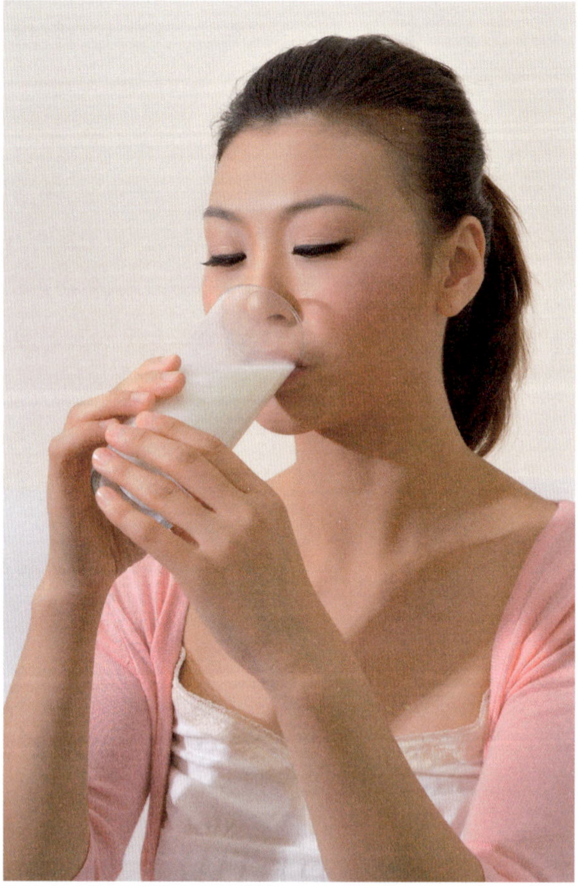

▲ 孕妈妈有牙龈出血的宜多喝牛奶，吃含钙丰富的食品。

在饮食上，孕妈妈可以注意以下要点

◎保证充足营养。孕妈妈比平时更需要营养物质，以维护包括口腔组织在内的全身健康。

◎多喝牛奶，吃含钙丰富的食品。

◎多食富含维生素C的新鲜水果和蔬菜，或口服维生素C片剂，以降低毛细血管的通透性。

◎挑选质软、无须多嚼并易于消化的食物，以减轻牙龈负担，避免损伤。

5 孕早期便秘怎么办

孕妈妈小冉这些天可烦恼了，一方面因为妊娠反应吃不下东西，另一方面又深受便秘的困扰。

原因及症状

孕早期，很多孕妈妈会出现便秘状况。主要原因有如下几点：

◎由于妊娠反应较重，呕吐造成脱水，又因食欲缺乏使人体没有补充充足的水分。

◎孕激素的大量分泌引起胃功能下降，蠕动减慢。

◎大量进食高蛋白、高热量食物，蔬菜摄入量少，缺乏膳食纤维。

◎担心流产，过度养胎，缺乏必要的运动。

一般情况下，3天不排便就算是便秘，而有些孕妈妈即使只有一天不排便，也会觉得很痛苦，这也是便秘。总之，如果和孕前相比，排便情况变化明显且比较痛苦就算是便秘。在便秘的情况下，腹内积累的毒素不利于机体代谢，会影响身体健康，所以孕妈妈超过5天不排便就应该到医院就诊。

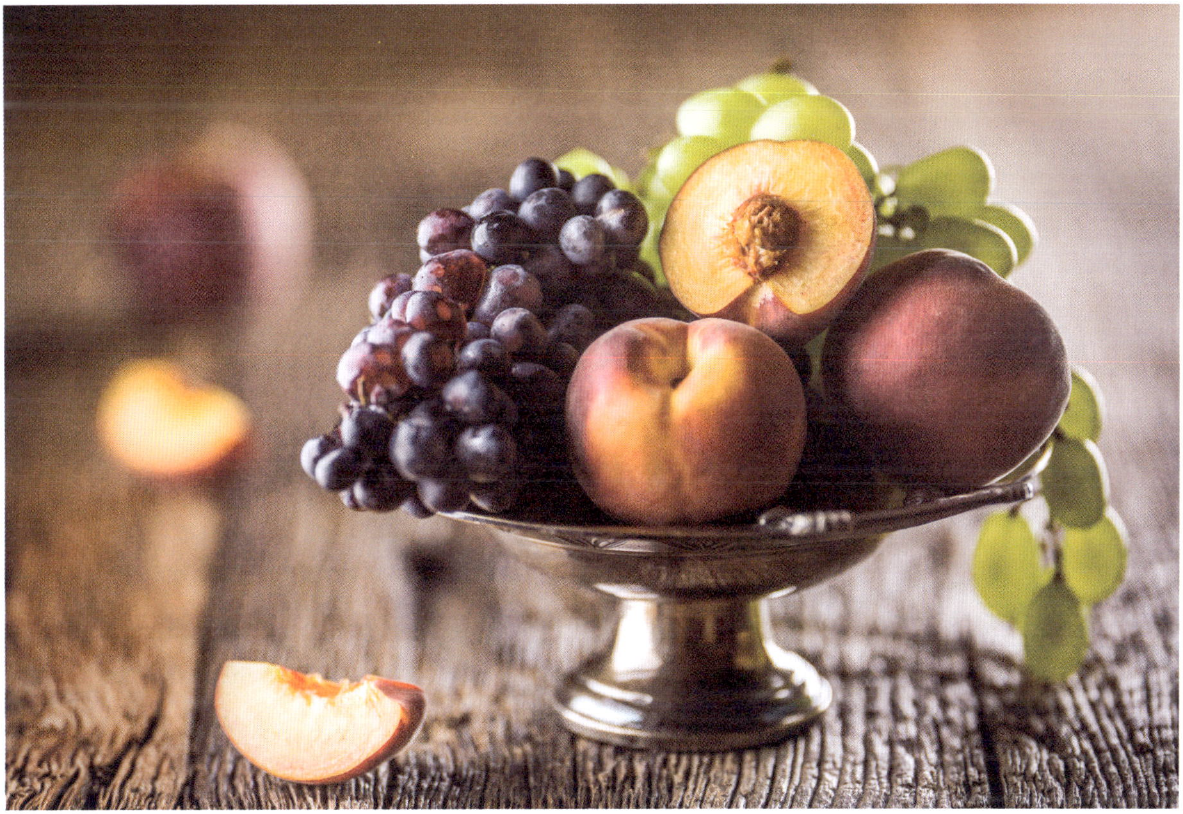

▲ 有孕期便秘的孕妈妈要多注意饮食调理。

饮食调理

◎每天注意多饮水并掌握饮水技巧。可以在每天早晨空腹时，大口大口地饮用温开水，促进排便。

◎吃含水分多的食物，如葡萄、桃子、梨、火龙果等。

◎吃含膳食纤维多的食物，如芹菜、红薯、豆类、玉米、韭菜、紫菜等。

◎吃有助胃肠蠕动以及富含脂肪酸的食物，如蜂蜜、香蕉、核桃、松子仁、芝麻等，能促进肠道润滑，帮助排便。

◎可将核桃、酸奶、紫菜、青梅、香蕉作为零食，这些零食不仅富含营养，还有改善便秘的作用，一举两得。

食疗方推荐

牛奶香蕉木瓜汁：将木瓜、香蕉、牛奶放在一起榨成汁，每天晚上睡觉前喝1杯。如果便秘比较严重，可以把剩下的水果渣也一起吃下，坚持3天就会有很好的效果。要注意的是，香蕉少量食用时可促进排便，但不宜

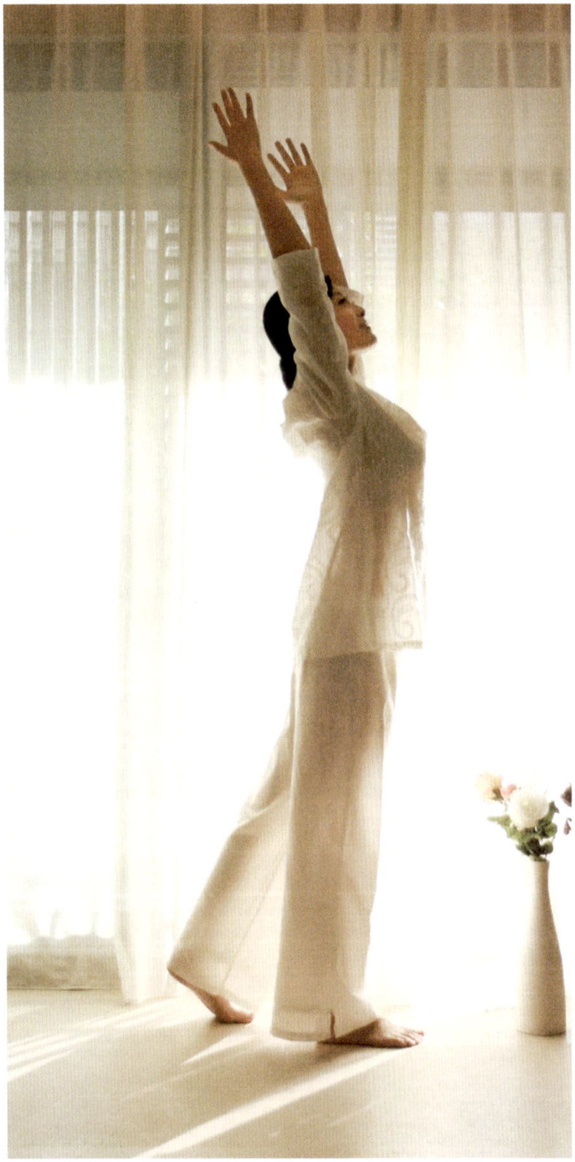

▲ 孕妈妈每天坚持做适量的运动。

过量食用。

无花果蜂蜜粥：先将100克大米加水煮沸，然后放入30克无花果煮成粥。服用时可加适量蜂蜜，也可根据个人口味将无花果换成核桃、芝麻等。

生活调理

每天坚持做适量的运动，保证每周至少有2～3次健身活动。适量的运动可以增强孕妈妈的腹肌收缩力，促进肠道蠕动，预防或减轻便秘。避免久站、久坐，工作时每隔2个小时起来活动一下身体。

一般在进食后最容易出现便意，一旦出现便意应及时入厕排便，切不可形成忍便的习惯，这样非常容易导致便秘发生。排便时要保持放松的心态，即使未排出也不要紧张，否则会加重便秘症状。排便时不要看书、看报，避免因精神压力加重便秘。

慎用中药

有些孕妈妈认为，使用中药通便副作用小。实际上，常用的通便中药如大黄、火麻仁、番泻叶及麻仁润肠丸等，都有可能引起流产或早产，孕妈妈一定要慎用，有习惯性流产史的孕妈妈更要禁用。

6 胎教时光：温暖的故事

每一个孕妈妈当发现自己怀孕时，是不是内心深处的母爱从此如泉水般汩汩而出呢？虽然到目前为止，腹中的小生命除了让你出现早孕反应之外，尚无别的迹象实实在在地证明他的存在，但这却阻挡不了你深切地爱他，想尽你所能给予他最好的、最合适的一切。

没错，母爱就是这样。那么，在你无法用语言表达你心中对他的这种爱时，不妨在一个宁静的午后，读读这篇温暖的故事——《猜猜我有多爱你》。

猜猜我有多爱你

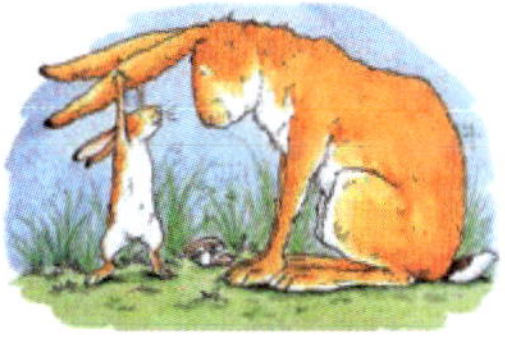

小兔子要上床睡觉了，
它紧紧抓着大兔子的长耳朵，要大兔子好好地听它说。
“猜猜我有多爱你？”小兔子问。
“噢！我大概猜不出来。”大兔子笑笑说。
“我爱你这么多。”小兔子把手臂张开，开得不能再开。
大兔子有双更长的手臂，它张开来一比，说：“可是，我爱你这么多。”
小兔子动动右耳，想：“嗯，这真的很多。”
“我爱你，像我举的这么高，高得不能再高。”
小兔子说，双臂用力往上撑举。
“我爱你，像我举的这么高，高得不能再高。”大兔子也说。
哦，小兔子想，真糟，他又比我高。
小兔子又有个好主意，它把脚顶在树干上倒立了起来。
他说：“我爱你到我的脚趾头这么多。”
大兔子一把抓起小兔子的手，将它抛起来，飞得比它的头还高，
说：“我爱你到你的脚趾头这么多。”
小兔子大叫：“我爱你，一直到过了小路，在远远的河那边。”
大兔子说：“我爱你，一直到过了小河，越过山的那一边。”
小兔子想，那真的好远。它揉揉红红的两眼，开始困了，想不出来了；
它抬头看着树丛后面那一大片的黑夜，觉得再也没有任何东西比天空更远的了。
大兔子轻轻抱起频频打着呵欠的小兔子，
小兔子闭上了眼睛，在进入梦乡前，喃喃说：“我爱你，从这里一直到月亮。”
“噢！那么远。”大兔子说。真的非常远、非常远。
大兔子轻轻将小兔子放到叶子铺成的床上，
低下头来，亲亲它，祝它晚安。
然后，大兔子躺在小兔子的旁边，
小声地微笑着说：“我爱你，从这里一直到月亮，再绕回来。”

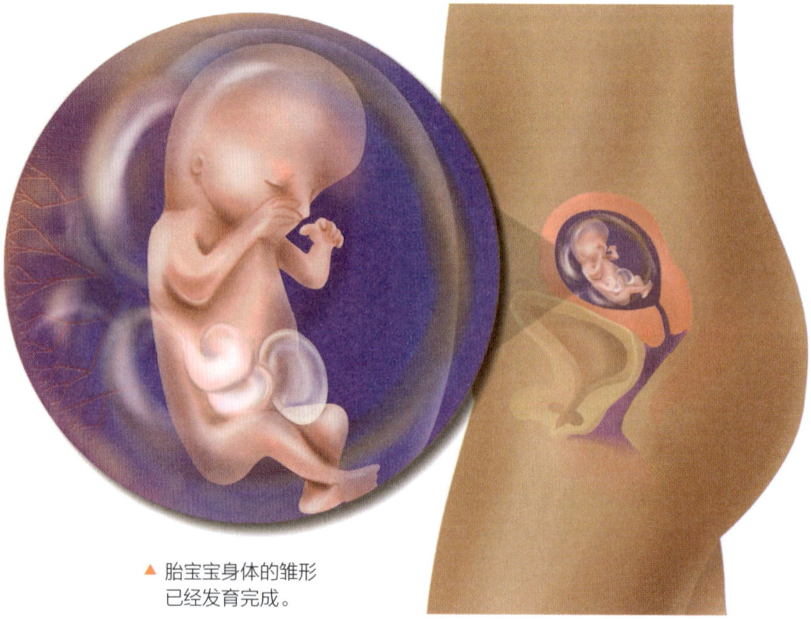

▲ 胎宝宝身体的雏形已经发育完成。

五 孕12周：第一次B超检查

本周是早孕阶段的末尾了，流产的可能性也减少了，所以之前一直憋着未向外发布喜讯的孕妈妈准爸爸，本周不妨将喜讯传达给周围的亲朋好友吧！

❶图解子宫内胚胎的变化

胎宝宝：到这个月末，胎宝宝身长大约有9厘米，仍不如你的手掌大，但是，他从牙胚到指甲，身体的雏形已经发育完成。手指和脚趾已经完全分离，一部分骨骼开始变得坚硬，并出现关节雏形。胎宝宝越来越淘气，他时而踢踢腿，时而舒展一下小身体。他的大脑体积越来越大，占了整个身体的一半左右。内脏更加发达，小小的肾脏已经长成，并开始制造尿道准备进行排泄。

孕妈妈：孕妈妈的子宫随着胎宝宝的长大逐渐增大。妊娠12周，在肚脐和耻骨联合之间可以摸到子宫上缘。由于子宫变得更大了，不再能适应它原来的正常位置——骨盆，它正在向腹部平和地推进。过去宽松的衣服，现在虽然还可以穿，但是你会明显感觉到腰变粗了，同时臀部也变丰满了，这是为子宫的生长腾出更多的空间。现在你的皮肤可能有些变化，脸和脖子上不同程度出现一些深浅不一的色素沉着。如果你白天基本上都是坐着的，会觉得尾骨有些疼痛。由于体内血液增多，心跳也会加快。呼吸时，你比平常多吸入40%~50%的空气，胸腔也在扩展，这也就是说，胸罩的尺寸要比平常再大一号了。

2 通过B超数据核对宝宝胎龄

本周，你可以去医院做第一次产前检查了。一般医生会给胎宝宝做一个B超。B超单上会给出目前胎宝宝的许多数据，包括判断胎宝宝的孕周哦！

B超在产前检查中有如下作用

- ◎监测胎宝宝宫内生长发育情况，诊断胎宝宝宫内生长发育是否受限。
- ◎检测胎宝宝器官的发育是否存在畸形。
- ◎确定胎位、胎盘、羊水、多胎状况。
- ◎检测过期妊娠。
- ◎辅助羊水穿刺检查。

3 正常范围的B超检查不会伤及宝宝

从B超原理上分析，B超是超声传导，不存在电离辐射和电磁辐射，是一种声波传导，这种声波对人体组织没有什么伤害。但如果声波密集在某一固定地方，又聚集很长时间的话，就会有热效应。这种热效应达到一定程度时，可能会对人体组织产生不良的影响，影响组织的分化，包括染色体。理论上，高强度的超声波可通过它的高温及对组织的腔化作用，对组织产生伤害。但事实上，医学使用的B超是低强度的，对胎宝宝没有危害，至今尚没有B超检查引起胎宝宝畸形的报道。所以，目前各医院在产科领域中使用的B超检查对胎宝宝是安全的。

但这并不意味着孕妈妈在整个孕期可以随意地做B超检查，而没有时间和次数的限制。有研究证明，如果长时间频繁地做B超检查，可能会对宝宝的视网膜产生影响。所以，孕期的B超检查不要过于频繁，按自身的需要做就行了。

孕妈妈第一次做B超检查的时间最好安排在孕12~14周，第二次在孕20~24周，最后一次在孕37~40周，当然如果中间有出血、流水、胎动异常等情况时，也需增加B超检查次数，不可盲目地、固执地拒绝B超检查，需灵活处理。

4 孕妈妈尽量少做CT检查

孕妈妈尽量不做CT检查，除非有很特殊的情况，如其疾病危及孕妈妈生命，需CT确诊等。一般情况下应尽量避免因CT检查给胎宝宝带来的伤害。

5 是否辞职待产

计划怀孕或工作期间怀孕的你总有这样那样的问题：妊娠反应严重，实在坚持不了继续上班；每天坐公交车上班，又挤又累，而且还不太安全；工作压力太大，怕因压力影响到孕期的保健……这些问题一再促使你不得不考虑是否要辞职待产的问题。辞职前应考虑以下三个问题：

家里的经济情况是否允许。毕竟即将有一个新生命要来到你的身边，要养好他可是需要花不少的钱。如果你在考虑不周的情况下辞职，很可能会造成准爸爸独自承担所有的压力，对夫妻关系可能产生不好的影响。

辞职后如何打发时间。辞职后，你就会放松下来，这时可能会觉得整天无所事事，非常无聊。朋友和家人也不可能天天在家陪你，所以只能每天在家躺着或坐着，可能会导致生活作息规律紊乱。这对保持良好的心理状态也不是很好。

远离社交也是一个大问题。辞职以后社交圈自然就小了，同时也缺少职场竞争压力给自己带来的动力，很可能就此懈怠下来，只沉浸于宝宝与老公营造的小环境中，视野渐渐狭隘，慢慢与快速发展的外界脱轨。等到宝宝稍大，想重返职场时，才发现自己已经跟不上时代发展了。

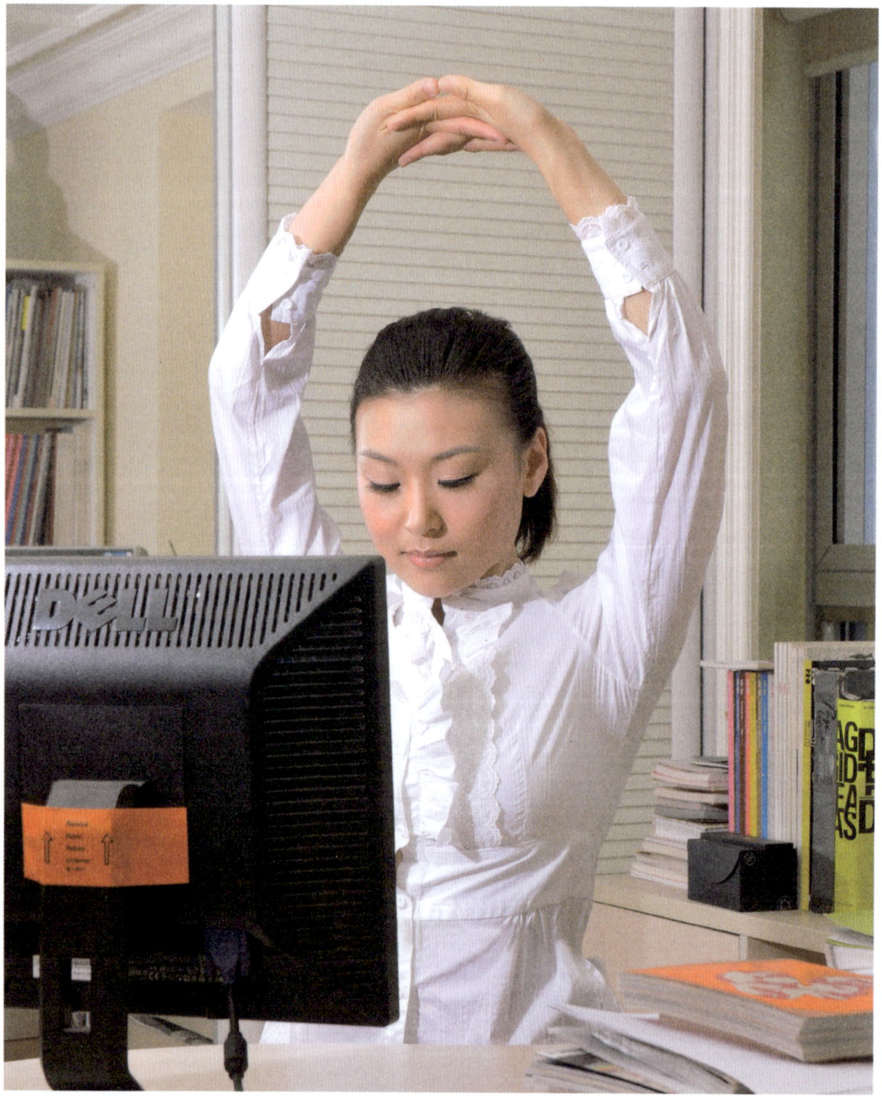

▶ 孕妈妈要根据自身情况考虑是否辞职待产。

6 鱼肝油和含钙食品要慎重服用

有些孕妈妈为了给自己和胎宝宝补钙，大量服用鱼肝油和含钙元素的食品，这样对体内胎宝宝的生长是很不利的。孕妈妈长期大量食用鱼肝油和含钙元素的食品，会引起食欲减退、皮肤发痒、毛发脱落、皮肤过敏、眼球突出、维生素C代谢障碍等。同时，血中钙浓度过高，会导致肌肉软弱无力、呕吐和心律失常等，这些都不利于胎宝宝的生长发育。

有的胎宝宝生下时就已萌出牙齿，一个可能是由于婴儿早熟的缘故；另一个可能是由于孕妈妈在妊娠期间大量服用维生素A和钙制剂或含钙元素的食品，使胎宝宝的牙滤泡在宫内过早钙化而萌出。因此孕妈妈不要随意服用大量鱼肝油和钙制剂，如果因治病需要，应按医嘱服用。

7 慎食易过敏食物

有过敏体质的孕妈妈若食用过敏性食物，不仅会导致出生后的婴儿患病，还会导致流产或胎宝宝畸形。这些过敏食物经消化吸收后，可从胎盘进入胎宝宝血液循环，影响胎宝宝的生长发育，或直接损害其某些器官，如肺、支气管等，从而导致胎宝宝畸形或出生后患病。

要预防进食过敏性食物，孕妈妈必须注意下面几点

◎不要吃过去从未吃过的食物或霉变食物。

◎不吃易过敏的食物，如虾、蟹、贝壳类食物及辛辣刺激性食物。

◎在食用某些食物后，如曾出现全身发痒、荨麻疹、心悸、气喘、腹痛、腹泻等现象，应注意不要再食用这些食物。

◎过敏体质者应少吃异蛋白类食物，如动物肝脏、蛋类、奶类、鱼类等。

8 胎盘给予胎宝宝的

在胎宝宝形成并发育的十个月里，胎盘起着至关重要的作用。

输送养分：胎盘像一个复杂的“运输机器”，能运送胎宝宝生长发育所需的糖分、氨基酸及微量元素等，还能将母体内的免疫物质输送给胎宝宝。

呼吸：胎盘把氧气通过母体内的血液输送给胎宝宝，再把胎宝宝血液中的二氧化碳送回母体排出。

排泄：胎宝宝的代谢废物，如尿液中的尿素以及造成新生儿黄疸的胆红素等，都会通过胎盘，经由母体排出体外。

抵挡毒素：胎盘有过滤功能，能抵御细菌、病毒等有害物质侵入胎宝宝体内。不过不是所有有害物质都可以由胎盘抵挡，如风疹病毒、巨细胞病毒、流感病毒等仍然可以通过胎盘侵害胎宝宝。

调节激素分泌：不同阶段，胎盘分泌相应的激素，以保障胎宝宝发育。如孕早期，以分泌绒毛膜促性腺激素为主，同时分泌孕酮和雌激素，至妊娠足月时又分泌促使宫缩、胎宝宝娩出的激素。

需要提醒的是，孕妈妈在胎盘尚未形成的孕早期，容易发生流产，不可过度劳累。如过期妊娠，胎盘会因老化而功能减退，易造成胎宝宝宫内窘迫。所以在孕妈妈能察觉胎动后，自己应学会监测胎动，观察胎宝宝是否安全，以便适时分娩。

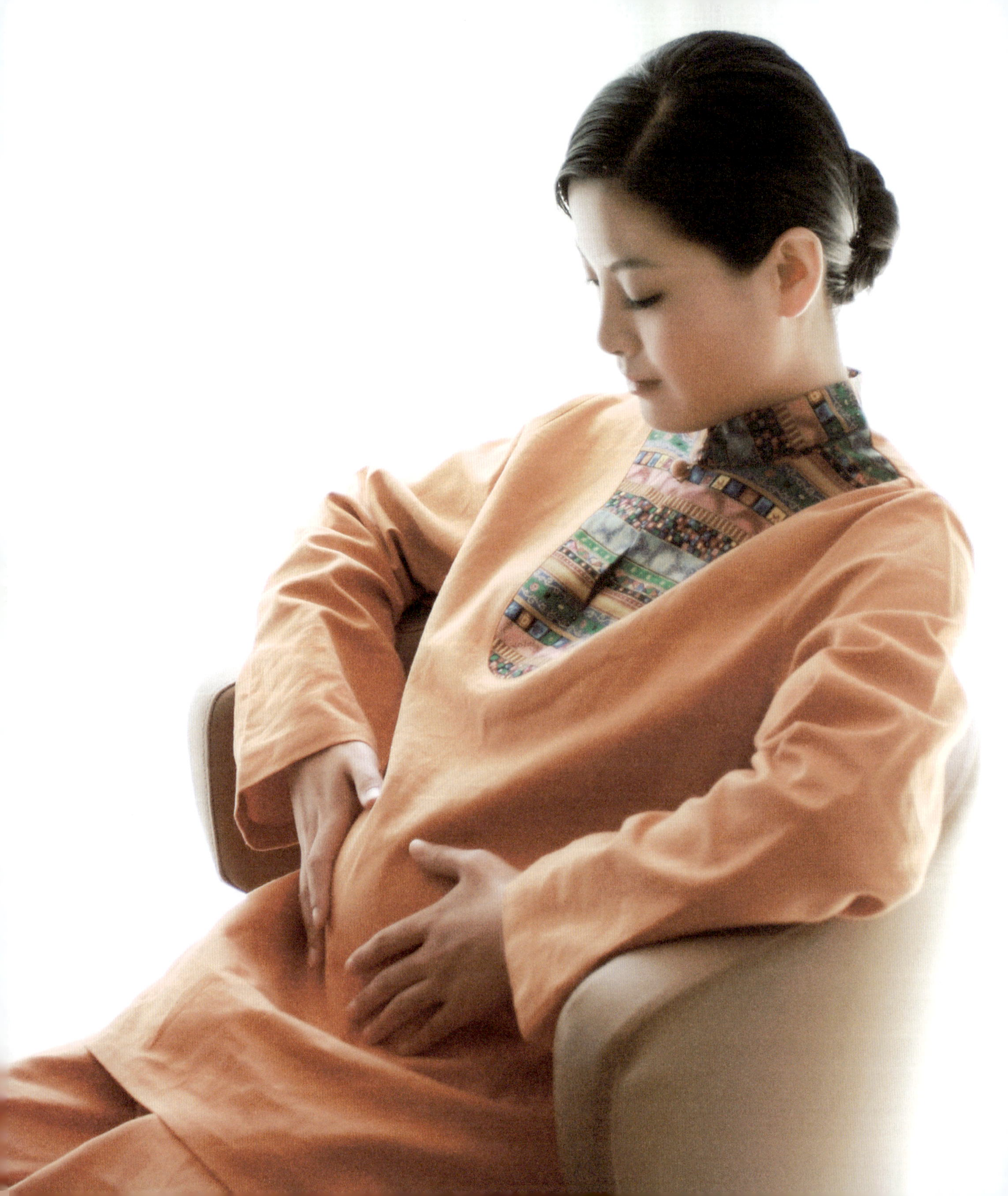

第四章

孕4月（13～16周）：迎来平稳愉快的孕中期

从这个月开始，你迎来了孕期中最平稳、愉快的孕中期。

那些让人难过的孕吐、疲惫，终于过去了。

你胃口好起来了，

精神抖擞起来了，

心情也变得愉悦起来了。

而更让你惊喜的是，腹中的胎宝宝已经会支配自己的手脚了，

甚至会把手指放到嘴巴里玩。

在这个月末，你甚至有可能感觉到第一次胎动。

是不是很期待呢？

一 孕4月总叮咛

孕4月保健关键词

脑迅速增长期：妊娠3～6个月是脑细胞迅速增殖的第一阶段，称为“脑迅速增长期”。主要是脑细胞体积增大和神经纤维增长，使脑的重量不断增加。

胎教：随着胎宝宝运动器官的发育，孕16周之后你就可以开始对胎宝宝进行各种温和的刺激了。

缺铁性贫血：孕期的缺铁性贫血，对你和胎宝宝都不利，你要注意从日常饮食中补铁。

胎动：从孕16周开始到孕20周，你会感觉到第一次胎动。

唐氏综合征筛查：检查胎宝宝先天愚型的风险，一般在孕14～20周进行。

1 孕4月的营养叮咛

孕4月的胎宝宝正在迅速长大，需要的营养物质更多，孕妈妈要摄入更丰富的营养，源源不断地供给胎宝宝。自第4个月开始，孕妈妈必须增加摄入能量和各种营养素，以满足胎宝宝各个系统发育中进行的大量复杂的合成代谢的需要。我国推荐膳食营养素供给量中规定孕中期能量每日增加约200千焦耳。

对生成胎宝宝的血、肉、骨骼起着重要作用的蛋白质、钙、铁等成分，孕4月的需求量比平时大得多。孕妈妈每天蛋白质的摄入量应增加15克，达到75～95克。

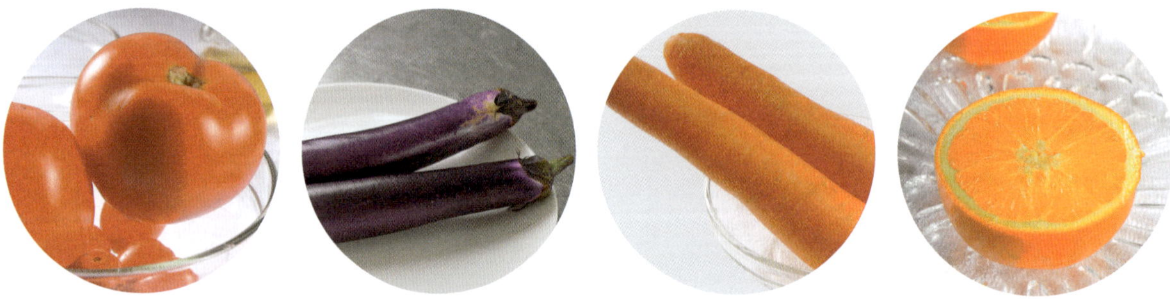

▲ 孕妈妈这个月应多选择各种蔬菜和水果，如西红柿、胡萝卜、茄子、白菜、葡萄、橙子等。

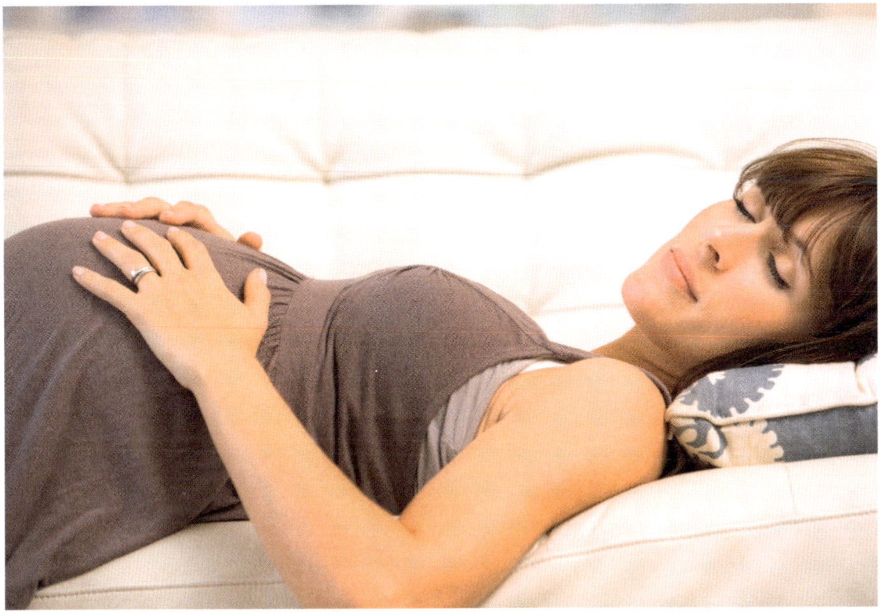

孕妈妈可以有目的地放音乐给胎宝宝听。

食谱中应增加鱼、肉、蛋、豆类等富含优质蛋白的食物。孕期反应尚未完全消除，不能正常进食的孕妈妈更应多摄入优质蛋白。每天对钙的需求增加至1 000毫克，铁增加至25～35毫克，其他营养素如碘、锌、镁、铜、硒也要适量摄取。

孕4月也要相应增加维生素A、维生素D、维生素E、维生素B_1、维生素B_2和维生素C的供给。维生素D有促进钙吸收的作用，故每日的维生素D需要量为10毫克。孕妈妈应多选择各种蔬菜和水果，如西红柿、胡萝卜、茄子、白菜、葡萄、橙子等。

孕妈妈每天宜饮用6～8杯水，其中果汁的量最好不要超过2杯，因为果汁甜度太高，不利于胎宝宝骨骼发育。

❷孕4月的胎教叮咛

情绪胎教贯穿怀孕全程：胎宝宝能感受来自母体的情绪反应，良好的情绪可以使胎宝宝获得足够的安全感，不安的情绪则会使胎宝宝感到焦躁不安。所以，在整个孕程，孕妈妈都不应忘记学习控制自我的情绪，以维持孕期平静、稳定的心情。

语言胎教增加些：轻唱歌曲或与胎宝宝对话，或是按漂亮的婴儿画报讲故事给胎宝宝听，会给他良好的刺激。

音乐胎教提上日程：现在可以有目的地放音乐给胎宝宝听了，听音乐时轻轻地抚摩腹部。孕妈妈如果有较强的音乐感知力，可把音乐描述的场景讲给胎宝宝听。

适当的运动胎教：到第4个月了，自然流产的危险性小多了，孕妈妈可适当加大运动量。以前擅长游泳的孕妈妈可以继续游泳。另外，孕期体操、孕期瑜伽、散步都是不错的运动。晚饭后，笑眯眯地散个步吧，母体血液循环的增强，也增加了对胎宝宝氧气和营养的供给。

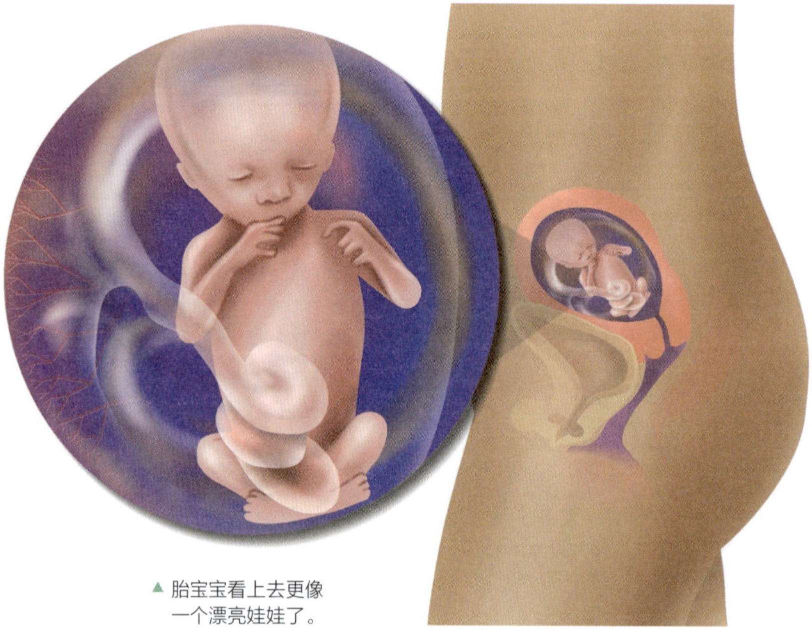

▲胎宝宝看上去更像一个漂亮娃娃了。

二 孕13周：胎儿有桃子那么大了

到本周，孕妈妈腹中的胎宝宝已经由草莓大小长成桃子大小了，有的孕妈妈已经能察觉到腹部有轻微的突起。进入孕中期的第1周，孕妈妈的早孕反应已经基本消除，精力充沛。

❶图解子宫内胚胎的变化

胎宝宝：胎宝宝看上去更像一个漂亮娃娃了，眼睛开始突显，两眼之间的距离在缩小，耳朵也已就位。他的身体在迅速成熟，腹部与母体连接的脐带开始成形，可以进行营养与代谢废物的交换。

孕妈妈：本周，你是不是感觉自己又恢复了以前的活力呢？痛苦的孕吐消失了，这是由于胎盘替代了激素的产生。再过2周甚至更短的时间，你就彻底不会再感觉到恶心了。你的乳房正迅速地增大，由于腹部和乳房的皮下弹力纤维断裂，这些部位可能会出现暗红色的妊娠纹。有些孕妈妈在臀部和腰部也出现了妊娠纹。此时你的子宫底在脐与耻骨联合之间，下腹部轻微隆起，用手可摸到增大的子宫。现在，你看起来很有孕妈妈的味道，腹部开始变大，原来的衣服开始变得不合身了。体形变化大的孕妈妈，现在可以考虑

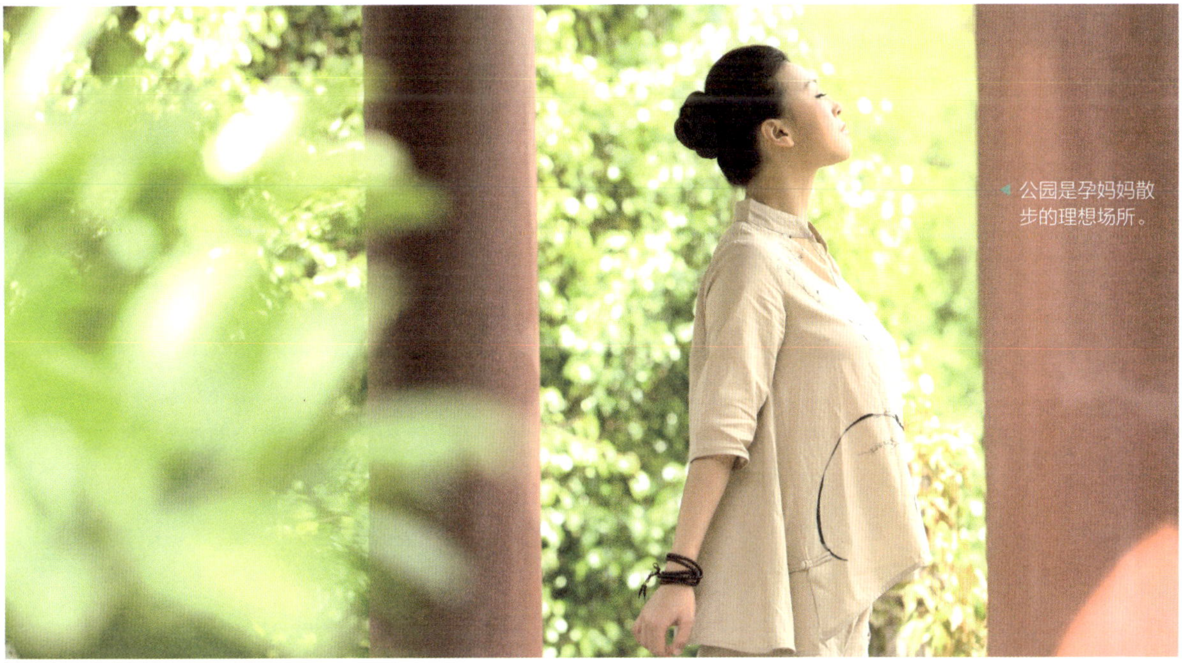

公园是孕妈妈散步的理想场所。

穿孕妇装啦，把自己打扮得亮丽一些，做一个漂亮的孕妈妈吧！

❷ 散步是孕期最佳的运动方式之一

鉴于孕妈妈的生理特点，散步是增强孕妈妈和胎宝宝健康的有效方法。

孕妈妈散步可加强腿肌、腹壁肌、心肌的活动。散步时由于血管的容量扩大，血液循环加快，对身体细胞的营养，特别是对心肌的营养有良好的作用。同时，在散步中，肺的通气量增加，呼吸变得深沉，能增强神经系统和心、肺的功能，促进新陈代谢。

孕妈妈散步时应注意以下问题

散步的地点：花草茂盛、绿树成荫的公园是理想的场所。这些地方空气清新，氧气浓度高，尘土和噪声少。孕妈妈置身于这样宜人的环境中，无疑会身心愉悦。也可以选择一些清洁僻静的街道作为散步地点。要避开空气污浊的地方，如闹市区、集市及交通要道等，因为在这种地方散步，不仅起不到应有的作用，反而对孕妈妈和胎宝宝的健康有害。

散步的时间：可根据工作和生活情况安排散步时间，最好是清晨或傍晚。散步时最好请准爸爸陪同，这样也可以增加夫妻间的交流。

❸ 口腔问题要认真对待

孕期是一个特殊的生理时期，由于孕妈妈的内分泌和饮食习惯发生变化等，往往容易引起牙龈肿胀、牙龈出血、蛀牙、口腔异味等口腔疾病。

口腔不适对于孕妈妈的危害是显而易见的——孕期需要充足的营养，各种口腔不适，会严重妨碍营养的吸收。

由于孕期拔牙等治疗有导致流产的危险（在怀孕之前检查一下牙齿是非常必要的），基于孕妈妈的舒适和牙科治疗的安全考虑，应尽量避免在孕早期和孕晚期做牙齿治疗。在孕中期，如果孕妈妈身体情况稳定，可进行一些牙科治疗，以免口内有蛀牙或牙周病，到孕晚期发生更严重的病变，对孕妈妈和胎宝宝健康造成不利影响。

为了顾及孕妈妈口味的改变和爱好，各式酸、甜、苦、辣的食物，孕期都可以酌量食用，但应避免食用过于辛辣的食物，以免增加肠胃负担。有些孕妈妈吃太多酸、辣或过于生冷的食品，对牙齿没有好处，还会导致剧烈腹泻，严重者还可引发流产。

怀孕期间增加某些营养素的摄入，不仅可以起到保护孕妈妈的作用，增强机体组织对损伤的修复能力，对胎宝宝的牙齿和骨骼的发育也有帮助。除了充足的蛋白质外，维生素A、维生素D及钙、磷等矿物质的摄入也十分重要。

木糖醇是一种从白桦树或橡树中提取的甜味剂，不含蔗糖，因此不会引起蛀牙。这种口香糖具有促进唾液分泌、减轻口腔酸化、抑制细菌和清洁牙齿的作用。研究发现，坚持每天使用木糖醇含量占50%以上的木糖醇口香糖，可以使蛀牙的发生率减少70%左右。

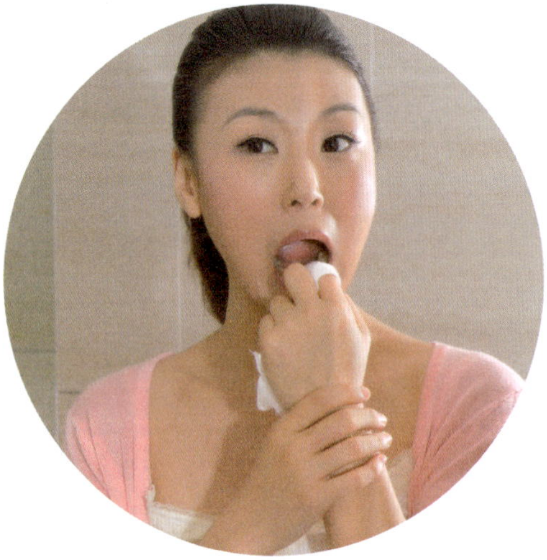

▲ 孕妈妈口腔不适，会妨碍营养的吸收。

④夫妻性生活要节制

进入孕中期，孕妈妈的性器官分泌物增多了，性敏感度较高。同时，由于胎盘和羊水的屏障作用，可缓冲外界的刺激，使胎宝宝得到有效的保护。因此，孕中期的孕妈妈可以适度进行性生活。但进入孕7月后，要适当减少性生活的次数，以免引起宫缩导致早产。

孕中期，性生活要节制，以每周1～2次为宜。如果性生活过于频繁，子宫经常处于收缩状态，就有导致流产的危险。

孕中期要注意性生活的体位，避免对胎宝宝造成的影响。一般以不压迫孕妈妈腹部为准则，以下是一些适宜的姿势：①女上男下式。②侧卧式。即男方侧卧，女方仰卧，同时将双腿搭在男方双腿上。③男上女下式。男方在上面，但应注意双手支撑，以免对女方腹部造成压迫。④坐入式。同房时女方面对面坐在男方双腿之上（适合腹部不太大的时期）。当腹部变大时，女方可转过身体用坐姿后入式。⑤后入式。女方四肢俯卧，男方采取跪姿后入式。

孕中期，性生活的动作不要太激烈，不能用力过猛，不要猛烈刺激子宫，时间也不要太长。而且由于性高潮引起子宫收缩，有诱发流产的可能性，所以孕妈妈本人自身的调节也是极其重要的。

如果出现意外出血或腹痛等突发状况，应立即停止性生活，必要时要去医院检查。

如果感到同房太疲劳或太笨重，可采用其他方式表达感情，例如接吻、拥抱、抚摸等。

5 孕妈妈要暂别高跟鞋

穿高跟鞋不仅能增加身高，弥补个子矮的缺点，而且还可以使人挺胸收腹，显得精神。因此，女性大多喜欢穿高跟鞋。

女性怀孕后，腹部一天一天隆起，体重增加，身体的重心前移；站立或行走时腰背部肌肉和双脚的负担加重，如果再穿高跟鞋，就会使身体站立不稳，容易摔倒。另外，因孕妈妈的下肢静脉回流常常受到一定影响，站立过久或行走较远时，双脚常有不同程度的水肿，此时穿高跟鞋不利于下肢血液循环。所以，孕妈妈不宜再穿高跟鞋，最好穿软底布鞋或旅游鞋，以舒适为宜。

6 孕妇奶粉要慎选

孕妇奶粉是根据孕妈妈孕期特殊的生理需要而特别配置的，能全面满足孕期的营养需求，比鲜奶更适合孕妈妈饮用。目前，市售的鲜奶大多只强化了维生素A、维生素D和一些钙元素等营养素，而孕妇奶粉几乎强化了孕妈妈所需的各种维生素和矿物质。比如，孕妇奶粉中的钙元素是普通牛奶的3.5倍，可以为孕妈妈和胎宝宝提供充足的钙，预防缺钙性疾病。

喝孕妇奶粉，要根据具体情况具体对待。对健康的孕妈妈来说，可以选择添加营养成分比较全面而均衡的奶粉。如果孕妈妈存在缺铁、缺钙等营养缺乏问题，可以着重选择相应营养含量较多的奶粉。如果孕期血脂升高，可以选择低脂奶粉。

切记，喝孕妇奶粉就不需要再喝鲜奶了。

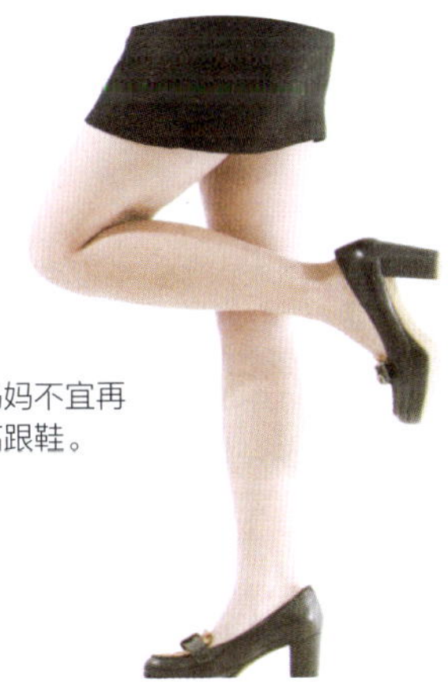

▶ 孕妈妈不宜再穿高跟鞋。

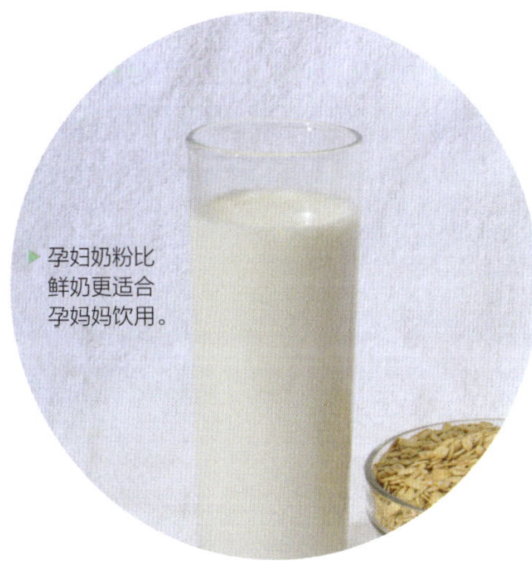

▶ 孕妇奶粉比鲜奶更适合孕妈妈饮用。

7 胎教时光：那些有关宝贝的趣事

虽然腹里的宝贝还不成“人形”，但孕妈妈是不是已经开始迫不及待地想象宝贝出生后的样子和场景了呢。看看别人家的宝贝出生后的趣事吧，也许能让孕妈妈的想象更具欢乐的氛围。

两个妈妈

前阵子，外甥女元元在姥姥家住。听到妈妈给奶奶打电话：“妈……”

元元：“你怎么两个妈呀？我怎么就一个呢？”

妈妈：“那让爸爸再给你找个阿姨当妈妈，行吧？”

元元：“好耶——”

妈妈：“那我们这么多人怎么睡呀？”

元元：“我和妈妈睡一张，爸爸和阿姨睡一张不就行啦。”

妈妈：“……”

“盖住吧”

豆豆一岁半了还在吃妈妈的奶。一次吃完一侧的奶后，看着妈妈说：“盖住吧。”妈妈还纳闷盖住什么呢。好一会儿才恍然大悟：原来豆豆让妈妈扣住哺乳文胸。

站着尿

妈妈带着三岁的女儿西西去姨妈家做客，小家伙对姨妈家很感兴趣，东瞅瞅西转转。无意间推开卫生间的门，看到正在嘘嘘的姨父，疑惑地问：“姨父，你怎么站着尿呀？”

姨父一脸尴尬：……

西西大声说：“姨父站着尿，尿湿裤裤，羞羞——”

门铃坏了

宝宝早上醒了不想起床，妈妈想了个办法想让宝宝起床。

妈妈：“叮咚，有人来了。”

宝宝：“请进！”

妈妈：“叮咚。”

宝宝：“请进。”

妈妈：“叮咚，叮咚，叮咚……”

宝宝：“妈妈，门铃坏了！”

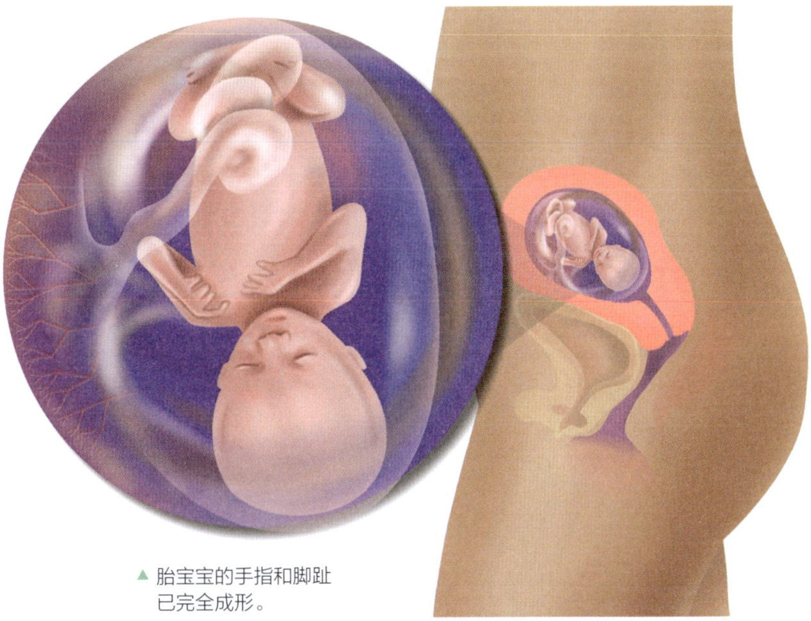

▲ 胎宝宝的手指和脚趾已完全成形。

三 孕14周：开始皱眉、做鬼脸

本周的胎宝宝已经有拳头那么大了，如果你去医院做产检，还可以通过医疗仪器听到胎宝宝有力的心跳声。这个时期的胎宝宝已经能在你的子宫里做很多事情了，如皱眉、做鬼脸等。

❶ 图解子宫内胚胎的变化

胎宝宝：胎宝宝还很小，手指开始长出代表个人特征的指纹，手指和脚趾已完全成形。软骨已经形成，骨骼正在迅速发育。

孕妈妈：孕早期的疲劳、恶心以及尿频都已经减少。由于胎宝宝的发育需要更多的营养成分及氧气，所以，孕妈妈的心脏负荷达到了孕妈妈所能承受的最高值。孕妈妈现在体内雌激素水平较高，盆腔及阴道充血，阴道分泌物增多。孕妈妈的皮肤偶尔会有瘙痒的症状出现，但是不会出现肿块。

❷孕期旅行该注意什么

怀孕14周以前，由于有流产的危险及早孕反应，孕妈妈最好不要长途旅行。孕28周以后，由于体重及胎宝宝的负担，也不适宜长途劳累。所以，孕14～28周是适合孕妈妈旅行的时机。

一般而言，空气不流通会导致缺氧及子宫收缩，所以连续坐车最好不要超过2个小时，最好不要在旅行高峰期上路。火车比汽车更适合孕妈妈乘坐。如果搭乘飞机，应有一些限制，怀孕18～32周内可以搭乘短程飞机，尽量避免长途飞行。

旅行时，应事先掌握往来地点的医疗资源，路途中应注意休息，避免奔波劳累。如果孕妈妈存在出血、早产以及其他危险因素，就不要出门旅行。

❸孕期开车该注意什么

有不少孕妈妈是上班族，有的还是开车族。开车时，长时间固定在车座上，孕妈妈盆腔和子宫的血液循环都会比较差。孕妈妈开车还容易引起紧张、焦虑等不良情绪，不利于胎宝宝的生长发育。如果遇紧急刹车，方向盘容易碰撞腹部，引起破水。

怀孕期间，孕妈妈的反应会变得比较迟钝，开车容易发生危险。所以，孕妈妈最好不要开车。如果必须开车，孕妈妈请遵守以下“完全平安开车守则”：

◎时速请勿超过60千米。

◎避免紧急刹车。

◎每天沿熟悉的路线行驶，连续驾车不要超过1个小时。

◎不要在高速公路上开车。

◎怀孕32周以上的孕妈妈最好不要开车。

◎开车时请系好安全带。

❹孕期坚持工作有助于分娩

很多年轻的女性在当上孕妈妈以后也要继续工作。她们一方面可能放不下发展的事业，另一方面又担心自己的身体及胎宝宝的生长会受到不利影响。其实，孕期坚持适当工作是有好处的。

缓解妊娠反应。调查显示，60%～90%的女性在怀孕初期都会出现晨昏、恶心呕吐、乏力等身体不适症状。一般妊娠反应在怀孕的3个月以后会自动消失，上班族因为有良好的工作生活习惯，妊娠反应也会有所减轻，而集中精力工作是缓解妊娠反应的一种有效办法。

减少“致畸幻想”。由于妊娠反应和体质的变化，孕妈妈在兴奋之余，也许会感到心情焦躁，会有一些担心，不知宝宝是否健康。一部分抑郁或敏感的孕妈妈，越临近生产的时候越可能产生“致畸幻想”，担心孩子生下来有兔唇、斜颈或长6根手指等，而这种担心在一个人独处时会明显加重。忙碌会冲淡这种担忧，在职场中你会比较容易控制自己的情绪，尤其是见面的所有同事都称赞你“气色很棒”“一定能生个漂亮聪明的宝宝”时，“致畸幻想”会在不知不觉中消失。

利于保持良好心态。孕期坚持工作能使怀孕女性保留原来的社交圈，同时也会发现，不论是原先争强好胜的同事，还是比较难缠的客户，这一阶段，都很少对一位“大肚婆”吹毛求疵。众人态度的友善，对孕妈妈保持乐观情绪十分有益。

促进胃肠蠕动，减少便秘发生。孕妈妈因为生理原因，胃肠蠕动减弱，如果没有外出工作的动力，人会变懒，而“懒惰不思动”，活动减少，则更易出现消化功能降低，导致体重剧增和便秘发生，同样也不利于胎宝宝发育和孕妈妈分娩。

利于分娩，易于产后恢复。孕期坚持上班，有利于拓宽孕妈妈的骨盆，增强腹部与腿部的韧劲，易于保

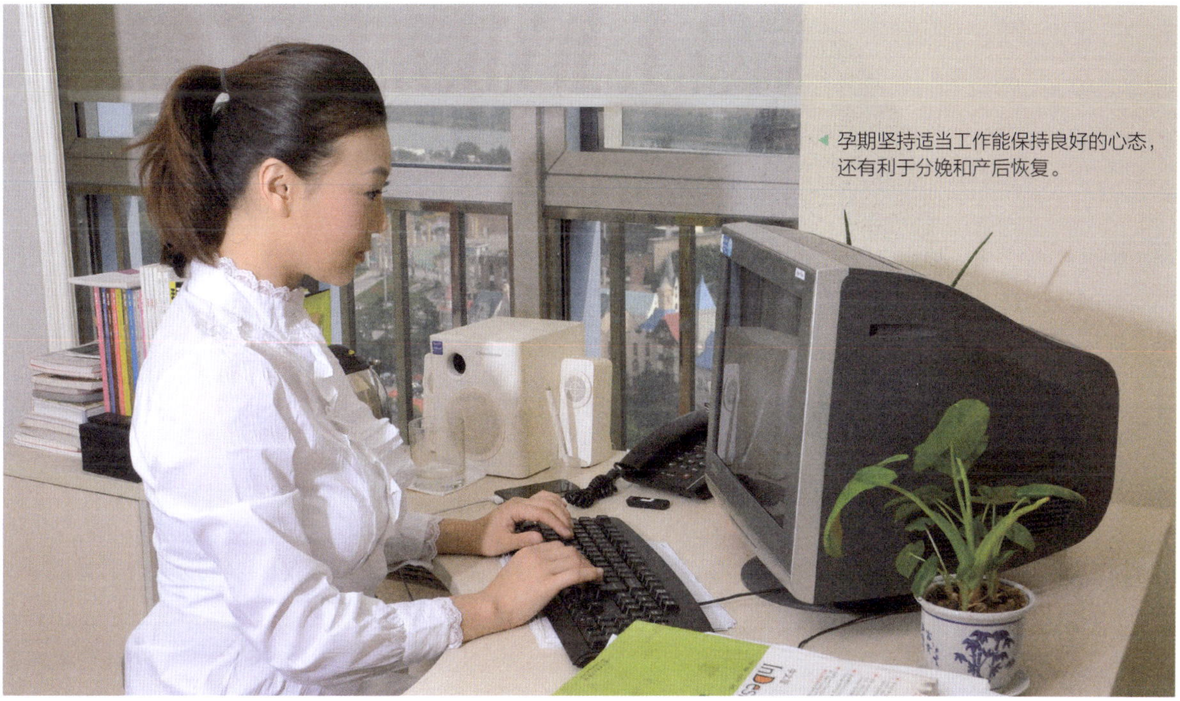

孕期坚持适当工作能保持良好的心态，还有利于分娩和产后恢复。

持体重和体形。职场生活的艰辛使职场孕妈妈可以更加坦然地面对分娩时肉体上的疼痛与心理上的巨大压力，利于分娩，而且经常活动的孕妈妈，其产后恢复也相对较快。

5 职业孕妈妈该注意什么

上班虽有不少好处，但对于怀有身孕的孕妈妈来说，还是不同于普通上班族，在各方面要多注意。

一旦确诊怀孕，并计划好要孩子，你就应该尽早向单位领导和同事讲明，以便安排工作。回家后尽可能早些休息，以保证第二天有一个好的工作状态。

大约有75%的孕妈妈在孕早期会有恶心、呕吐等不适反应，所以建议在办公桌和口袋里放几个塑料袋，以备呕吐时急用。空腹易加重妊娠反应，上班时带些小食品，在不影响工作的情况下，随时吃一点。

要注意补充水分，多喝水。如果你小便次数增加，不要不好意思，孕期随时排净小便很重要，否则不利于健康。现在腹部已经显现出来了，注意避免碰撞使腹部受压。

适当休息。工作一段时间后要适当地做做伸展运动，坐久之后走一走，站久之后抬抬腿，这样可以减轻腿和脚踝部的肿胀感，减轻下肢水肿。

穿舒适的鞋和宽松的衣服。无论自己身材变成什么样子，衣服都要比身材大一号，这样才能给自己的身体和胎宝宝一个自由的空间。你还可以试试专为孕妈妈准备的鞋、贴身内衣和特制袜子，那样有利于减轻静脉曲

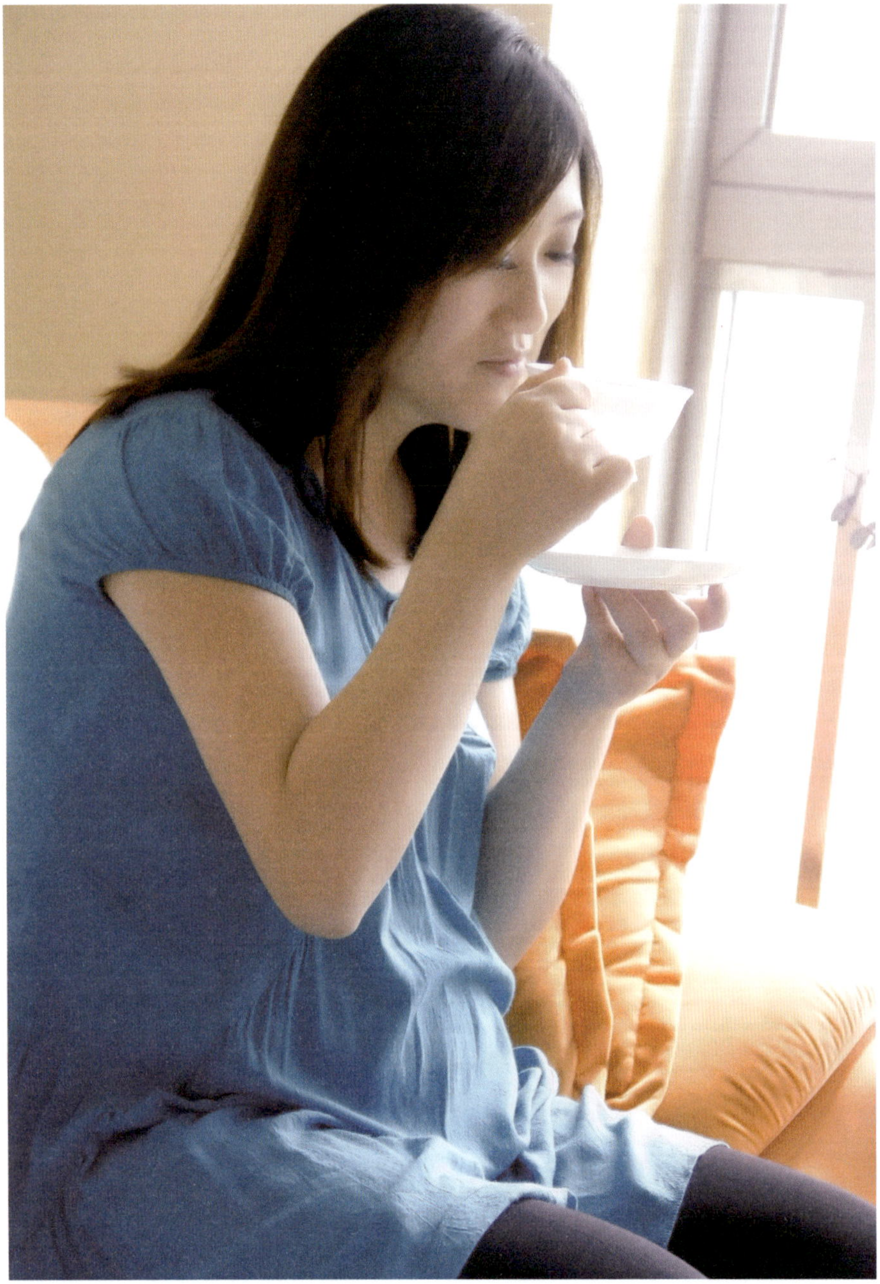

为防治妊娠性皮肤瘙痒，孕妈妈要穿宽松透气的衣物，平时多喝水，注意营养均衡。

张和下肢肿胀感。

注意防辐射。现在电视、报纸等各种媒体都在大肆宣传电磁波对孕妈妈的危害，但身在职场又离不开电脑、手机等，那么，到底应该怎样解决这个问题呢？一是穿防辐射防护服，二是在使用电脑时最好与电脑保持一臂之隔，尽量不要站在电磁波辐射严重的主机侧面或后方。另外，曾有报道表明笔记本电脑的辐射比台式机要小得多。

定期孕期检查。定期到医院进行孕期检查是保证母婴健康的前提。

6 要增加五谷杂粮的摄入量

孕中期，胎宝宝生长速度加快，此时需要增加热量供应，而热量主要从孕妈妈的主食中摄取，如米和面，再搭配吃一些五谷杂粮。如果主食摄取不足，不仅身体所需热量不足，还会使孕妈妈缺乏维生素B_1，出现肌肉酸痛、身体乏力等症状。

7 应对妊娠性瘙痒

孕妈妈小米这些天总是感觉皮肤时不时瘙痒，特别是在晚上，越抓越痒。有好几次，她甚至把熟睡的老公叫醒，让他挠痒痒。这到底是怎么回事儿呢？

症状及原因

少数孕妈妈在怀孕期间，尤其是孕早期和孕晚期会出现部分或全身性皮肤瘙痒。瘙痒感有轻有重，轻者不影响生活和休息，只是皮肤有点痒，一般不被重视；严重者痒得让人坐卧不安，难以忍受。

痒分阵发性和持续性两种，无论是哪一种，都与精神因素有关。白天工作、学习紧张时，瘙痒可减轻或不痒；夜深人静时，瘙痒往往会加重，甚至越抓越痒。皮肤瘙痒有的短期内会自行消失，有的会一直持续到妊娠终止，分娩后很快消失。这是怀孕期间特有的症状，所以被称为“妊娠性瘙痒”。

生活调理

建议孕妈妈穿着宽松透气衣物，避免闷热、挤压、摩擦。

阴部瘙痒的孕妈妈不要过度清洁阴部，以免引发刺激性或干燥性外阴炎。不建议使用清洁剂或阴道冲洗液，因为这样会使正常细菌活性被抑制，反而会使不正常的霉菌滋生，造成更加严重的阴道炎。

居室内保持一定的湿度，对预防妊娠性瘙痒是有好处的。

饮食调理

防治妊娠性瘙痒，内在调理很重要。

首先，孕妈妈应重视饮食调节，平时要多喝水，增加皮肤的水分供给。

其次，还应注意营养均衡，多食用新鲜蔬果及鲜奶、豆浆等水分丰富的食物。还可常食用香油、大豆、花生等，它们含有不饱和脂肪酸，如亚油酸等。

维生素A、维生素B_2、维生素B_6等对于防治妊娠性瘙痒很重要，特别是孕妈妈缺乏维生素A时，皮肤会变得干燥，瘙痒不止，因而要多吃些动物肝脏、胡萝卜、油菜、芹菜、禽蛋、鱼肝油等补充维生素A。

8 胎教时光：给胎宝宝听音乐有讲究

合适的音乐胎教的意义是双重的，一方面可以让孕妈妈心情愉悦，改善情绪状态；另一方面给胎宝宝以良好的刺激，促进胎宝宝健康发育。

孕妈妈可以这样进行音乐胎教：

选对音乐

不同的音乐能激发人们不同的情绪，节奏鲜明的音乐能使人精神振奋，受到鼓舞；音调低沉、悲伤的音乐易使人满腔愁绪。孕妈妈听的音乐应优美、宁静，这样的音乐可使人感到轻松愉快，情绪稳定。

相比有复杂歌词的歌曲来说，胎宝宝更喜欢单纯、优美的旋律，因此，选胎教音乐时，尽量多用一些曲子，而且让胎宝宝熟悉起来。

从总体来讲，优美抒情的中国传统乐曲、民族乐曲、西方古典乐曲、摇篮曲、圆舞曲等对母子身心健康都是有益的。

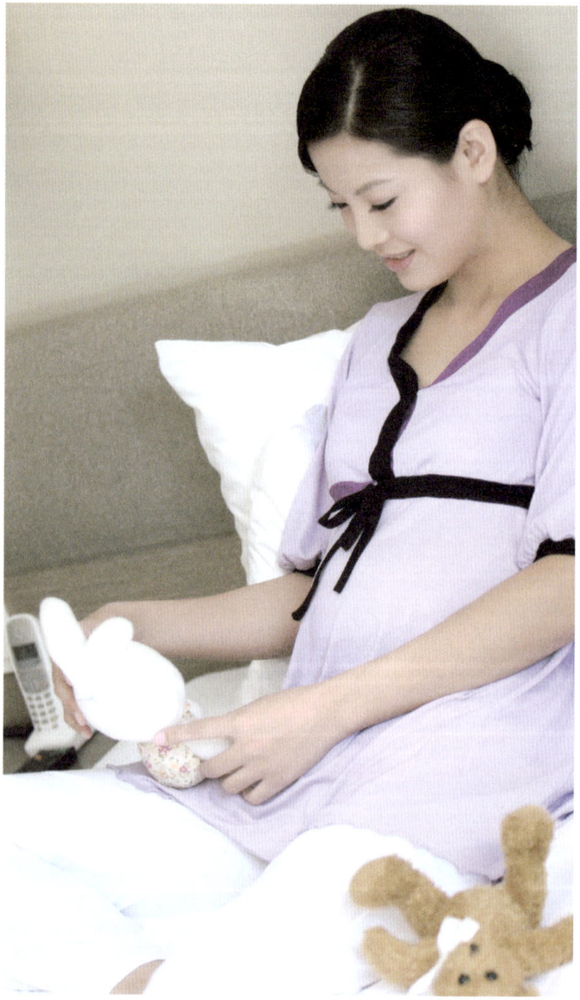

▲ 孕妈妈听的音乐，应以优美、宁静为宜。

音乐分贝、时间有讲究

孕妈妈听音乐，应该根据胎宝宝的生活规律随时听，在胎动明显时效果最好。有目的地给胎宝宝听音乐的时间不宜过长，一般5～15分钟就够了。

欣赏音乐前，孕妈妈应放松身体，保持心情舒畅，并告诉胎宝宝：“宝宝，我们要听音乐了。”听音乐时，不宜戴耳机，音量最好以孕妈妈感觉舒适为宜，一般在45～55分贝。欣赏音乐时，应随乐曲产生美好的联想，对胎宝宝加以深切的期望和倾注全部的爱意。

选择时要注意音乐质量和录制质量

录制杂音大，放音效果失真，均会降低音乐胎教的效果，甚至成为影响胎宝宝神经系统发育的噪声。

胎宝宝喜欢听妈妈唱歌

胎宝宝最喜欢的还是妈妈的声音，孕妈妈可以随着胎教音乐哼唱，也可以自己给胎宝宝唱，如摇篮曲等，或教胎宝宝唱简单的乐谱，每唱完一个音符稍加停顿，使胎宝宝有“复唱”的时间。

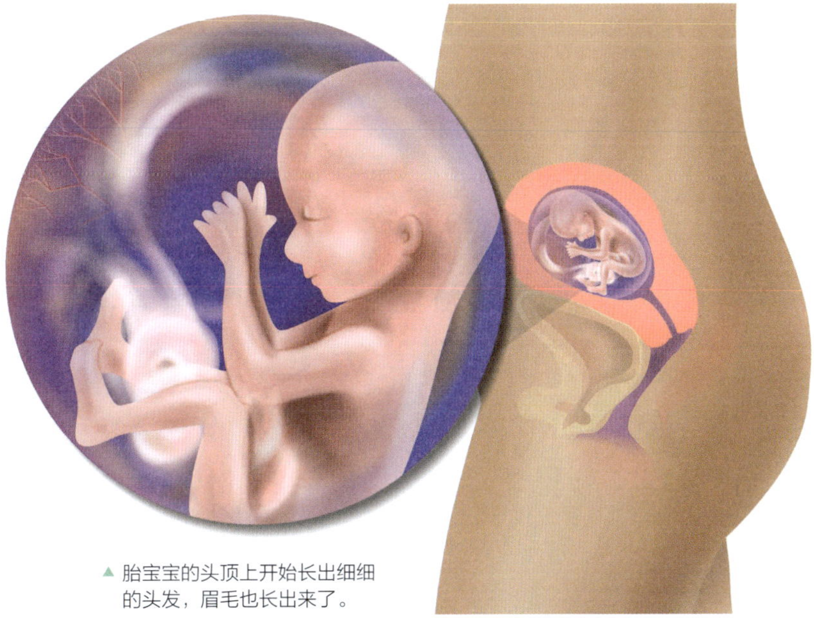

▲ 胎宝宝的头顶上开始长出细细的头发，眉毛也长出来了。

四 孕15周：唐氏综合征筛查，甜蜜的“恐慌”

这周，不少孕妈妈将去医院做唐氏综合征筛查。有的孕妈妈担心会查出点什么而害怕前往，其实，绝大多数胎宝宝是健康的，不用过于担心。如果胎宝宝真的发育异常，越早查出越好，这样可以及早采取措施应对。

1 图解子宫内胚胎的变化

胎宝宝： 胎宝宝的头顶上开始长出细细的头发，眉毛也长出来了。薄薄的皮肤上有一层细绒毛，好像是一条细绒毯盖在身上，随着孕周增长，这层绒毛逐渐减少，通常在出生时就会消失。

孕妈妈： 你的子宫长大并突出骨盆，肚脐下会有明显的凸痕，可以在肚脐下方四横指左右的位置摸到自己的子宫。虽然激素急剧上升的状态已经减缓，你可能仍会感到自己比怀孕前更脆弱、敏感和易怒。随着孕周的增加，孕妈妈的心肺负荷增加，心率加速，呼吸加快、加深等有可能会加重原有的焦虑情绪。

❷进行唐氏综合征筛查的相关事项

先天愚型又称“唐氏综合征”，俗称痴呆。先天愚型的病因是21号染色体由正常的2条变成3条。人群中每650～750例新生儿中，就有1例这样的孩子。先天愚型是所有染色体畸形中发病率最高的。据统计，大于35岁的高龄产妇所生婴儿患唐氏综合征的发生率较高。

唐氏综合征的检测

国外很多大型产前诊断中心已将此项检查应用于临床。此项筛查的优点是可以早诊断、早终止妊娠，以减少孕妈妈和家庭的创伤及社会的负担。医学临床统计显示，唐氏综合征患儿并不仅仅发生在高龄孕妈妈中，所以规定对所有孕妈妈都要进行先天愚型血清学筛查。

孕14～17周取母血检测甲胎蛋白(AFP)、非结合型雌三醇和人绒毛膜促性腺激素(HCG)，就可以筛查出孕妈妈是否怀有21－三体综合征胎儿；在孕10～14周时用超声测量胎宝宝颈部的软组织厚度，也可筛查出21－三体综合征的胎儿。

❸孕期变丑怀的就是男孩吗

民间有一种说法，女性怀孕后如果变丑的话，就是怀男孩；如果变漂亮的话则怀的是女孩。大多数人认为这是由怀男孩和怀女孩导致孕妈妈体内激素变化差异而引发的。表面看起来这种说法似乎有理有据，并有不少人都是这样认为的，并用自己或身边的实例来证明。

而事实上，这种说法是片面的。导致你孕期容貌改变的“总导演”确实是体内的激素，但跟怀的是女孩还是男孩无关。

孕妈妈需要大量的各类激素来有效地调节母体在孕期的代谢过程，这些激素，如雌激素、孕激素、催产素、催乳素等的分泌，对妊娠过程的一些重大代谢活动起着决定性作用，对处于发育旺盛阶段的子宫组织起着促进作用，负责动用母体的储备以满足胎宝宝生长发育的需要，并促使乳腺发育等。

然而激素的分泌量增多会导致皮肤表面色素沉着。主要是肾上腺的分泌功能增强，致使皮质素随之增多，于是导致皮肤表面产生妊娠纹和面部生出黑褐色斑等。不过，孕期出现的色素沉着在分娩之后绝大多数会褪去，孕妈妈大可不必为自己容貌一时“变丑”而烦恼。

❹铁：人体的造血材料

孕4月，孕妈妈小欣经常感到头晕乏力，特别是蹲下后站起来时真有天旋地转的感觉。去医院检查，医生诊断小欣患有缺铁性贫血，需要补铁。的确，铁是人体必需的微量元素之一，是人体内含量最多，也是最容易缺乏的一种微量元素。

功效分析

铁是构成血红蛋白和肌红蛋白的原料，参与氧的运输，在红细胞生长发育过程中构成细胞色素和含铁酶，参与能量代谢。孕周越长，胎宝宝发育越完全，需要的铁就越多。适时补铁还可以改善孕妈妈的贫血症状，进而改善身体、精神等各方面的状况。

缺乏警示

孕期缺铁会导致孕妈妈患缺铁性贫血，影响身体免疫力，使孕妈妈出现头晕乏力、心悸气短，很可能干扰胚胎的正常分化、发育和器官的形成，使之生长发育迟缓，甚至造成胎宝宝宫内缺氧，或婴儿出生后贫血及智力发育障碍等。

每日剂量

怀孕期间，铁的摄入量要达到孕前的2倍：孕早期每日摄入量为15～20毫克，孕中期每日摄入量为30毫克，孕晚期每日摄入量为35毫克。

最佳食物来源

食物中的铁可以分为血红素铁和非血红素铁两大类。血红素铁主要存在于动物性食物中，如动物肝脏、肉类和鱼类中，这种铁能够与血红蛋白直接结合，生物利用率很高。非血红素铁主要存在于植物性食品中，如深绿色蔬菜、黑木耳、黑米等，它必须经胃酸分解还原成亚铁离子才能被人体吸收，因此生物利用率低，并不是铁的良好来源。

注意事项

维生素C能促进铁的吸收，所以补铁时宜多进食富含维生素C的新鲜蔬菜和水果，如菜心、西蓝花、青椒、西红柿、橙子、草莓、猕猴桃、鲜枣等。

最好用铁锅、铁铲烹调食物，这样可以使脱落下来的铁分子与食物结合，增加铁的摄入及吸收率。另外，在用铁锅炒菜时，可适当加些醋，使铁转化成二价铁，促进铁的吸收利用。

牛奶中磷、钙会与体内的铁结合成不溶性的含铁化合物，影响铁的吸收，因此，服用补铁剂的同时不宜喝牛奶。

5 钙：强化胎宝宝的骨骼和牙齿

孕期需补钙基本已成为孕妈妈的一个常识，不过何时补钙、怎么补、通过什么方式补，大多数孕妈妈并不是很清楚。

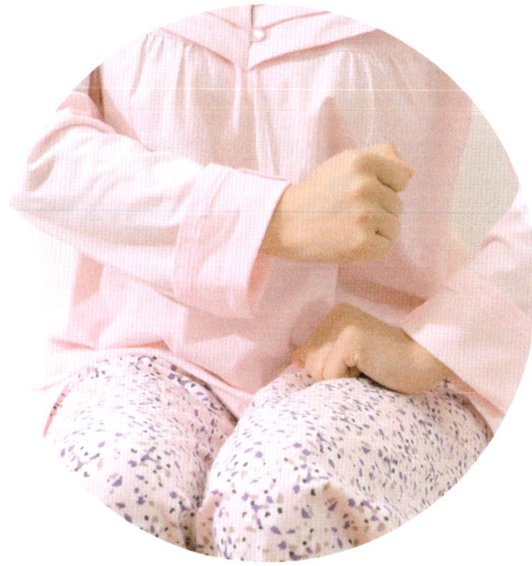

▲ 孕妈妈缺钙的话，容易患骨质疏松症。

功效解析

钙是构成牙齿和骨骼的重要物质，人体99%的钙存在于骨骼和牙齿中。钙离子是血液保持一定凝固性的必要因子之一，也是体内许多重要酶的激活剂。

钙可以被人体各个部分利用，能够维持神经肌肉的正常张力，维持心脏跳动，并维持免疫系统功能。钙还能调节细胞核毛细血管的通透性。

缺乏警示

孕妈妈如果缺乏钙，很可能会影响胎宝宝的骨骼发育，严重时，产后易出现腰痛等不适，同时易患骨质疏松症，进而导致软骨症等，严重危害自身健康。缺钙还会导致孕妈妈对各种刺激变得敏感，容易情绪激动、烦躁不安，对胎教也很不利。

孕妈妈缺钙，也会对胎宝宝产生种种不利影响，如智力发育缓慢、易患先天性佝偻病、宝宝出生时体重过轻、颅骨因缺少钙元素而钙化不好、前囟门可能长时间不能闭合等。

每日剂量

随着胎宝宝的成长，孕妈妈对钙的需求量也不断增多。建议孕早期每天补充800毫克钙元素，孕中期每天补充1000毫克钙元素，孕晚期每天补充1200毫克钙元素。当然也要注意自己补充之后的吸收情况，不是每个补钙的孕妈妈都不缺钙，如果只是补了但不吸收，就要更换补钙的品牌等。

最佳食物来源

鲜奶、酸奶及各种奶制品是补钙佳品，当中既含有丰富的钙元素，又有较高的吸收率。虾米、虾皮、小鱼、脆骨、蛋黄、豆类及豆制品也是钙的良好来源。深绿色蔬菜，如菠菜、芹菜、油菜、韭菜也含有钙，但因为这些蔬菜含有草酸，人体难以吸收，所以并非补钙的良好来源。

注意事项

- 含钙高的食物要避免和草酸含量高的食物如菠菜、红薯叶、苦瓜、芹菜等一同烹饪，以免影响钙元素的吸收。
- 补钙的同时还要注意补充磷。含磷丰富的食物有海带、虾、蛤蜊、鱼类等，另外蛋黄、肉松、动物肝脏等也含有丰富的磷。
- 孕妈妈平时要多晒太阳，这样就能得到足量的维生素D，促进钙的吸收。
- 虽然孕期补钙非常重要，但也要适量。孕妈妈如果大量服用钙片，胎宝宝容易得高血钙症，还会影响出生之后的体格和容貌。

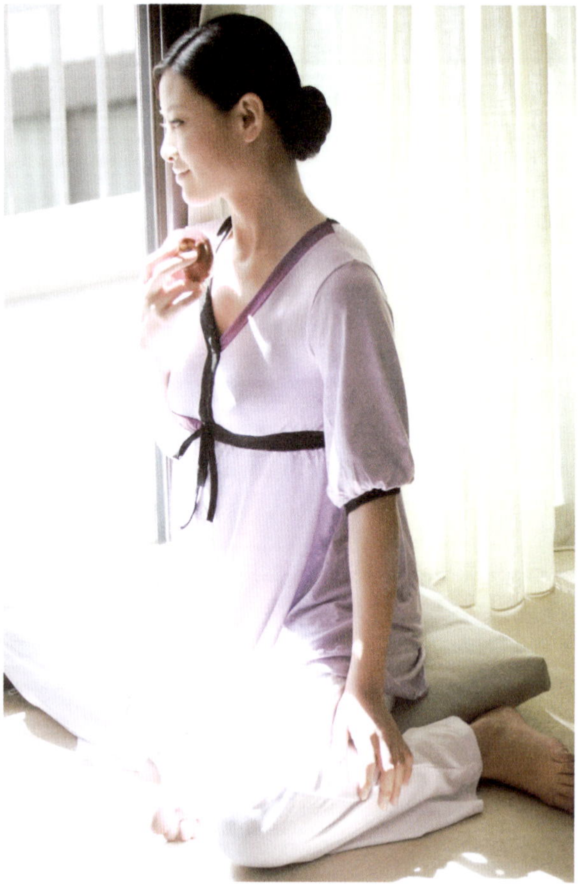

▲ 孕妈妈要多晒太阳，促进钙的吸收。

⑥胎教时光：儿歌《小毛驴》

这是一首非常有趣的儿歌，歌词亲切生动，饶有童趣。曲调活泼甜嫩，曲式浅简，节奏欢快，念唱结合，易学易唱。如果你愿意，可以从现在一直唱到宝宝长大。

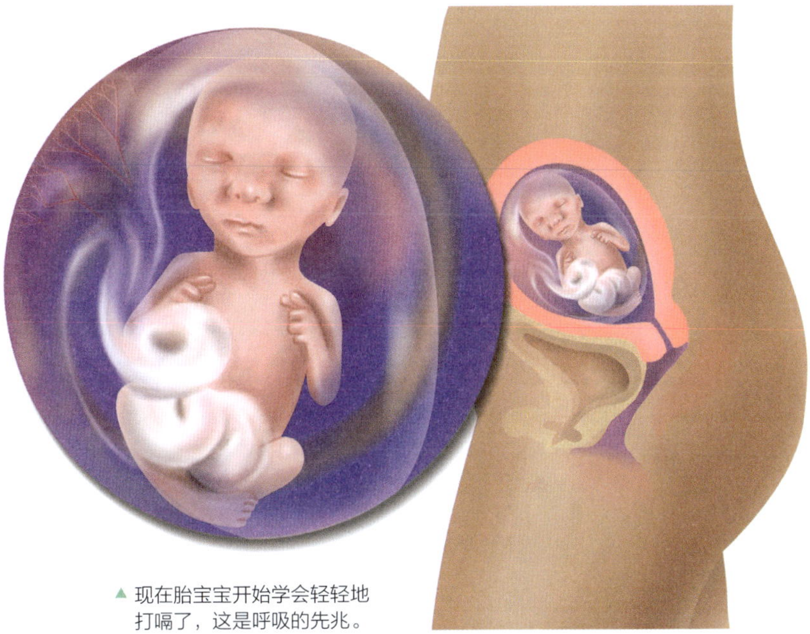

▲ 现在胎宝宝开始学会轻轻地打嗝了，这是呼吸的先兆。

五 孕16周：用心体会胎动

本周或许会成为你孕期生活中特别难忘的一周。细心体会，你可能会感受到来自胎宝宝的第一次胎动。那么轻微的胎动，就如微风划过水面一样，但足以让初次怀孕的你心潮澎湃、欣喜若狂。

❶ 图解子宫内胚胎的变化

胎宝宝：现在的身长大约有16厘米，体重达到了200克，看上去如大人的拳头般大小。现在胎宝宝开始学会轻轻地打嗝了，这是呼吸的先兆，但是你听不到打嗝声，这是因为他的气管里充满了羊水，而不是空气。到本月末，胎宝宝可以做许多动作，可以握拳头、眯起眼睛来斜视等，也开始会吸吮自己的大拇指。

孕妈妈：孕16周，这是一个让所有孕妈妈都非常期待的时刻。因为从现在起，你即将能感觉到胎动的美妙时刻。实际上，一些孕妈妈在本周就能够感觉到第一次胎动了，但大多数人要等到第18周以后才会感觉到。如果你是第一次怀孕，也许还会更晚一些，直到20周，才能感觉到胎宝宝的胎动。现在，你的体重可能已经增加2～4.5千克。你的子宫已经约有250克了，羊水也继续增加，约有250毫升。血量和羊水的增加、胎盘和胎宝宝的支撑系统以及变大的胸部，使你的体重大大增加。

来看看大家是如何描述第一次胎动的感觉吧，也好让自己有心理准备，等胎动真正来临的时候，你能够及时“捕捉”到它。

❷第一次感受胎宝宝的胎动

尽管胎动很早就有了，但并不是一开始孕妈妈就能感觉到的。如果是生育第一胎的话，孕妈妈会在孕16～20周开始感觉到胎动。

胎动是什么感觉呢？有的孕妈妈把它形象化为“蠕动”或是“飘动”。也有的孕妈妈把它形容为小鱼在“咕噜、咕噜”吐泡泡，真是很形象。每个人的感受都不太一样，很难总结出一个统一的规律。

胎动有整个躯干运动的全身性胎动，也有伸伸胳膊扭扭身的肢体运动，这两种动作持续时间稍长一点，孕妈妈比较容易感觉到。而踢腿这样的下肢运动和胸壁运动，动作持续时间很短，动作也弱，孕妈妈很难感觉到。

此外，每个孕妈妈的身体情况不同，所以对胎动的感知也会不同，有人能很早就明显地感觉到胎动，而有人则不容易分辨。所以，如果你暂时还没有感觉到胎动的话，也不要惊慌。如果你超过20周还没有感觉到胎动的话，可以到医院咨询医生。

❸摆脱烦躁，孕妈妈一定要平静

怀孕时，孕妈妈由于内分泌的变化或妊娠反应，特别容易变得烦躁。孕妈妈如果情绪起伏不定，动不动就发火，很不利于胎宝宝的健康发育。

准爸爸的陪同会使孕妈妈更有安全感，还可以共同学习实用的生产经验。孕妈妈平时可试着从事一些感兴趣的活动，如种花、看书、听音乐等，或与亲友聊聊天，将不良情绪宣泄出来。如果忧虑感比较严重，可向专业人员进行咨询，把怀孕时产生的心理问题一一列出，以缓解不良情绪。除此之外，还可以通过饮食来调节情绪：

◎孕妈妈应多吃一些能健脾开胃、愉悦心情的食物。例如，红枣可以减轻疲劳，使人精神抖擞，充满力量；菠菜可以调和身体功能，平衡人体的酸碱度，有助于舒缓孕妈妈的心理压力；胡萝卜不仅可以使心情愉悦，还能延缓衰老。

◎烹调食物时，应注意食物的形、色、味，多变换食物的形状，激发起孕妈妈的食欲，通过食物缓解孕妈妈烦躁的心情。但要注意每次进食的量不要过多，少食多餐。

◎改善就餐环境也可以帮助转换情绪，激起孕妈妈的食欲。

◎孕妈妈应少吃容易产气的食物，如豆类、洋葱等，以免心情烦躁。

❹重视腹泻的治疗

女性妊娠后每日大便次数比平时增多，便稀，伴有肠鸣或腹痛，这就是发生腹泻。腹泻对孕妈妈及胎宝宝都不利。

腹泻常见的原因有肠道感染、食物中毒性肠炎和单纯性腹泻等。对于轻症单纯性腹泻，一般服用止泻药即可治愈，对孕妈妈不会造成太大损害。因肠道炎症引起的腹泻，大便次数明显增多，容易引起子宫收缩，诱发流产。孕妈妈一旦发生腹泻，千万不要轻视，应尽快去医院就诊，进行妥善、及时的治疗。

❺胎教时光：多抚摸胎宝宝

胎宝宝已经有敏锐的触觉，孕妈妈和准爸爸可以通过抚摩和拍打肚皮来帮助胎宝宝做体操运动，每天1～2

次，每次5～10分钟。经过抚摩、拍打锻炼的胎宝宝出生后，动作敏捷灵活，如翻身、坐、爬、站、走以及动手能力都比未经过锻炼的宝宝发育得早一些，而且体格健壮，手脚灵敏，动作协调。

抚摩胎宝宝

孕妈妈倚靠在床上或坐在沙发上，全身放松，用手捧着腹部，从上而下，从左到右，反复轻轻抚摩，然后用一个手指反复轻压。

刚进入第4个月，大多数孕妈妈还感觉不出胎动，当能感觉到胎动后，再抚摩时，应注意胎宝宝的反应，如果胎宝宝对抚摩刺激不高兴，就会出现躁动或用力蹬踢，孕妈妈应立即停止抚摩。如胎宝宝出现轻轻的蠕动，则表示胎宝宝感到很舒服。抚摩胎教每次5～10分钟。

在抚摩的基础上轻推

在抚摩的基础上，孕妈妈可以用手轻轻推动胎宝宝，胎宝宝很可能会出现踢妈妈腹壁的动作，这时用手轻轻拍打胎宝宝踢的部位，胎宝宝第二次踢腹壁，然后用手轻轻拍打胎宝宝踢的部位，出现第三次踢腹壁，渐渐形成条件反射。当你用手轻轻拍胎宝宝时，胎宝宝会向你拍的部位踢去。注意轻拍的位置不要距原来的位置太远。需要注意的是，有流产、早产迹象者，不宜进行抚摩、拍打胎教，要根据自己的具体情况进行，千万不能教条处理。

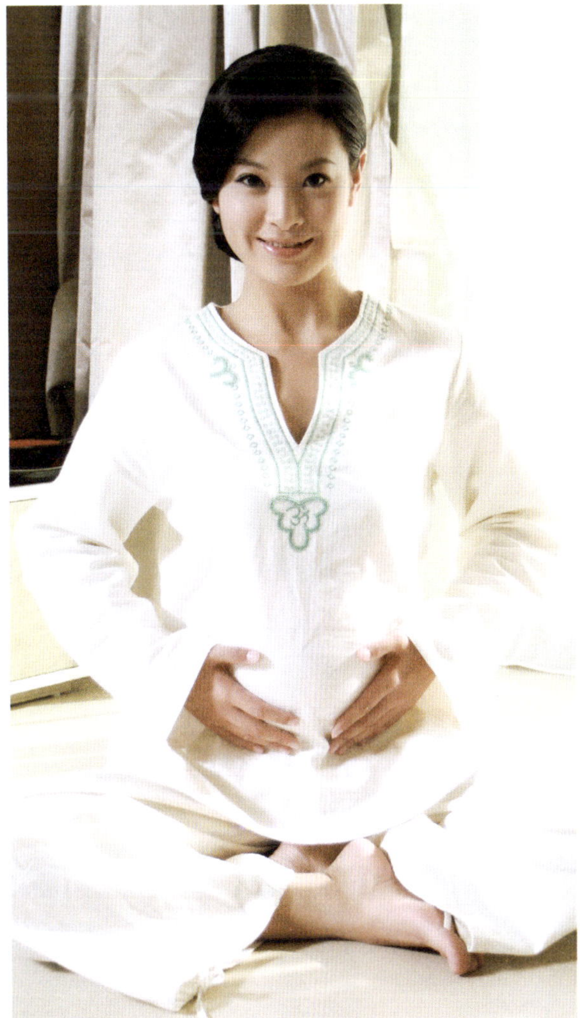

▲ 孕妈妈要多抚摩胎宝宝。

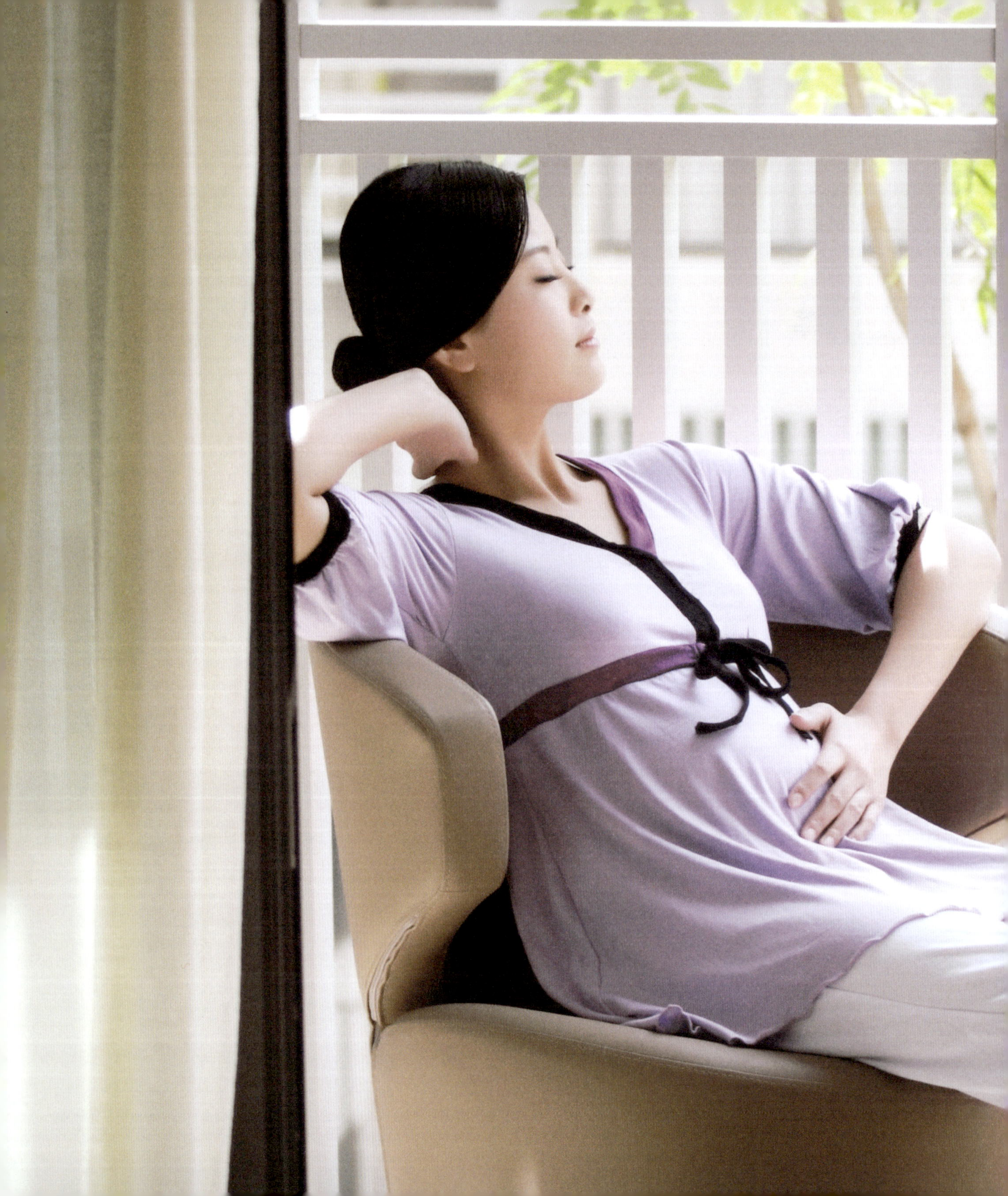

第五章

孕5月（17～20周）：体会胎动的感动和惊喜

胎动越来越明显了，
腹中的小宝贝用最直接的方式告诉孕妈妈他的存在，
他在孕妈妈的腹中蹬腿、伸懒腰、打哈欠，甚至翻跟头。
小宝贝已经开始显露出他调皮的天性。
与此同时，他也在迅速地成长，
孕妈妈的腹部日渐突显，
所以，从本月起，孕妈妈除了继续补充必要的营养之外，
也要注意适当控制体重了。

一 孕5月总叮咛

孕5月保健关键词

低血压： 仰躺时子宫会压迫脊柱前的动脉、大静脉，造成血压下降，这称作“仰卧式低血压”。

感觉器官发育关键期： 胎宝宝的味觉、嗅觉、视觉和触觉等感觉器官都会在本月进入发育的关键时期。

小腿抽筋： 一般情况下，这是缺钙的表现，请注意在医生指导下补钙。

第三次超声波筛查畸形： 在怀孕20～24周进行胎宝宝结构超声筛查，这个时期，胎宝宝发育器官已经成形，在宫内的活动空间也大，便于观察。

1 孕5月的营养叮咛

孕妈妈可每天分4～5次吃饭，既能补充营养，也可改善因吃得太多而引起的胃胀感觉。为配合胎宝宝的生长发育，孕妈妈要重视加餐和零食的作用，红枣、板栗、花生和瓜子都是加餐很好的选择。

多吃动物内脏，它们不仅含有丰富的优质蛋白，而且还含有丰富的维生素和矿物质。本月，孕妈妈对维生素、矿物质等的需要明显增加。为此，孕妈妈应至少每周一次选食一定量的动物内脏。

这个月，孕妈妈可以在医生的指导下服用鱼肝油以补充维生素A和维生素D。

2 孕5月的胎教叮咛

利用闪光卡片帮助胎宝宝学习。孕妈妈可利用彩色卡片引导胎宝宝学习数字、文字、图形等。孕妈妈通过深刻的视觉印象将卡片上描绘的图像、形状与颜色传递给胎宝宝。

各种胎教内容相对均衡。胎宝宝在这个月已具备听、嗅的能力，感知能力也在加强，可以学更多的东西了。孕妈妈有侧重地加强营养，适量运动及讲故事、听音乐，都是每天的功课。

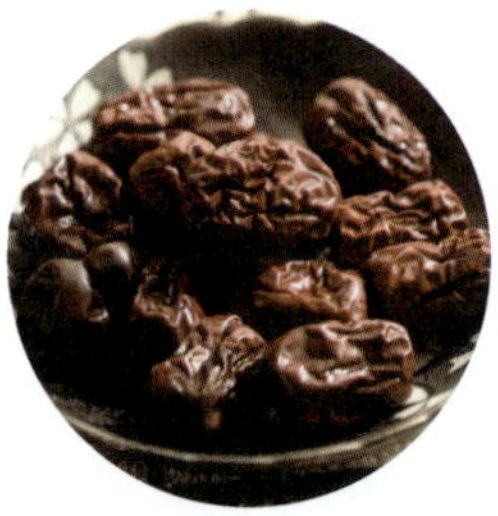

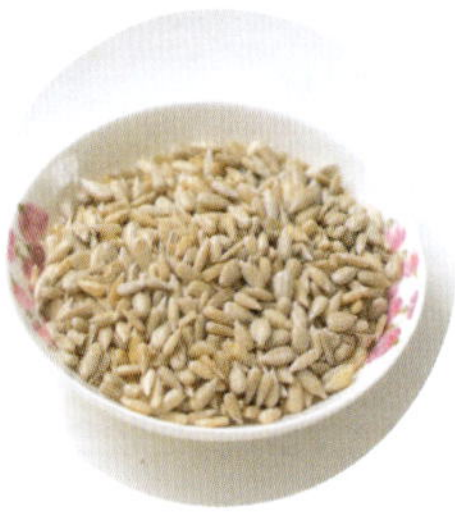

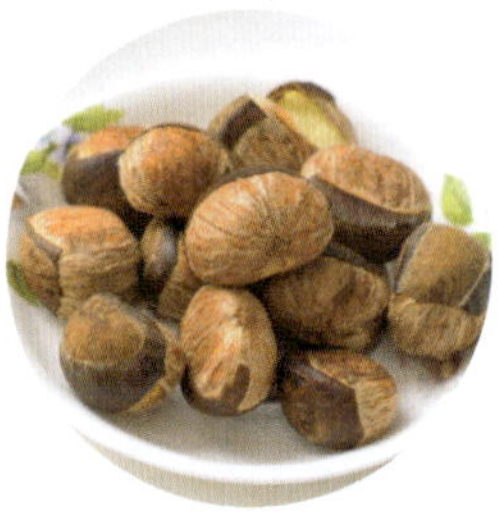

红枣、瓜子、板栗等低热量、高营养的食物可作为加餐的小零食。

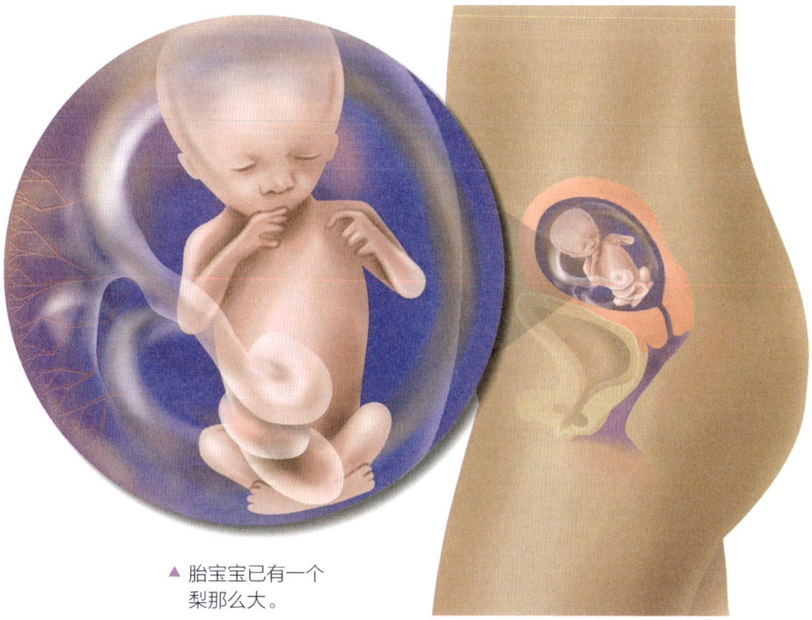

▲ 胎宝宝已有一个梨那么大。

二 孕17周：准备孕妇装吧

这个时候的胎宝宝已经可以握住他的小手，有了属于他自己的独一无二的指纹。而作为孕妈妈的你，肚子已经开始突显，向世人宣告你作为孕妈妈的身份。好好享受孕妈妈的美好时光吧！

❶ 图解子宫内胚胎的变化

胎宝宝： 这周他已有一个梨那么大，循环系统、尿道等也开始工作。他的肺正在发育得更强壮，以利于将来适应子宫外的空气。从孕16～19周，胎宝宝的听力形成，此时的他就像一个小小“窃听者”，能听得到妈妈的心跳声、血流声、肠鸣声和说话的声音。

孕妈妈： 本周，你的小腹更加突出，过去的衣服无论如何也穿不了了，必须穿上宽松的孕妈妈装才会舒适。你的体重最少长了2千克，有的孕妈妈甚至长了5千克。乳房变得更加敏感、柔软，甚至有些疼痛。在肚脐和耻骨之间触摸的时候，能够感觉到有一团硬东西，这就是子宫体部。有时你可能感到腹部一侧有轻微的触痛，这是因为子宫在迅速地增长。如果疼痛一直持续的话，就要向医生咨询了。如果你感觉到下腹像有一只小虫似的一下一下地蠕动，或者感觉像小鱼在腹中游动，这正是胎宝宝在羊水中蠕动、挺身体、频繁活动手和脚、碰撞子宫壁而引起的胎动。

❷孕妈妈要换上孕妇装了

随着腹部的日渐隆起，以前的衣服穿起来已有些紧绷了，因此，孕妈妈有必要提前整理衣柜，列出所需的孕妇装清单。孕妈妈还要准备与衣服搭配的披肩和小饰物。当然，一次性地购进大量衣服是没有必要的。

上衣： 宽松的T恤、圆领长袖运动衫都比较适合在孕期穿，分娩后仍旧能穿。

裤子： 运动装的裤子既舒服又无约束，只需将裤腰的松紧带改为带子，就可适应变大的腰围。背带装非常适合孕妈妈日渐臃肿的体形，腹部和胯部的设计宽松流畅，背带长度可自行调节，四肢伸展自如。

胸罩： 孕妈妈的乳房在孕期会变得很丰满，婴儿出生或断奶后，还易下垂。因此应佩戴具有托扶作用的胸罩，最好选择棉质产品，肩带要宽点，罩杯要深些。

内裤： 可选择上口较低的迷你内裤或上口较高的大内裤。内裤要有足够的弹性，以适应不断变大的腹部。

弹力袜： 弹力袜可消除疲劳、腿痒，防止脚踝肿胀和静脉曲张。若在孕期仍需坚持工作，其妙用更为明显。

鞋类： 孕期应选购鞋跟较低、穿着舒适的便鞋。孕妈妈足、踝、小腿等处的韧带松弛，因此应穿舒适点的鞋。随着体形的改变，身体的重心也会发生转移，此时穿高跟鞋不但难以保持身体平衡，而且会恶化体态，引起背部疼痛。到了孕后期，足、踝等部位会出现水肿，这时可穿大一点的鞋子，鞋底要选防滑的。

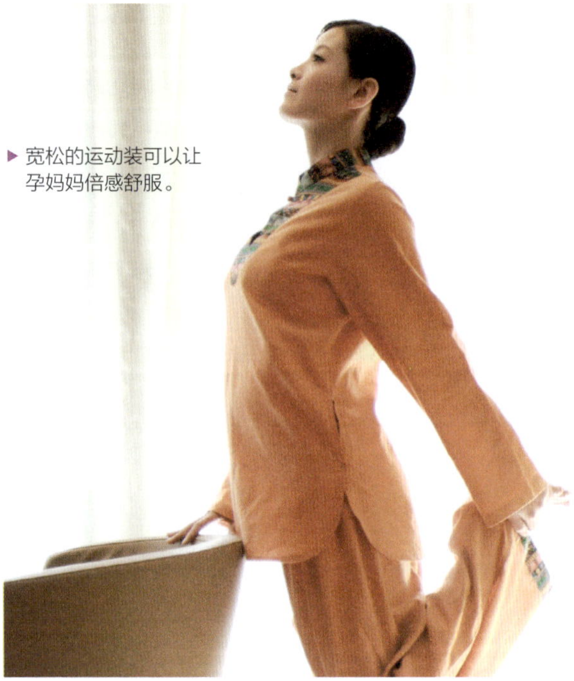

▶ 宽松的运动装可以让孕妈妈倍感舒服。

❸应对怀孕期间的工作压力

怀孕期间： 在办公室做一些简单的布置，这样可以更舒适地工作，每一点微小的变化都会给孕妈妈带来一天的好心情。

◎穿舒适的鞋。

◎可以选择大小合适的孕妇装。衣料的弹性比较大，方便坐下或站起。

◎把脚放舒服，可在办公桌底下放个鞋盒当做垫脚凳，并准备一双拖鞋，需要时换上。

◎向其他有怀孕经历的同事寻求帮助。

◎如果你的同事小心地照料你，你应愉快地接受。在你的人生旅途中，这是一个非常特殊的时期，所以不必感到害羞，坦然接受别人的帮助。

◎多喝水。在你的办公桌上准备一个大水杯，随时填满你的水杯。
◎如果想去洗手间，尽快去，别憋尿。
◎在计算机前工作的孕妈妈易受腕管综合征的影响，最好将桌椅调整得尽可能舒适。
◎避免危险的工作场所。
◎自我减压，如果工作压力太大，尝试一些办法去缓解，如深呼吸、舒展肢体、做简短的散步等。

4 孕中期是游泳的好时期

孕中期是你进行游泳锻炼的最佳时间。国外研究发现，经常游泳的女性大多自然分娩。除了游泳，其他水中运动如水中健身操等，对孕期的你也颇有益处。因为水的浮力可以帮助你支撑体重，水的阻力还可以减少逐渐松弛的关节的损伤机会，减轻你的身体负担。同时，水的传导能力比空气良好，这样，你就不必担心在水中运动而导致体温过度升高的问题了。

孕期游泳要注意以下事项

◎每次运动时间不宜超过半个小时。运动量以活动时心跳每分钟不超过130次，运动后10分钟内能恢复到锻炼前的心率为限。
◎建议每周游泳1～2次，每次游500米左右即可。
◎孕前不会游泳的孕妈妈，不宜在孕期去学习游泳。
◎有阴道出血或者腹痛等先兆流产者不宜游泳。
◎为了安全起见，建议在咨询自己的妇产科医生后，再确定是否去游泳。

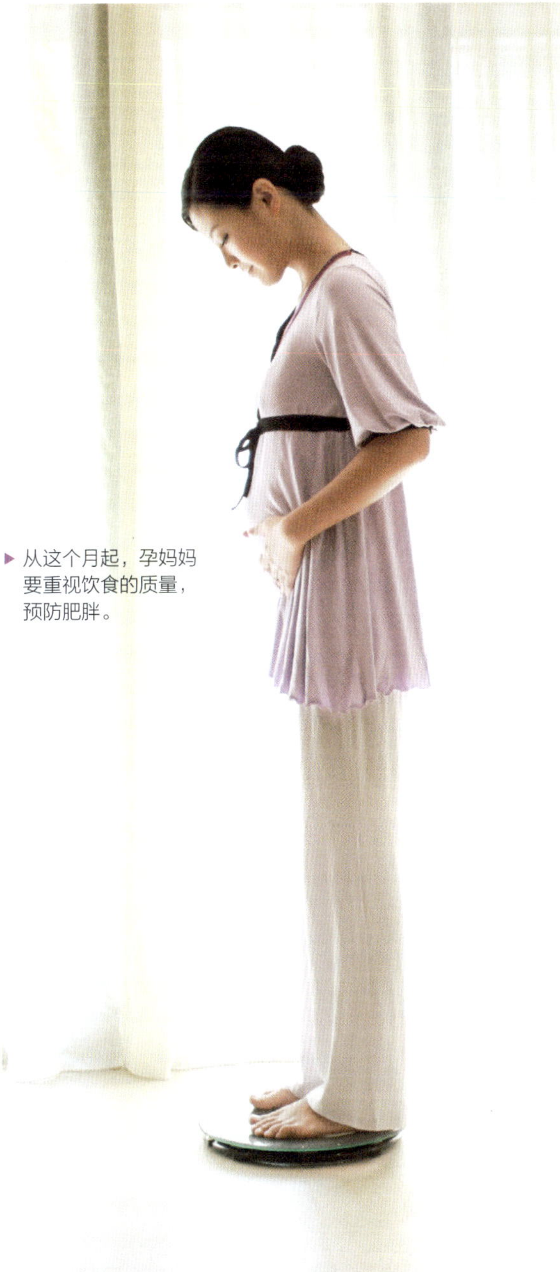

▶ 从这个月起，孕妈妈要重视饮食的质量，预防肥胖。

5 平衡饮食，预防过度肥胖

虽然此时孕妈妈正处于胃口大开的阶段，但饮食上也不能过于放纵，尤其应注意从营养出发，在三餐的“质”

上下功夫，保证各种营养素的平衡摄取，而不要因为有胃口就胡吃海喝。在饮食方面，最好按以下的要求来做：

◎少食多餐，避免暴饮暴食，更不必为了胎宝宝而采取所谓的饭量“1+1”。

◎每日各种营养素的供给要均衡，保持适当的比例，既不要过多，也不可过少。

◎不能挑食和偏食，食物要多样化，否则容易造成母婴营养不良。

◎增加蔬菜、水果的摄入量，这样可以预防便秘的发生。

◎吃饭时要细嚼慢咽，这样有利于营养物质的吸收，也能有效控制食量。

6 胎教时光：多和胎宝宝聊聊天吧

孕妈妈或家人可以用文明礼貌、富有哲理的话有目的地对腹中胎宝宝讲话，给胎宝宝的大脑皮质输入最初的语言印记，为后天的学习打下基础，这称为“语言胎教”。医学研究表明，准爸妈经常与胎宝宝对话，能促进婴儿出生以后语言方面的良好教育。如果先天不给胎宝宝的大脑输入优良的信息，即便性能再好，也只会是一部没有储存软件的“电脑”，胎宝宝会感到空虚。准爸妈可以用下面方式为胎宝宝进行语言胎教。

孕妈妈要给胎宝宝讲述一天的生活

孕妈妈对腹中的胎宝宝讲述一天的生活，从早晨醒来到晚上睡觉的事，自己和家人做了些什么、想了些什么，都讲给胎宝宝听。这既是语言胎教的常识内容，又是增进母子感情、培养孩子对母亲的信赖感以及对外界感受力和思维能力的好方法。在把思考转变为语言的过程中，孕妈妈的思维印象变得更加鲜明，腹中的胎宝宝就会逐渐地接受这些信息。

孕妈妈在早晨起床时，对孩子说的第一句话是：“早上好！我的宝贝，让我们一起度过美好的一天吧！”打开窗户时说：“你看，太阳升起来啦！真是个好天气！”或者是：“今天下雨啦！”“天上飘雪花啦！”给胎宝宝描述风雨声、气温高低或风力大小。

孕妈妈在洗漱时，告诉胎宝宝怎样把脸洗干净、怎样刷牙、怎样梳洗打扮。然后继续告诉胎宝宝起床后要喝一杯凉开水，早晨要去散步，早餐一定要丰盛，给胎宝宝介绍上班路上看到的高楼、绿树、汽车、行人等。只要孕妈妈细心观察周围的事物，以快乐之心去感受生活的美好，并把这种美好的感受带给胎宝宝，必然会对出生后的宝宝有非常好的作用。

准爸爸要多对胎宝宝说话

从孕5月开始，准爸爸应坚持对腹中的胎宝宝讲话，用平静轻松的语调慢慢道来。目的是让胎宝宝熟悉爸爸的声音，唤起胎宝宝积极的反应，有益于胎宝宝智力发育和情绪稳定。

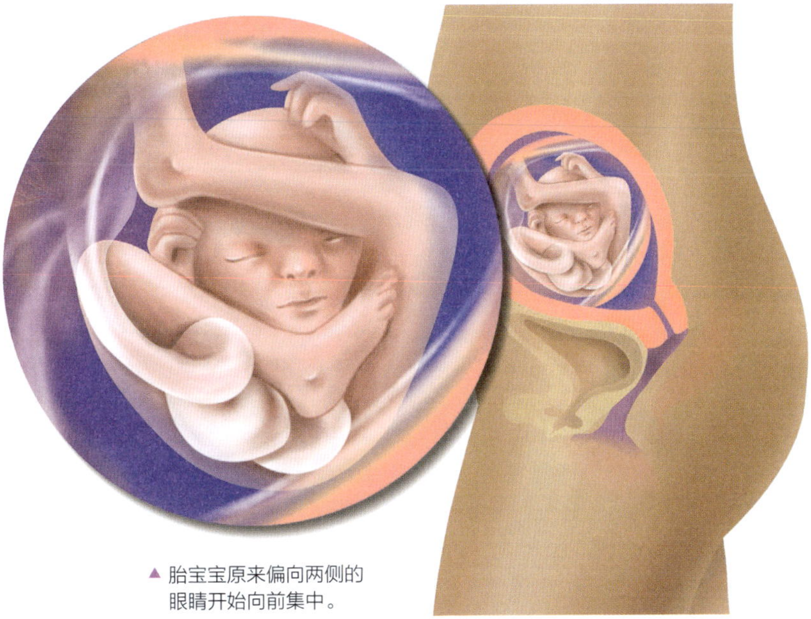

▲ 胎宝宝原来偏向两侧的眼睛开始向前集中。

三 孕18周：自我检测胎动

如果说前2周只是一些比较细心的孕妈妈能及时发现胎动的话，那么到本周，绝大多数孕妈妈都能感受到胎动了。从此以后，胎动会越来越明显，孕妈妈可以通过检测胎动来检查胎宝宝的健康状况哦！

❶ 图解子宫内胚胎的变化

胎宝宝： 胎宝宝开始频繁地胎动了，在这一周，他原来偏向两侧的眼睛开始向前集中，面部发育得更像人的样子，开始有最早的面部表情。他的皮肤是半透明的，可以清楚地看见皮下血管，也能够看见全身开始长硬的骨骼。

孕妈妈： 现在，你感觉没有过去那么累了，精力逐渐恢复，性欲逐渐增强。准爸爸现在也可以稍微解禁一下，温柔的性生活是不会伤害到胎宝宝的。这一时期，大部分的孕妈妈都会受到痔疮的困扰，这是因为，胎宝宝一天天长大，压迫了直肠，使直肠的静脉曲张，严重时，痔疮会凸到肛门外面。你的腿、尾骨和其他肌肉会有些疼痛。当坐着或躺着，如果起身太快，你会感到有点眩晕。这是因为在孕中期，你的血压可能会比平时低一些。有些孕妈妈会出现鼻塞、鼻黏膜充血和鼻出血，如果鼻出血非常严重，要考虑是否有妊娠高血压的可能性。

❷孕妈妈自我检测胎动

胎动规律：孕16～20周，大多数孕妈妈可感到胎动，夜间尤为明显，孕28～34周为胎动量频繁的时期，接近足月时略微减少。胎动一般每小时3次以上，12小时内胎动为30～40次。正常情况下，一昼夜胎动强弱及次数有一定的变化。一天之中，早晨的胎动次数较少，下午6点以后增多，晚上8～11点胎动最为活跃。这说明胎宝宝有自己的睡眠规律，称为“胎宝宝生物钟”。胎动的强弱和次数，个体间的差异很大，有的12个小时多达100次以上，有的只有30～40次。巨大的声响、强光刺激或触压孕妈妈腹壁，均可刺激胎宝宝活动。

计数胎动的意义：胎动的次数、快慢、强弱等可以提示胎宝宝的安危。胎动正常表示胎盘功能良好，输送给胎宝宝的氧气充足，小生命在妈妈的子宫里愉快健康地生长着。如果12个小时内胎动少于10次，或1个小时内胎动少于3次，往往就表示胎宝宝缺氧，孕妈妈不可掉以轻心，应立即就医。

如何计数胎动：从孕28周开始至临产，孕妈妈每天上午8～9点，下午13～14点，晚上18～19点，各计数胎动1次，每次计数1个小时，3次计数相加乘以4，就是12个小时的胎动数。如果每日计数3次有困难，可于每日临睡前1个小时计数1次。将每日的数字记录下来，画成曲线。计数胎动时，孕妈妈宜取左侧卧位，环境要安静，思想要集中。

测定结果判断：正常胎宝宝12个小时内胎动30次以上。如果12个小时内胎动次数少于10次，就表示胎宝宝在子宫内缺氧。如果在一段时间内感到胎动超过正常次数，动得特别频繁，也是胎宝宝在子宫内缺氧的表现，应立即去医院检查。如果孕妈妈自觉胎动显著减少甚至停止，应立即就医，不能等到胎心音消失再去医院。因为胎心音一旦消失，就表示胎宝宝在宫内已死亡，失去了抢救机会。

❸孕妈妈饮食坚持“四少”

准爸爸在给孕妈妈准备饮食时，一定要坚持“四少”原则，即少盐、少油、少糖、少辛辣刺激。

少盐：孕妈妈食用的菜和汤中要少放盐和酱油，同时也要少吃用盐腌渍的食品，每日用盐量不要超过6克。盐摄入过多，会增加肾脏负担，引发妊娠水肿和原发性高血压等症。

少油：烹调时多用油，虽然可以增添口味，但会令食物不容易消化，使人产生腹胀或便秘等问题，还容易在体内蓄积脂肪，所以烹调时应控制放油量。每日烹调用油不超过20毫升。

少糖：孕妈妈的饮食中不宜多加糖，一方面是由于孕妈妈饭量已经增加，再多加糖会导致饭后血糖更高，容易引发妊娠糖尿病；另一方面，孕妈妈由于孕期易缺钙，高糖更容易引起龋齿等牙齿损伤。

少辛辣刺激：干红辣椒、芥末等辛辣刺激性调味料要尽量少用。它们容易刺激肠胃，引起腹泻等肠胃不适症状。

❹补充DHA，促进胎宝宝脑部发育

从孕期18周开始直到产后3个月，是胎宝宝大脑中枢神经元分裂和成熟最快的时期，持续补充高水平的DHA，将有利于促进胎宝宝的大脑发育。

DHA的作用

DHA是一种不饱和脂肪酸，和胆碱、磷脂一样，都是构成大脑皮层神经膜的重要物质，它能促进大脑细胞特别是神经传导系统细胞的生长、发育，维护大脑细胞膜的完整性，促进大脑发育，提高记忆力，故有“脑黄金”之称。DHA还能预防孕妈妈早产，增加胎宝宝出生时的体重，保证胎宝宝大脑和视网膜的正常发育。

缺乏的危害

如果母体摄入DHA不足，胎宝宝的脑细胞膜和视网膜中脑磷脂就会缺乏，对胎宝宝大脑及视网膜的形成和发育极为不利，甚至会造成孕妈妈流产、早产、死产和胎宝宝宫内发育迟缓。

这样补充DHA

富含不饱和脂肪酸的食物，如核桃等坚果类食物在母体内经肝脏代谢作用能生成DHA。此外，也可以多食用海鱼、海虾、鱼油等，这些食物中DHA含量较为丰富，有助于胎宝宝脑细胞的生长及健康发育。如果对鱼类过敏或者不喜欢鱼腥味，孕妈妈可以在医生的指导下服用DHA制剂。孕妈妈每日DHA的摄取量以300毫克为宜。

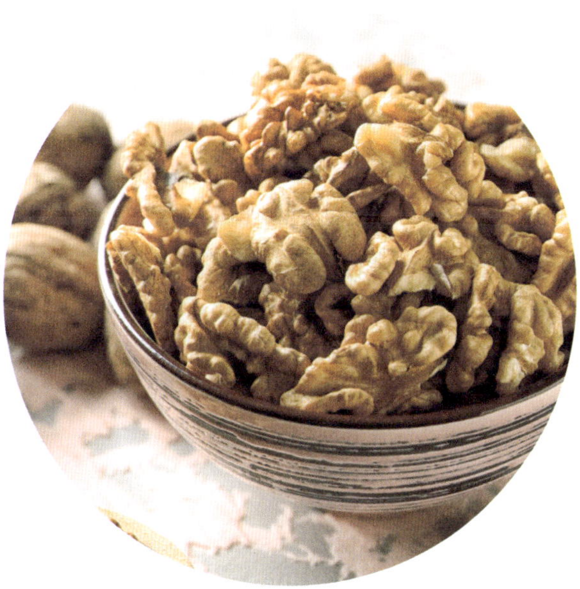

▲ 孕妈妈可以吃些核桃等坚果类食物。

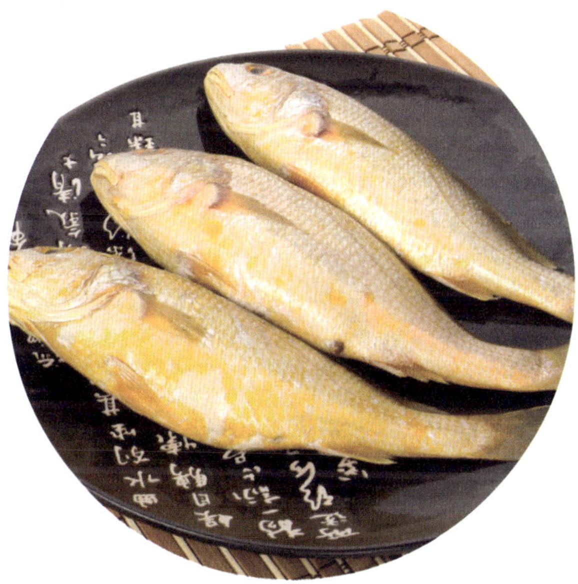

▲ 海鱼中的DHA含量也比较丰富。

5 应对妊娠斑

孕5月的某天，孕妈妈晓燕忽然发现自己的脸上长出了难看的蝴蝶斑，这难道就是传说中的妊娠斑？天哪，这些斑什么时候才能消失啊？可以通过调理使之淡化吗？

症状及原因

大部分孕妈妈乳头、乳晕、腹部正中等部位的皮肤颜色会加深，也有部分孕妈妈在怀孕4个月后脸上会长出黄褐斑或雀斑，还有蝴蝶形的蝴蝶斑。这些在怀孕期间长出的色斑被称为妊娠斑，主要分布在鼻梁、双颊、前额等部位。如果怀孕之前就有斑点，那么孕期无疑会加重。

妊娠斑是由于激素变化促进色素沉着而造成的，孕妈妈不必太过担心。正常情况下，产后3~6个月，妊娠斑就会自然消失。

生活调理

注意防晒，尽量避免阳光直射，外出时记得带上帽子和遮阳伞，随时涂防晒霜。不要用碱性肥皂，以防皮肤干燥。保证充足的睡眠，精神愉快。

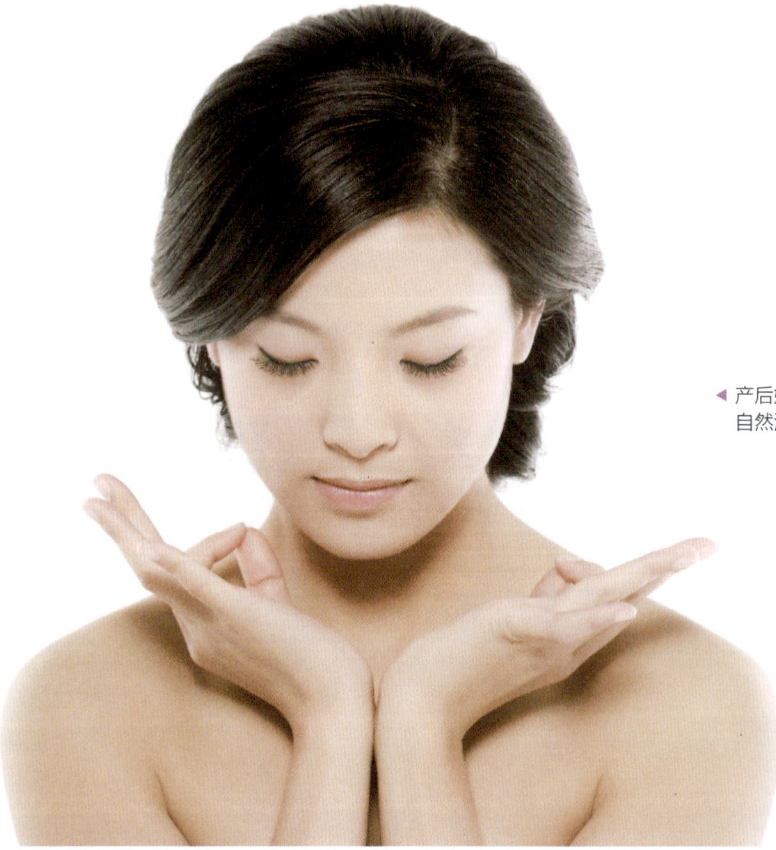

产后妊娠斑一般会自然消失。

饮食调理

◎孕妈妈应多摄取含优质蛋白、维生素C、B族维生素丰富的食物。

◎多吃能直接或间接合成谷胱甘肽的食物，如西红柿。这些食品不仅可减少色素的合成和沉积，还可促使沉着的色素减退或消失。

◎食用含硒丰富的食物，如蚕蛹、田鸡、鸡蛋白、动物肝肾、海产品、葡萄干等。硒是谷胱甘肽过氧化物酶的重要成分，不仅有预防和治疗黄褐斑的功能，还有抗癌作用。

◎多吃富含维生素C的食物，如鲜枣、柑橘、柠檬、绿色蔬菜等。维生素C能抑制皮肤内多巴醌的氧化作用，使深色氧化型色素还原成浅色氧化型色素。

◎常吃富含维生素E的食物，如圆白菜、花菜、海藻、豆类等，可减缓皮肤的衰老。

◎忌食大葱、干红辣椒、八角等刺激性食物。

6 应对腿部抽筋

进入孕中期后，孕妈妈小琴经常在睡梦中因为腿部抽筋而痛苦地醒来，抱着小腿大声呻吟。三番五次之后，准爸爸也如惊弓之鸟，只要小琴晚上睡觉突然醒来，准爸爸立刻跳起来，一手按住小琴的膝盖，另一只手将其小腿拉直……

症状及原因

孕妈妈腿部抽筋常发生在孕中期，通常孕5月的孕妈妈较常出现。抽筋是因为孕妈妈子宫变大，下肢负担增加，下肢血液循环不良。寒冷也可能引起抽筋。

抽筋常发生在夜晚睡梦时分，这是不当的睡眠姿势维持过久所致。若孕妈妈的钙元素或其他矿物质摄入不足，或体内钙、磷比例不平衡，会使得体内电解质不平衡，也容易引起抽筋。

生活调理

孕妈妈平时要注意适当休息，避免腿部过度疲劳，做好腿部保暖，可进行局部按摩、热敷。睡觉时最好采用左侧卧位，睡前把脚垫高，以维持血液回流较佳的状态，这样可预防腿部抽筋。

当腿部抽筋时，可平躺将腿部伸直，脚跟抵住墙壁；也可以请人协助，一手按住孕妈妈的膝盖，另一手从腿肚往足部方向推，以拉直小腿；或是孕妈妈站立扶好，腿部伸直，脚跟着地。

饮食调理

孕妈妈要保持营养均衡，多摄入高钙食物，如奶制品、豆制品、鸡蛋、海带、鱼虾等，同时补充一定量的钙制品。维生素D能调节钙磷代谢，促进钙吸收，孕妈妈除了服用维生素D片剂外，也可通过晒太阳的方式促进体内合成维生素D。另外，适量补充镁元素也可改善抽筋症状。

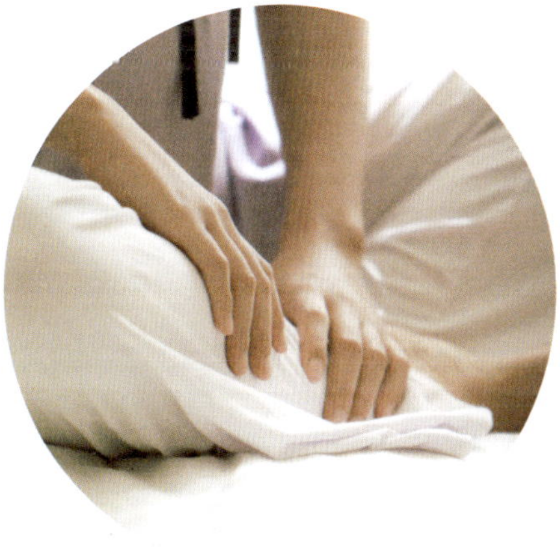

▲腿部抽筋经常发生在孕中期。

7 胎教时光：闪光卡片胎教

闪光卡片就是用彩色笔在白纸上写上文字、数字的卡片，其内容包括图形、英文字母、汉字、数字以及用这些数字进行加法、减法、乘法、除法时的算式。在将上述内容制成卡片时，还要考虑它们相互间的色彩搭配，要用鲜艳的色彩勾画，并用黑色勾边，使卡片的边缘具有醒目和有利于区别的作用。这是为了在进行胎教的过程中强化母亲的意念和集中注意力，并促使母亲获得明确的视觉感。

学习的方法：例如教算术的时候，孕妈妈一面正确发音，一面用手指临摹字形，并将注意力集中在字的色彩上以加深印象。使胎教成功的诀窍是不要以平面的形象而要以立体形象把信息传递给胎宝宝。例如教“1+1=2”的时候，可以说：“这里有1颗葡萄，又拿来了1颗葡萄，现在一共有2颗葡萄了。”将具体的、有立体感的形象，也就是将三维概念导入胎教中去。教图形时，先用彩笔在卡片上描绘出圆形、方形、三角形，将其视觉化后传递给胎宝宝，然后找出身边的实物来进行讲解。

需要提醒的是，孕妈妈只有保持平静的心情和集中注意力，才能使自己的感觉和思考的内容与胎宝宝吻合。在学习开始前，孕妈妈最好把呼吸调整得深沉而平静，然后将要教的内容在头脑中描绘出来。

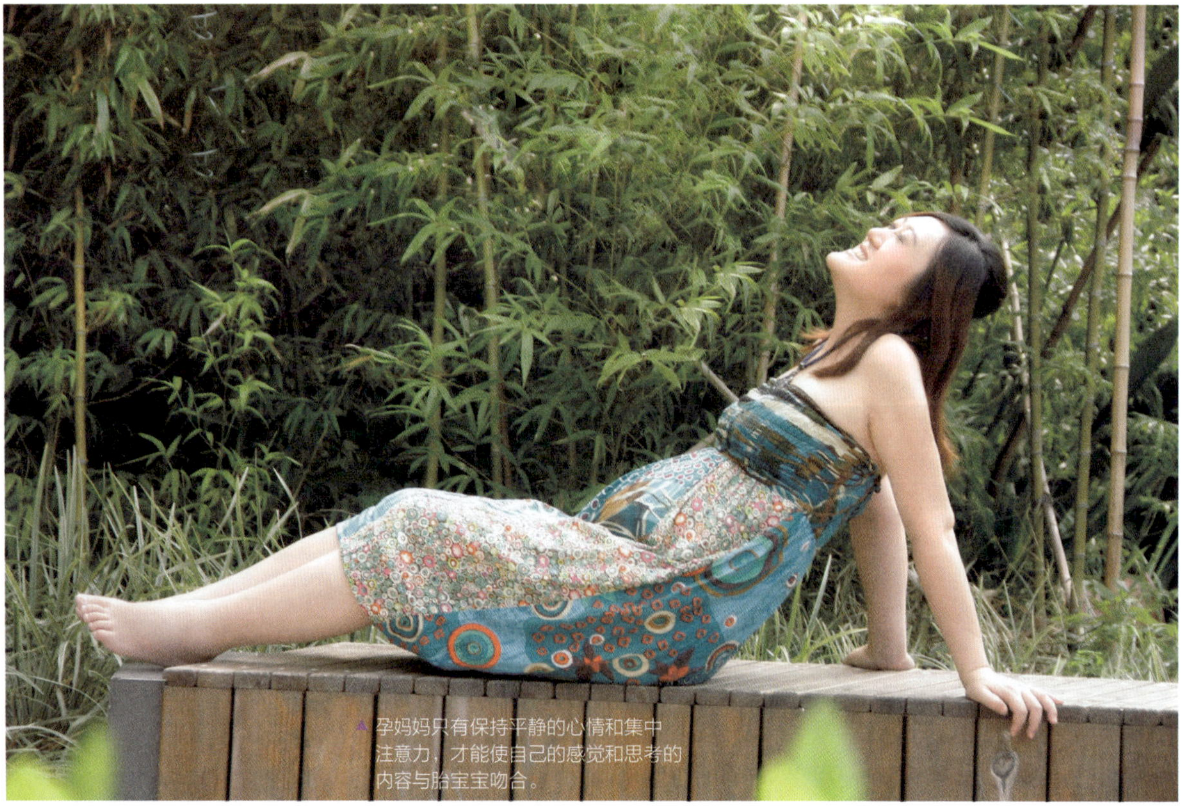

▲ 孕妈妈只有保持平静的心情和集中注意力，才能使自己的感觉和思考的内容与胎宝宝吻合。

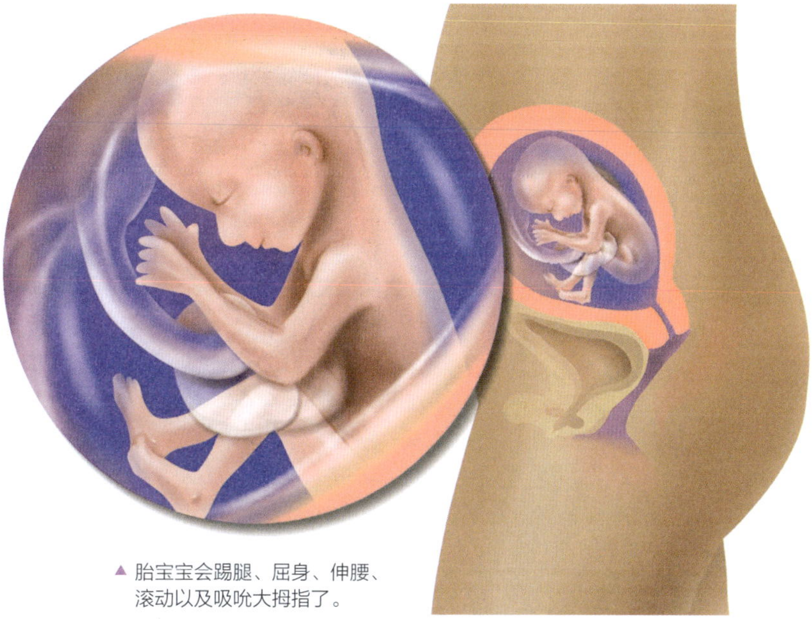

▲ 胎宝宝会踢腿、屈身、伸腰、滚动以及吸吮大拇指了。

四 孕19周："孕味"如此迷人

本周的孕妈妈"孕"味可是越来越明显，爱漂亮的孕妈妈可以为自己量身选择一些既舒适又美丽的孕妇装，让自己在孕期散发出别样的"味道"。

1 图解子宫内胚胎的变化

胎宝宝：在孕中期做B超时，你可以看到胎宝宝在踢腿、屈身、伸腰、滚动以及吸吮他的大拇指。而且，现在可以清晰地分辨胎宝宝的性别了。

孕妈妈：到了孕中期，孕妈妈的子宫逐渐增大、体重增加、腹部开始隆起。在肚脐下方约1.8厘米的地方，能够很容易就摸到自己的子宫。你的体重增加了3~7千克。有的孕妈妈可能会有一些皮肤的变化。上唇、面颊上方和前额周围可能出现暗色斑块。但也有相当部分的孕妈妈皮肤上没有出现任何异样。如果你皮肤上出现暗色斑块，不必过虑，这是孕期很常见的现象。对大多数女性来说，这种暗色斑在分娩后不久就会消褪，但你现在仍然需要做一些防护工作，比如尽量避免受到阳光的暴晒。

❷孕期好眠胜千金

孕妈妈应调整好自己的睡眠时间，规律作息。没有规律的睡眠习惯，会影响胎宝宝的生长发育，严重时会导致其生长发育停滞。孕妈妈本人也会因大脑休息不足引起大脑过劳，使脑血管长时间处于紧张状态，出现头痛、失眠、烦躁等不适，有可能诱发妊娠高血压。

养成良好的睡眠习惯

要养成良好的睡眠习惯，提升睡眠的质量，首先就要改掉半夜才入睡的不良习惯，建立身体生物钟的正常节律。每天晚上保证在11点之前进入睡眠。睡前用温热水浸泡双足，喝一杯牛奶，都可以帮助孕妈妈尽快入睡。

由于内分泌的变化，导致孕妈妈频繁上厕所而造成睡眠质量的下降。这时，也千万不要因为不想夜里起来而不喝水。每天都应该保证8杯水的量，睡前的2个小时不再喝水即可。此外，不要喝咖啡、浓茶等易引起兴奋的饮料，不看刺激性强的图书或电视节目。

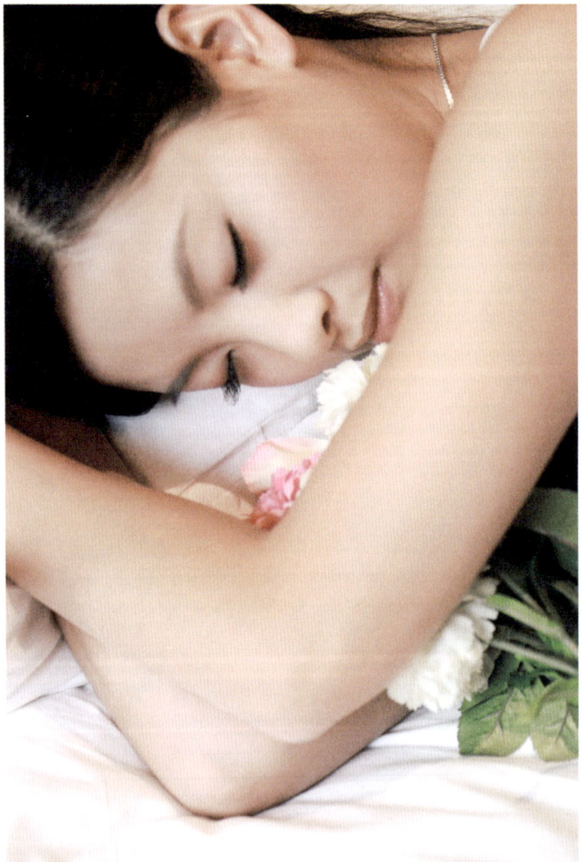

▲ 孕妈妈要养成良好的睡眠习惯，每天晚上保证在11点之前进入睡眠。

改正睡眠姿势

孕妈妈睡姿与母子健康关系密切。一般强调怀孕6个月以后不宜长时间仰卧或右侧卧，最合理的睡眠姿势是左侧卧位。在怀孕初期，孕妈妈就可以考虑用左侧卧位姿势休息了。

妊娠期间，由于胎宝宝在母体内不断生长发育，子宫逐渐增大，到了孕晚期，腹腔大部分被子宫占据。如果仰卧睡觉，增大的子宫就会向后压在腹主动脉上，使子宫的供血量明显减少，影响胎宝宝生长发育，还可使肾脏血流量减少，导致肾小球滤过率下降，这对孕妈妈健康也很不利。此外，仰卧时增大的子宫还可压迫下肢静脉，使下肢静脉血液回流受阻，引起下肢及外阴部水肿、静脉曲张；同时由于回心血量减少，造成全身各器官的供血量减少，从而引起胸闷、头晕、恶心、呕吐、血压下降，医学上称为“仰卧位低血压综合征”。子宫还可压迫输尿管，使尿液排出不畅，易患肾盂肾炎。患有妊娠高血压的孕妈妈如果经常仰卧睡觉，还会加重病情。

孕妈妈右侧卧位对胎宝宝发育也不利。因为怀孕后的子宫往往会不同程度地向右旋转，如果经常取右侧卧位，可使子宫进一步向右旋转，从而使营养子宫的血管受到牵拉，影响胎宝宝的血液供应，造成胎宝宝缺氧，不利于生长发育。因此，孕妈妈睡觉时取左侧卧位才最有利于母子健康。

营造良好的睡眠环境

营造绝佳的睡眠环境，把明亮耀眼的聚光灯换成柔和的或可以调节的灯，选择透气性好的棉麻质床单和被套等。记得经常把卧具放在阳光下晾晒消毒，还要保持卧室的通风与采光。

❸会休息的孕妈妈更轻松

孕妈妈比正常人身体负担重，容易疲劳。疲劳对孕妈妈本身健康和胎宝宝都不利，所以，孕妈妈应注意休息，并注意以下事项。

◎即使在工作中并不感到疲劳，也要稍稍休息，哪怕是休息5分钟或10分钟也好。条件允许的话，要到室外或阳台、屋顶上去呼吸新鲜空气，活动一下身体。

◎长时间在椅子上坐着工作的孕妈妈要不时地改变姿势，伸伸四肢，以解除疲劳。或者在脚下垫一个小台子，抬高脚的位置，防止水肿。

◎随着胎宝宝的成长、母体血液循环负担加重，孕妈妈突然站起、向高处伸手放东西或拿东西时，会感觉眼花或脑缺血，容易摔倒，所以一切行动都应采取慢动作。

◎冬季，办公室或卧室暖气过热，空气不新鲜，会使孕妈妈感到不舒服，要时常打开窗户通风换气。在卧室晚睡前、早起后都应开窗开门，流通室内的空气。

◎每天睡午觉。女性怀孕期间的睡眠时间应比普通人多一些，如平常习惯睡8个小时，妊娠期可以延长到9个小时左右。增加的这1个小时的睡眠时间最好加在午睡上。即使在春、秋、冬季，也要在午饭后稍过一会儿，躺下舒舒服服地睡个午觉。睡午觉可以使孕妈妈神经放松，消除劳累，恢复活力。午睡时间长短可因人而异，因时而异，半个小时到1个小时，甚至再长一点均可，

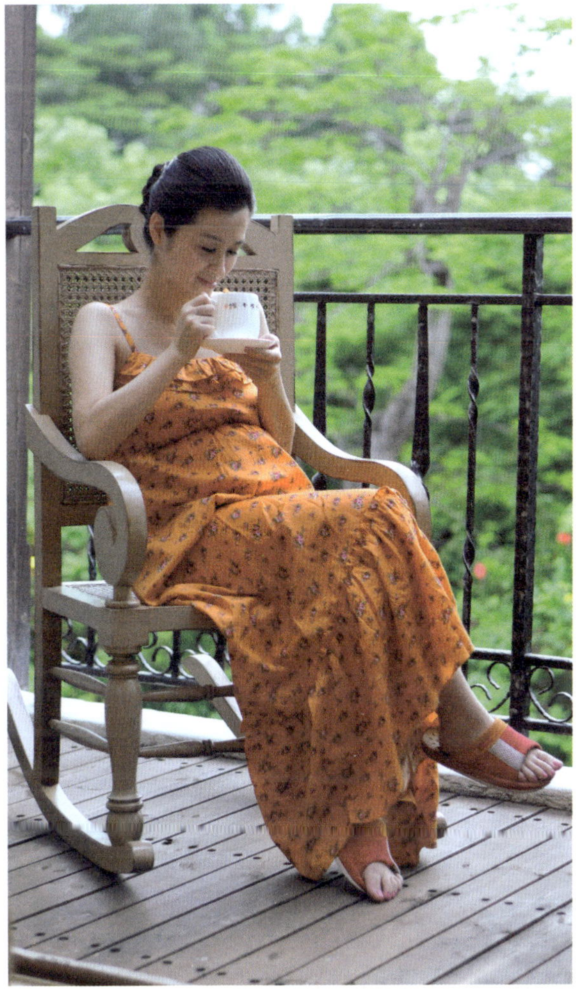

▲ 孕妈妈应多注意休息。

总之以休息好为目的。平常劳累时，也可以躺下休息一会儿。午睡时，要脱下鞋子，把双脚架在一个坐垫上，抬高双腿，然后全身放松。特别是感到消化不良或血液循环不好时，可以多变换睡姿，不要害怕压坏或影响胎宝宝。

④孕妈妈不宜去拥挤的场所

女性在妊娠期不宜去人多拥挤的场所，否则可能有以下危险：

◎孕妈妈在人多拥挤的地方，会有摔倒、撞到肚子等可能，严重时可引起流产或者早产等，如挤着上公共汽车就很危险。

◎人多拥挤的场合容易发生意外，如在广场看节目，孕妈妈由于身体不便，很容易发生意外。

◎拥挤的地方空气污浊，会给孕妈妈带来胸闷憋气的感觉，胎宝宝的供氧也会受到影响。

◎人多拥挤的场合必然人声嘈杂，形成噪声，对胎宝宝发育十分不利。

◎拥挤的场合易传播疾病。公共场合中各种致病微生物的密度远远高于其他地区，尤其是传染病流行期间，孕妈妈很容易传染上病毒和细菌。这些病毒和细菌对于一般健康人来说可能影响不大，但对孕妈妈和胎宝宝来说却是比较危险的。

⑤别补过了，导致营养过剩

怀孕早期，不少孕妈妈因为害喜而吃不下东西，到了本月，大部分孕妈妈胃口变好，于是有意识地增加营养的摄入，不过凡事过犹不及，营养过剩和营养不良一样有着极大的危害。

如果孕妈妈摄入过多营养，产生的热量超过人体需要，多余的热量就会转变成脂肪，堆积在体内，久而久之就会导致肥胖，而肥胖者是原发性高血压、心血管疾病、糖尿病的高发人群。除此之外，脂肪摄入过多，还会引起高脂血症、高胆固醇血症等，这些与脑中风、动脉粥样硬化有直接关系，而且还可能导致脂肪肝、脂肪心、脂肪脑等。如果孕期出现的肥胖在产后没有消除，就会形成生育性肥胖，将一直伴随终生，称为“母性肥胖综合征”。

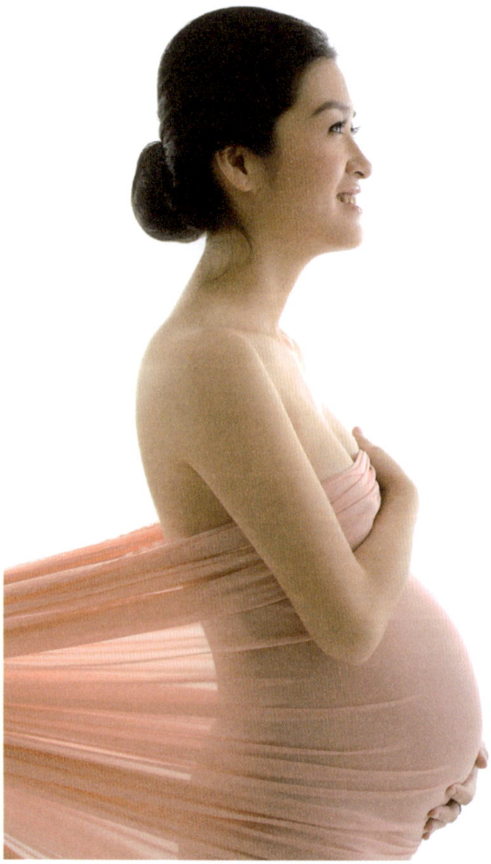

▲孕期肥胖会带来许多不良影响，孕妈妈切记不要过量摄入营养。

营养过剩还易诱发妊娠糖尿病。糖尿病发病的原因之一就是分泌胰岛素的胰腺负担过重，导致胰岛素的分泌量不足。怀孕期间，由于要负担母婴两人的代谢，孕妈妈对胰岛素的需求量有所增加，胎盘分泌的雌激素、孕激素、胎盘生乳素又具有对抗胰岛素的作用，因此，孕妈妈胰腺的负担就更加重了。如果孕妈妈进食碳水化合物或脂肪过多，血液里的葡萄糖和血脂含量过高，就更加加重了胰腺的负担，容易使孕妈妈患上妊娠糖尿病。

如果孕妈妈身体肥胖，就会因为过多的脂肪占据盆腔，使盆腔的空间变小，增加胎宝宝通过盆腔的难度，使难产率和剖宫产率增高，难产及剖宫产又必然导致产后出血率增高。

某些营养物质的过度摄取也会导致不良后果，如钙摄入过多容易造成肾结石；钠摄入过多可导致高血钠，容易引起原发性高血压；维生素A、维生素D过量摄入会引起中毒；碘过量摄入可致高碘性甲状腺肿、甲状腺功能亢进等。

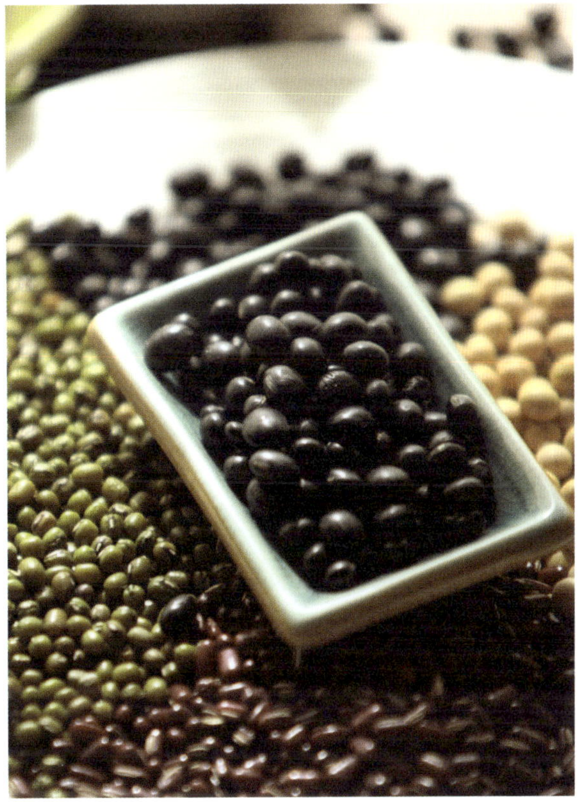

▲ 未经过细加工的食品，营养更丰富。

6 远离加工食品，食用“完整食品”

“完整食品”即未经过细加工的食品或经过部分加工的食品，其所含营养，尤其是微量元素更丰富，多吃这些食品可保证对孕妈妈和胎宝宝的营养供应。相反，经过细加工的精米精面，所含的微量元素和维生素多已大量流失。有的孕妈妈长期只吃精米精面，很少吃粗粮，这样容易造成孕妈妈和胎宝宝微量元素、维生素的缺乏。

⑦胎教时光：正确给胎宝宝讲故事

给胎宝宝讲故事是一项不可缺少的胎教内容。在讲故事时，孕妈妈可以把胎宝宝当成一个大孩子，娓娓动听地诉说。亲切的语言将通过语言神经的振动传递给胎宝宝。孕妈妈可以用下面的方式给胎宝宝讲故事。

选好故事书

幼儿画册是较为合适的胎教书，书中色彩丰富、富于幻想，语言也多为儿语，能唤起孕妈妈的幻想，给孕妈妈以幸福感和希望。

充满感情地讲

讲故事时孕妈妈应采取感到舒服的姿势，精力集中、吐字清晰、声调缓和、绘声绘色地讲。你情绪的积极与否，胎宝宝是能感觉到的。

充满感情地朗读，因为胎宝宝真的在听，在用心感受。孕妈妈在朗读的同时，可以使故事内容在自己的头脑里形成一个个具体的形象，以便更加具体地传递给胎宝宝。也就是说，故事必须是经过你的大脑，不一定依原文念给他听，胎宝宝听到的，是你理解了的，这样你才能把故事形象地传递给他。

讲你感兴趣或擅长的

除了童话，孕妈妈可以给胎宝宝讲生活中的一切，看见小草发芽，就讲春天；看见叶子落了，就讲秋天；吃水果的时候，就讲一个苹果的故事；想起自己的童年的趣事儿，也可以讲给他听……在现实生活中，越熟悉的事物，你讲起来会越轻松，越容易带有感情色彩。

剔除不美好的部分

我们熟悉的《白雪公主》《小红帽》等有暴力内容的故事并不适合作为胎教读物，即使同样一个故事，也会有不同的版本。你自己要把残酷和恐怖的场面删掉，这是因为让没有丝毫心理防备的胎宝宝感到不必要的恐惧，会给他的健康发育带来不好的影响。

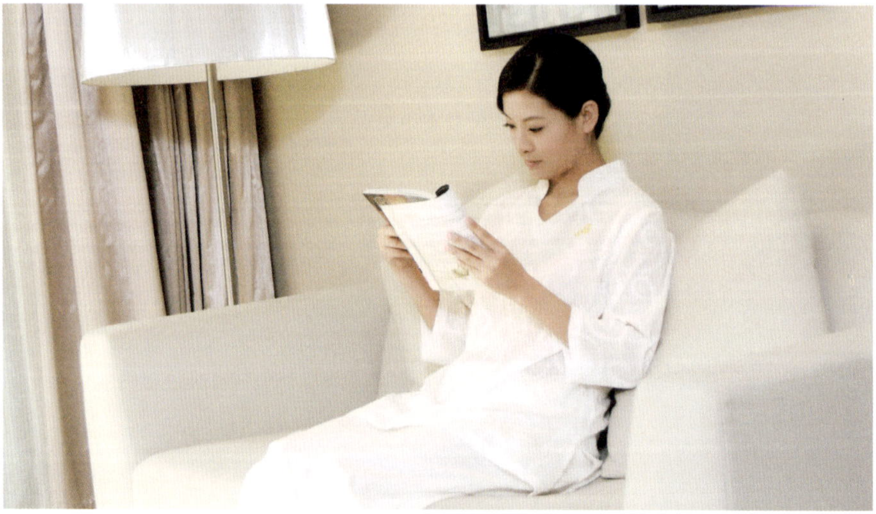

▸ 给胎宝宝讲故事是胎教不可缺少的内容。

五 孕20周：去做第二次B超吧

到本周，孕妈妈已经走完孕育宝宝路程的一半，现在，肚子已经很明显地隆起。本周，孕妈妈可以去医院做第二次B超，看看胎宝宝是否一切都正常。想象一下胎宝宝在你的腹中吸吮手指的调皮样子，是不是非常有趣呢？

❶ 图解子宫内胚胎的变化

胎宝宝： 从孕20周起，胎宝宝的视网膜就形成，开始对光线有感应，能隐约感觉孕妈妈腹壁外的亮光。胎宝宝的身长已达到25厘米，体重达到450克。他的感觉器官进入成长的关键时期，大脑开始划分专门的区域进行嗅觉、味觉、听觉、视觉以及触觉的发育。

胎宝宝现在每天都在喝羊水、排小便(小便会经“聪明”的胎盘排出，进入孕妈妈的代谢系统排出体外，孕妈妈不要担心)，靠自己维持生活环境中羊水的平衡。本周，胎宝宝的胃有米粒那么大了。

孕妈妈： 对很多孕妈妈来说，孕期的这个阶段是最轻松、最有精力的时期。你的感觉是不是也好了很多呢？从现在起，预计每周你的体重会平均增加0.45千克左右。如果你怀孕之前体重偏轻，可能需要多增加一些。现在，子宫日渐增大，将腹部向外挤，致使肚子向外鼓胀。由于子宫增大，压迫盆腔静脉，会使孕妈妈下肢静脉血液回流不畅，可引起双腿水肿，足背及内踝部、外踝部水肿尤其多见，下午和晚上水肿加重，晨起减轻。由于子宫挤压胃肠，影响胃肠排空，你可能常常感到饱胀、便秘。

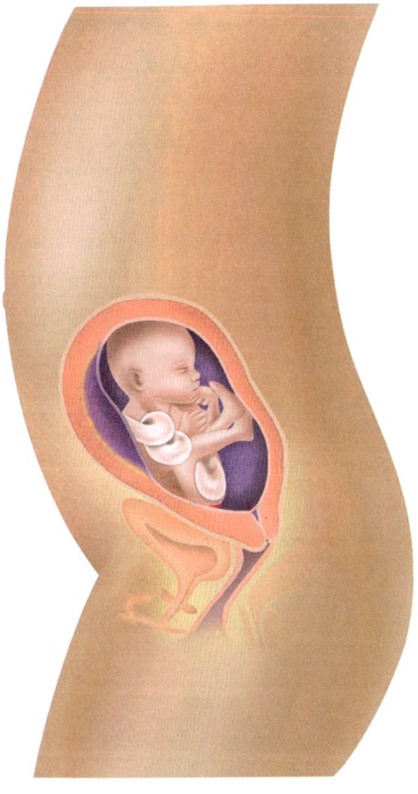

▲ 胎宝宝开始对光线有感应，能隐约感觉到孕妈妈腹壁外的亮光。

❷本周可进行B超畸形筛查

国家卫生部明确规定，检查胎宝宝畸形的最佳时期是在怀孕18～24周(孕中期)，错过了最佳的B超产前检查时间，会影响胎宝宝畸形的检出率。建议你在怀孕5个月左右进行B超畸形筛查。因为这段时间若发现胎宝宝畸形，可对胎宝宝进行引产，对孕妈妈的身体损害相对来说要小一些。如果超过28周发现胎宝宝畸形而进行引产，对母体的损害比较大。

孕20周左右，羊水相对较多，胎宝宝大小比较适中，在宫内有较大的活动空间。此时进行B超检查，能清晰地看到胎宝宝的各个器官，可以对胎宝宝进行全身检查。

B超检查胎宝宝是利用超声波原理，将胎宝宝各部位的密度对比，在屏幕上显现出来，便于医生观察胎宝宝的形态结构，发现畸形胎宝宝。在筛查胎宝宝畸形方面，B超功不可没。但B超检查可以显示胎宝宝的形态结构，并不能够显示胎宝宝的每一个部位和结构。比如B超显影明显的部位如骨骼，对于耳朵这样的软组织，却显示得并不一定清楚。

此外，某个部位B超能否查清楚，与检查时胎宝宝的体位、羊水、母体腹壁脂肪的厚度等因素有关。如果胎宝宝是趴着的姿势，B超就不能照到胎宝宝的面部，是否有唇裂就无法判断。如果羊水过少，B超检查没有“透声窗”，胎宝宝结构显示就不够清楚。如果母体过于肥胖，腹壁脂肪厚，清晰度就会大打折扣。如果胎宝宝是侧卧的姿势，靠近母体背侧的肢体由于被胎宝宝身体遮挡，往往不能完整地显示出来。所以说，B超检查胎宝宝畸形，不可能达到100%准确。当B超检查怀疑胎宝宝有异常时，必须有2位以上医生会诊，以尽最大的努力保证检查质量。

❸孕中期外出旅行应计划周全

怀孕4～6个月是外出旅行的最佳时期。

在你的身体变得更沉重前，不妨跟准爸爸来一次浪漫而舒适的孕期旅行吧。不过在出发前，建议你最好去进行产检的医院咨询一下医生，看看自己的旅行计划是否可行，征得医生同意后方可外出旅行。

选择人少的旅游地。尽量避开热线，选一些较冷的线路出行，感受大自然的恩赐。对将去的地方进行了解，避免前往传染病流行地区。不要去医疗水平落后的地区，以免发生意外情况，无法及时就医。

日程安排要合理。要选择真正是轻松休息的旅游项目，逗留期为2～3天的旅行比较理想。

交通工具要舒适。长途旅行，最好乘坐飞机，尽量减少长时间的颠簸，短途有条件的可以自驾车出游，避免拥挤。不论在火车、汽车还是在飞机上，最好能每15分钟站起来走动走动，以促进血液循环。

外出饮食要规律。要多吃蔬菜、水果，保证充足的膳食纤维摄入。要多喝水，防止出现脱水、便秘以及消化不良等现象。同时要注意饮食卫生。

住宿环境要舒适卫生。一定要选卫生条件好的宾馆住宿，可勤洗、勤换衣物，以保证身体清洁。

❹孕妈妈不宜过多进行日光浴

日光中的紫外线是一种具有较高能量的电磁辐射，有显著的生物学作用。多晒太阳能促使皮肤在日光紫外线的照射下合成维生素D，进而促进钙质吸收和骨骼生长。

但是，一定强度的日光可使皮肤受到紫外线的伤害，孕妈妈不宜过多进行日光浴。日光浴可使孕妈妈脸上的色素斑点加深或增多，出现妊娠蝴蝶斑或使之加重，还可能发生日旋光性皮炎(又称日晒伤或晒斑)，尤其是初夏季节，人们的皮肤尚无足量黑色素起保护作用时更易发生。

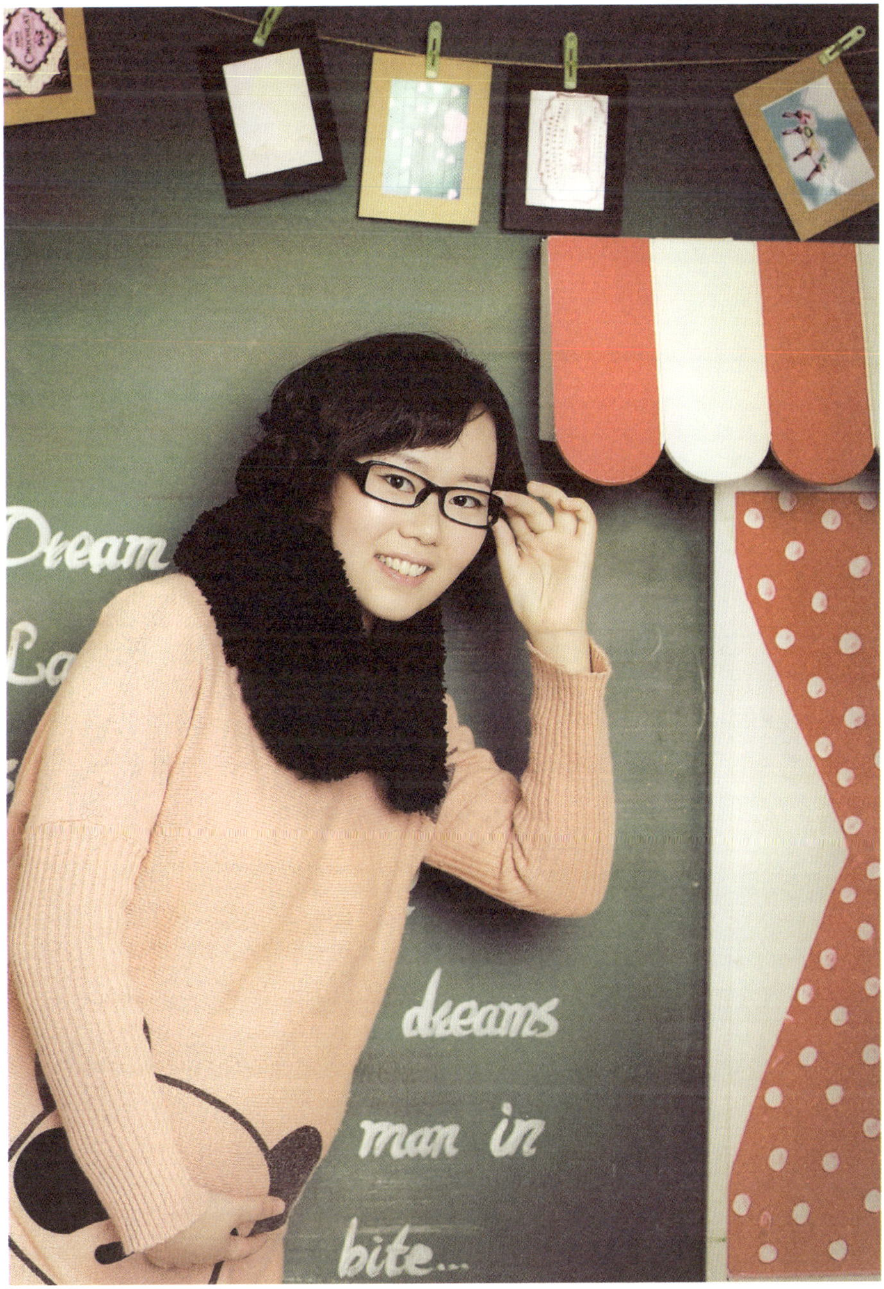

怀孕4～6个月是外出旅行的最佳时期。

5 补充维生素C，有效提高免疫力

爱美的女性都知道这句口号——“多C多漂亮”，不过，补充维生素C对于孕妈妈的意义可不仅仅是带来漂亮那么简单。

维生素C的作用

◎维生素C是一种水溶性维生素，为人体所必需的营养素，由于它具有防治坏血病的功效，因而又被称为抗坏血酸。抗坏血酸对酶系统具有保护、调节、促进和催化的作用。

◎维生素C可以提高白细胞的吞噬能力，从而增强人体的免疫能力，有利于组织创伤的愈合。

◎维生素C还能促进淋巴细胞的生成，提高机体对外来和恶变细胞的识别和灭杀。它还参与免疫球蛋白的合成，保护细胞，保护肝脏，具有解毒的作用。

◎维生素C能保证细胞的完整性和代谢的正常进行，提高铁、钙和叶酸的利用率，促进铁的吸收，对改善缺铁性贫血有辅助作用；还可加强脂肪和胆固醇的代谢，预防动脉硬化。

◎维生素C能促进牙齿和骨骼生长，防止牙龈出血，还能增强机体对外界环境的应激能力。

◎维生素C对胎宝宝骨骼和牙齿发育、造血系统的健全和机体抵抗力的增强有促进作用。

缺乏维生素C的危害

维生素C缺乏会影响胶原蛋白的合成，使创伤愈合延缓，毛细血管壁脆弱，引起不同程度的出血。如果孕妈妈体内严重缺乏维生素C，可诱发坏血病，还可能引起胎膜早破，增加新生儿的死亡率，且容易引起早产、新生儿低体重。

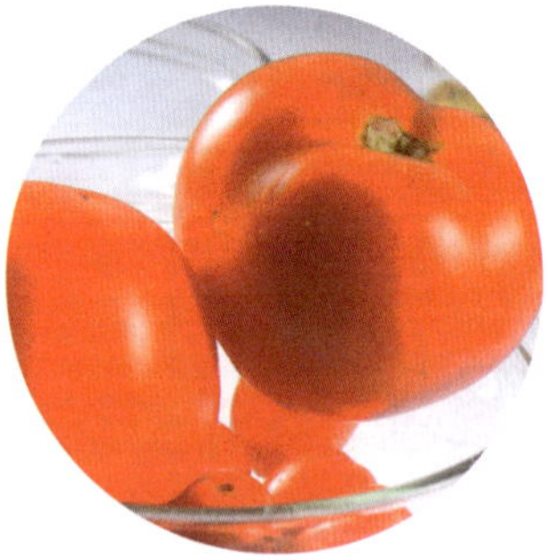

◀ 西红柿

孕期每日摄取量

维生素C是人体需求量最多的一种维生素。成人每日供给80～90毫克就能够满足需要，孕妈妈在此基础上需要再增加20～40毫克。孕早期每日宜摄入100毫克，孕中期和孕晚期每日均为130毫克。

这样补充维生素C

人体自身不能合成维生素C，必须从膳食中获取。维生素C主要存在于新鲜的蔬菜和水果中，水果中的酸枣、猕猴桃等含量最高；蔬菜以西红柿、辣椒、豆芽含量最高。蔬菜中的维生素C，叶部比茎部含量高，新叶比老叶含量高，有光合作用的叶部含量最高。

维生素C是水溶性物质，易被氧化破坏，过热、遇碱性、长时间暴露在空气中都会破坏维生素C，因此在烹调过程中，应尽量缩短洗煮时间，避免大火煎炒，以防维生素C流失。

6 胎教时光：故事《小蝌蚪找妈妈》

这个故事出现在我们小学语文课本上，几乎每个大人都熟知。孕妈妈不妨给胎宝宝讲讲这个故事吧，一来可让胎宝宝预先了解一下这个温暖的故事，二来也可让孕妈妈回忆起童年美好的时光。

小蝌蚪找妈妈

暖和的春天来到了，青蛙妈妈在水草上生下了好多圆圆的卵。春风轻轻地吹过，太阳光照着，池塘里的水越来越暖和了。青蛙妈妈下的卵慢慢地活动起来，变成了一群大脑袋长尾巴的小蝌蚪。他们在水里游来游去，非常快乐。

有一天，鸭子妈妈带着她的孩子到池塘里游泳。小蝌蚪看见小鸭子跟着妈妈在水里游来游去，非常亲热，就想起自己的妈妈来。他们一起游到鸭妈妈身边问道："鸭妈妈！鸭妈妈！你看见过我们的妈妈没有？请您告诉我们，她是什么样子呀？"鸭妈妈回答说："看见过，你们的妈妈头顶上长着两只大眼睛，嘴巴又宽又大，你们自己去找吧！"

"谢谢您，鸭妈妈！"小蝌蚪高高兴兴地向前游去。

一条大鲤鱼游过来了。小蝌蚪看见她头上有两只大眼睛，嘴巴又宽又大。他们想，一定是妈妈来了，就迎上去喊："妈妈！妈妈！"

大鲤鱼笑着说："我不是你们的妈妈，我是小鲤鱼的妈妈。你们的妈妈有四条腿，到前面去找吧！""谢谢您，鲤鱼妈妈！"小蝌蚪再向前游去。

一只大乌龟在前面游。小蝌蚪看见大乌龟有四条腿，他们想，这一定是妈妈了，就追上去喊："妈妈！妈妈！"

大乌龟笑着说："我不是你们的妈妈，我是小乌龟的妈妈。你们的妈妈穿着绿衣服，露着白肚皮，唱起歌来'呱呱呱'。你们到前面去找吧！"

"谢谢您，乌龟妈妈！"小蝌蚪又向前游去。

小蝌蚪游呀，游呀，游到池塘边。看见一只青蛙坐在荷叶上"呱呱呱"地唱着歌。他们赶快游上去，小声地问："请问，您看见我们的妈妈没有？她头上有两只大眼睛，嘴巴又宽又大，有四条腿，披着绿衣裳，肚皮白白的，唱起歌来'呱呱呱'的……"

青蛙听了，"呱呱呱"地笑起来。她说："唉！傻孩子，我就是你们的妈妈呀！"

小蝌蚪听了，一起摇摇尾巴说："奇怪！我们的样子为什么跟您长得不一样呢？"

青蛙妈妈笑着说："你们还小哩！过几天，你们会长出两条后腿，再过几天，你们又会长出两条前腿来。四条腿长齐了，尾巴没有了，换上绿衣裳，就跟妈妈一样了，也可以跟妈妈跳到岸上去捉虫吃了。"

小蝌蚪听了，高兴得在水里翻起跟斗来："呵！我们找到妈妈了！我们找到妈妈了！"青蛙妈妈"扑通"一声跳进水里，带着她的孩子们一块儿游玩去了。

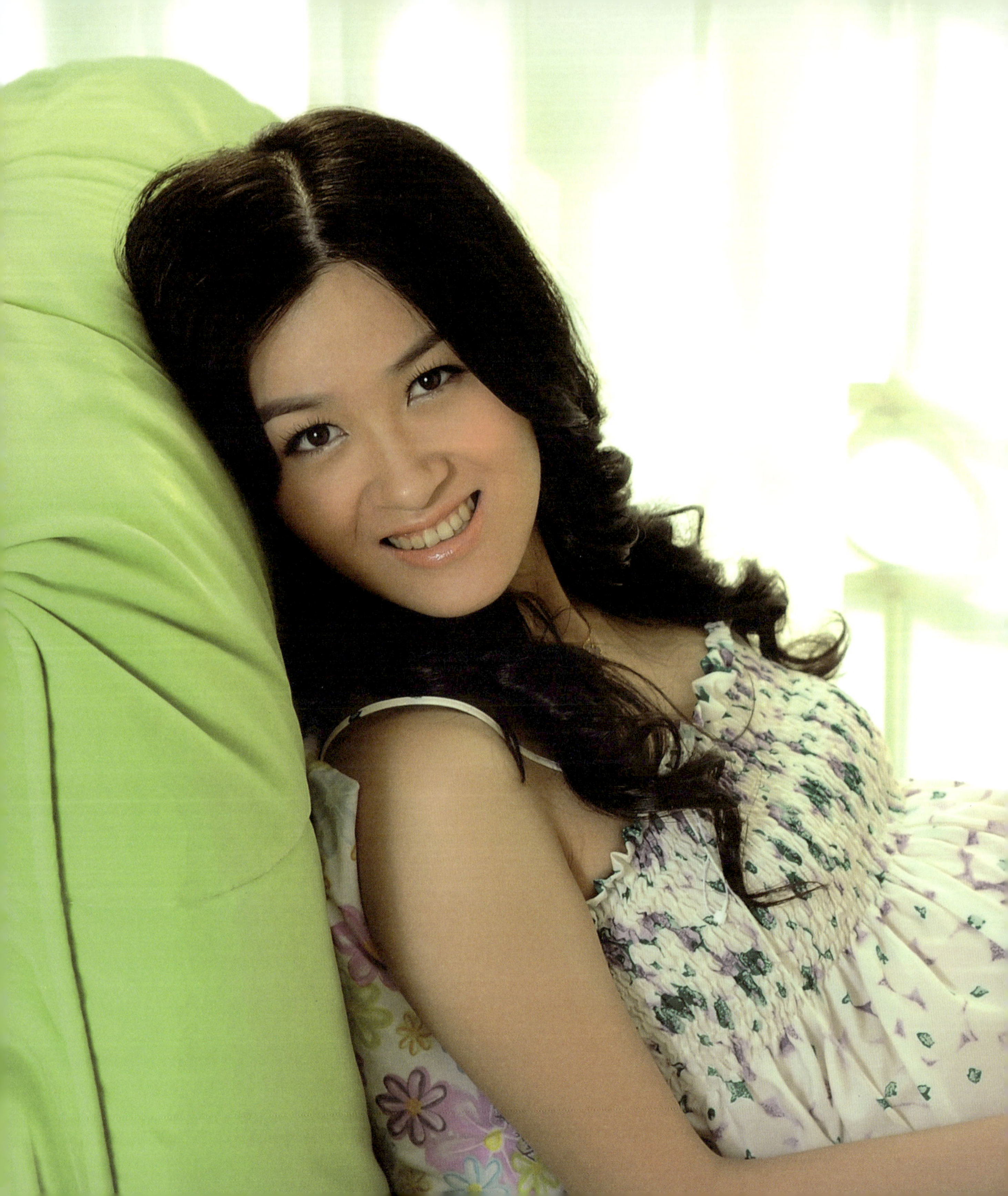

第六章

孕6月（21～24周）：享受“孕味”十足的美好时光

这个月的胎宝宝越来越活泼了，
在妈妈的子宫里，胎宝宝开始吮手指、蹬脚丫、翻跟斗，
甚至抓着脐带荡秋千……
这个时期的胎宝宝已经显露出顽皮的天性，
身体的各项器官已经基本发育，
所以孕妈妈要加强对胎宝宝的胎教，促进胎宝宝身体各项功能的发育。
同时，孕妈妈圆滚滚的肚皮显得“孕”味十足。
赶紧去照相馆留个影吧，
以后好给宝宝看，并告诉他：“当时你还在妈妈肚子里呢！”

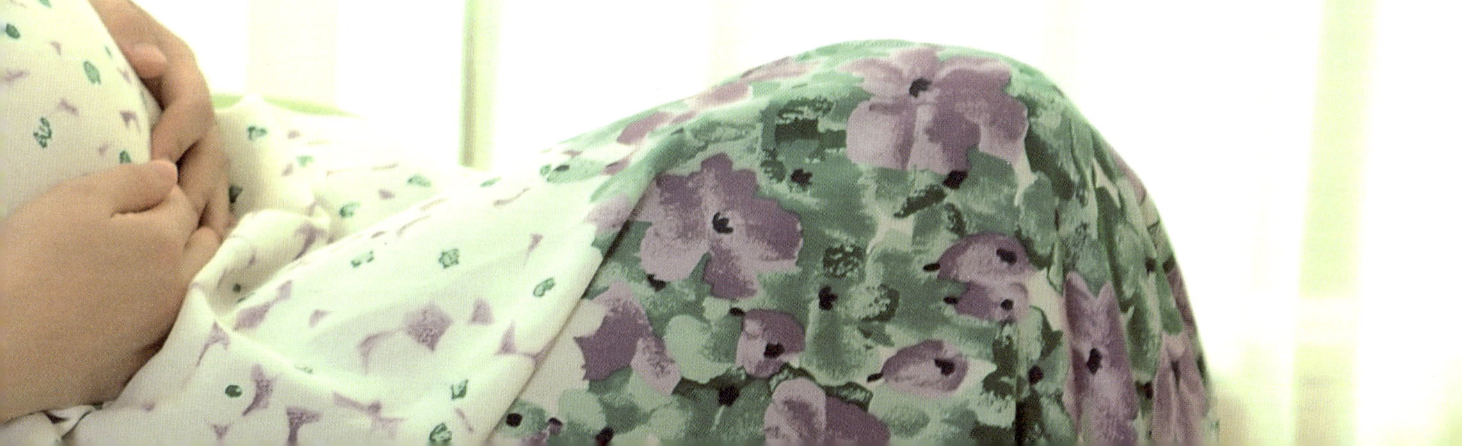

一 孕6月总叮咛

❗孕6月保健关键词

牙龈炎：注意刷牙、漱口，保持牙齿清洁，避免孕期牙龈炎、冠周病的困扰。

妊娠纹：由于体重迅速增加造成皮下弹力纤维断裂，开始在胸、臀和腰部出现妊娠纹。

排畸检查：一般排畸都是24周之前进行。

控制体重：孕中期的孕妈妈胃口会很好，这时要稍微注意控制饮食，不要盲目进补，导致体重剧增。

糖尿病筛查：一般孕妈妈在24～28周需要做糖尿病筛查，以了解是否有妊娠期的糖代谢疾病，高危妊娠者或肥胖、有家族病史及不良病史等情况可提前检查。

宫底高：从下腹耻骨联合的上缘至子宫底的长度。可以据此了解胎宝宝发育情况。

❶孕6月的营养叮咛

进入孕6月后，孕妈妈和胎宝宝的营养需求猛增，许多孕妈妈从这个月开始发现自己贫血，因此，本月要特别注意铁元素的摄入，多吃富含铁的蔬菜、蛋和动物肝脏等。此外，仍要保证营养均衡全面，使体重正常增长。孕中期不要吃得过咸，以免加重肾脏负担或诱发妊娠高血压。

❷孕6月的胎教叮咛

此阶段的胎宝宝状态较为平稳，各种器官都接近成熟，因此，孕妈妈在继续之前的语言、音乐胎教的同时，还可以进行简单的运动胎教，为将来生产做准备。

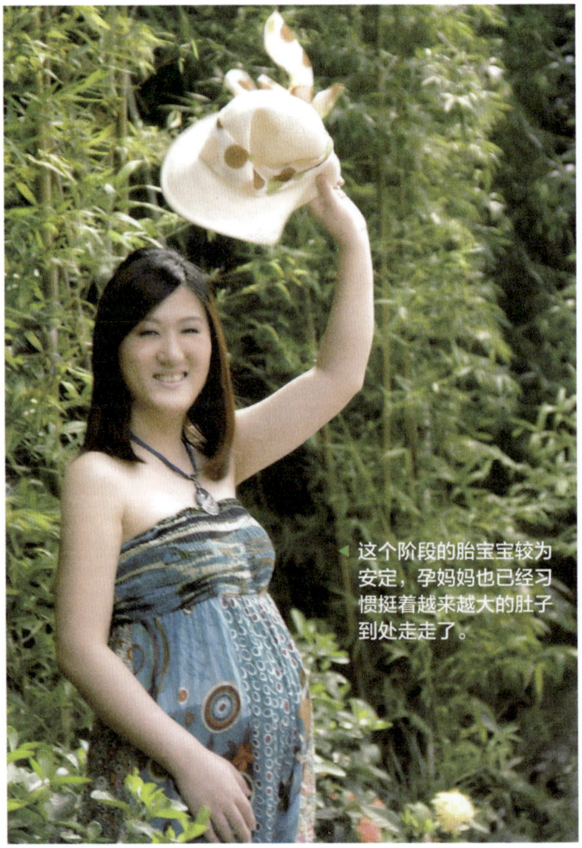

这个阶段的胎宝宝较为安定，孕妈妈也已经习惯挺着越来越大的肚子到处走走了。

情绪胎教

这个阶段的胎宝宝较为安定，孕妈妈也已经习惯挺着越来越大的肚子到处走了，所以可以把握这个阶段的稳定情绪灵活行动，安排外出旅游来调剂身心。不过注意选择空气清新、宁静的地方哦！

语言胎教、音乐胎教配合抚摩胎教

每天尽可能与胎宝宝聊天、讲故事、听音乐，并结合这些内容抚摩肚皮。抚摩肚皮除可了解胎动的情况之外，也可以让子宫内的胎宝宝感受到孕妈妈的关怀。今天的胎教内容，就是把这些重点都体验一下。

运动胎教

散步：当孕妈妈以轻松的心情散步时，子宫便会产生有规律的收缩，刺激胎宝宝的皮肤感觉。散步时宜穿着舒适的鞋袜，并采取渐进式的方式来增加散步的时间与速度。

游泳：孕妈妈适量游泳可以消除水肿以及全身慵懒的感觉，对骨盆也能起到很好的锻炼作用，但是孕妈妈游泳时要注意水温(29～31℃最好)、时间(10～14点最好)，有专人陪同最好。学会在水中全身放松，对顺利生产有相当大的帮助。

瑜伽：可以进行轻柔的动作来减轻身体的压力，借由深度放松的方式得到舒缓。瑜伽运动可刺激脑内啡呔的产生，让母体与胎宝宝都心情愉悦。孕中期是孕妈妈做瑜伽运动的最佳时期，孕妈妈可以在保证充分休息的基础上，选择难度系数较低的瑜伽动作，定期做一些练习。

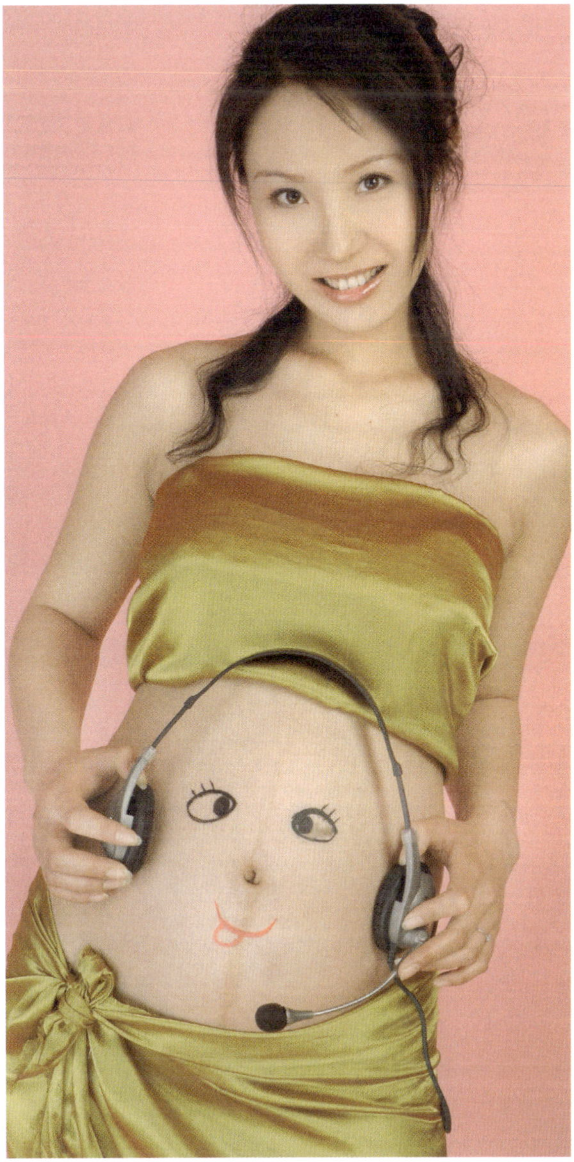

▲ 孕妈妈和胎宝宝一起听音乐，让子宫内的胎宝宝感受到孕妈妈的关怀。

二 孕21周：胎宝宝有300克重了

本周，胎宝宝长得更大了，有300克左右了。他的小乳牙已经开始在颌骨内形成。并且胎宝宝的活动越来越明显，且有了他自己的活动和睡眠周期。不过孕妈妈本人却仍然被一些孕期症状所困扰，如牙龈出血、妊娠纹、下肢静脉曲张等。

❶ 图解子宫内胚胎的变化

胎宝宝：这个小家伙现在看上去滑溜溜的，他的身上覆盖了一层白色的、滑腻的物质，这就是胎脂。它可以保护胎宝宝的皮肤，以免在羊水的长期浸泡下受到损害。不少宝宝在出生时身上还残留着少许白色的胎脂。

孕妈妈：孕妈妈的体重增加了约5千克。子宫在平脐的位置，从耻骨算起约22厘米。这个时期你还不会感觉到气短、呼吸急促等不适，因为子宫还没有增大到那种程度，但是随着子宫的增大，这种状况可能会越来越明显。由于孕妈妈身体的重心发生了变化，突出的腹部使重心前移，为了保持平衡，你不得不挺起肚子走路。

由于孕激素的作用，你的手指、脚趾和全身关节韧带变得松弛，会使你觉得不舒服，行动有点迟缓和笨重，这是正常的，不必担心。你的分泌物也在增加，如果你感到阴道周围红肿和刺痛，有酵母味道的分泌物，要考虑有可能是真菌感染，严重时需及时去专科医院就诊。双腿水肿可能会加重，要避免长时间站立，坐着或者躺着时最好抬高脚，这样会使下肢的静脉回流更好一些。

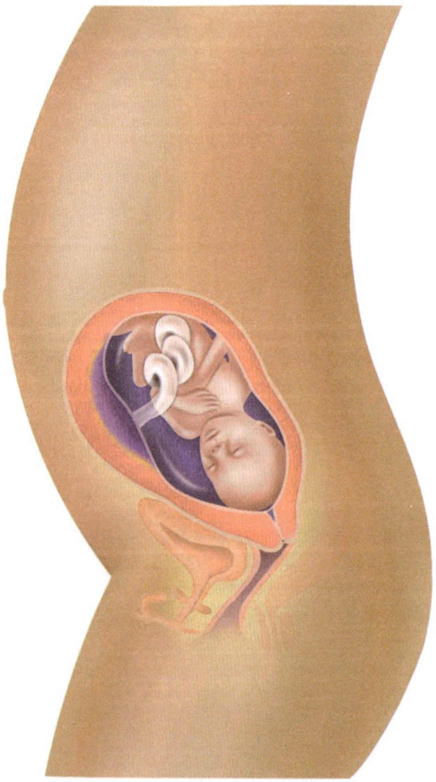

▲ 胎宝宝的身上覆盖了一层白色胎脂。

❷学会测量宫底高

所谓宫底高是指从下腹耻骨联合的上缘至子宫底的长度。宫底高度因孕妈妈的脐耻间距离、胎宝宝发育情况、羊水量、单胎或多胎等稍有差异。一般情况下，医生可通过产前检查了解胎宝宝发育情况，判断胎宝宝大小。

从孕20周开始直到孕36周，每过1周，你的宫底高都会相应增加。如果其间持续2周宫底高都没有变化，或者说增加过快、过慢，我们都建议你及时去医院就诊。进入36周以后，由于胎头下降入盆，宫底高的增速会变慢，甚至出现变小，这是正常的现象。

从本周开始，就可以让准爸爸给你测量宫底高了。方便的话，可以每周都测量，把测量数据记录下来，画成曲线，看看宫底高的增加是否在正常范围之内，测量方法如下：

①排尿后平卧于床上。

②准爸爸用软尺测量耻骨联合上缘中点至宫底的距离。

你也可以参考下表中的数据，自己估算宫底高。

表6－1　子宫高度与孕周的关系

孕周	手测宫底高度	尺测宫底高度（厘米）
12 周末	耻骨联合 2 ～ 3 横指	
16 周末	脐耻之间	
20 周末	脐上 1 横指	18 (15.3 ～ 21.4)
24 周末	脐上 1 横指	24 (22.0 ～ 25.1)
28 周末	脐上 3 横指	26 (22.4 ～ 29.0)
32 周末	脐与剑突之间	29 (25.3 ～ 32.0)
36 周末	剑突下 2 横指	32 (29.8 ～ 34.5)
40 周末	脐与剑突之间或略高	33 (30.0 ～ 35.3)

❸保养有方，无惧妊娠纹

不知从何时开始，孕妈妈发现自己的肚皮中间出现了一条小小的细纹。到本月，这条细纹似乎突然增粗增黑，看上去丑陋无比。这就是孕期美丽杀手——妊娠纹。

症状及原因

怀孕时，肾上腺分泌的类皮质醇（一种激素）水平会增高，使皮肤的表皮细胞和纤维母细胞活性降低，以致真皮中细细小小的纤维出现断裂，从而产生妊娠纹。孕中晚期，胎宝宝生长速度加快或孕妈妈体重短时间内增加太快，肚皮来不及撑开，都会造成皮肤真皮内的纤维断裂，从而产生妊娠纹。

妊娠纹的常见部位在肚皮下、胯下、大腿、臀部，皮肤表面出现看起来皱皱的细长形痕迹，这些痕迹最初为红色，微微凸起，慢慢颜色会由红色转为紫色，产后再转为银白色，形成凹陷的疤痕。妊娠纹一旦产生，将会终生存在。避免体重突然增加、适当运动与按摩，是避免妊娠纹产生最有效的方法。

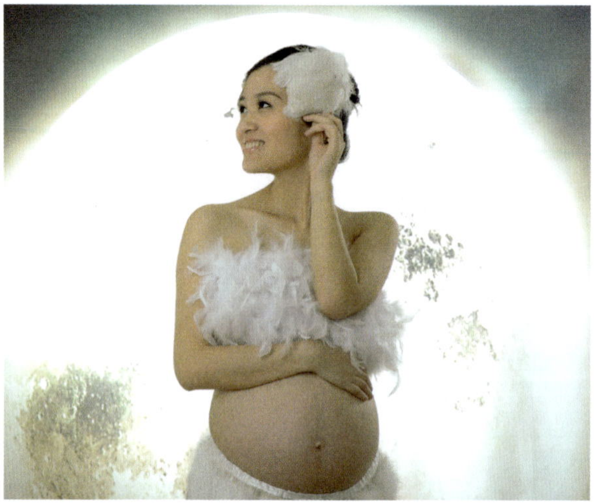

▲ 肚皮中间出现的这条竖线叫作妊娠线，并不是妊娠纹。

生活调理

按时作息，帮助身体建立规律的新陈代谢，有助于增加皮肤弹性。

从怀孕初期到产后3个月，每天早晚取适量抗妊娠纹乳液涂于腹部、髋部、大腿根部和乳房部位，并用手顺时针打圈轻轻按摩以帮助吸收，这样可减少妊娠纹的产生。即使产前没有妊娠纹的孕妈妈也同样不能省去这个步骤，因为有些细微的妊娠纹在产后反而会跑出来。

使用孕妈妈专用的托腹带，既可以减轻腹部的负担，又能预防妊娠纹的产生。

洗澡时不要用太烫的水，水温过高会破坏皮肤的弹性。

饮食调理

均衡摄取营养，保持正常的体重增加速度，少吃油炸、高糖的食品，多吃膳食纤维丰富的蔬菜、水果和富含维生素C的食物。每天早晚喝2杯脱脂牛奶，以此增强细胞膜的通透性和皮肤的新陈代谢功能。

多吃胶原蛋白丰富的食物，比如猪蹄、猪皮、蹄筋之类，可以增加皮肤弹性。

多吃富含维生素E的食物，如包菜、葵花籽油、菜籽油等，对皮肤有抗衰老的作用。

多吃富含维生素A的食物，如动物肝脏、鱼肝油、牛奶、奶油、禽蛋及橙红色的蔬菜和水果，可以避免皮肤干燥。

多吃富含维生素B_2的食物，如动物肝肾、动物心、蛋、奶等，可以预防皮肤开裂和色素沉着。

4 孕期胃肠胀气不用怕

很多孕妈妈有这样的感觉：

吃完东西后不停地打嗝，打嗝厉害时就想吐，不管吃什么都胀气，等稍微舒服了就会感觉到饿，再吃东西又会重复以上不适，这就是孕期胃肠胀气的表现。在不合时宜的场合打嗝是令人非常尴尬的事情，但对孕妈妈而言却是难免的。

症状及原因

孕中期以后，孕妈妈会发觉肚子发胀，这是黄体酮水平升高的副作用，而且怀孕中后期子宫扩大，压迫到肠道，使得肠道不容易蠕动，造成食物残留在体内发酵，也是体内气体增多的原因。

生活调理

胃肠胀气的孕妈妈可以在饭后1个小时进行按摩，以帮助胃肠蠕动。孕妈妈坐在有扶手的椅子或沙发中，成45度半卧姿，从右上腹部开始，按顺时针方向移动到左上腹部，再往左下腹部按摩，切记不能按摩中间子宫所在的部位；也可以在饭后半小时到1个小时左右，到外面散步20～30分钟，对促进消化有帮助。此外，孕妈妈应穿着宽松、舒适的衣服，不要穿任何会束缚腰和腹部的衣服。

饮食调理

要有效舒缓胀气，必须先从饮食入手。当孕妈妈感到胃部胀气时还进食大量食物，就会加重胃肠负担，令胀气情况更加严重。孕妈妈不妨把一天的3餐改成一天6～8餐，每餐分量减少。注意每一餐不要进食太多种食物，也不宜只吃流质的食物。

孕妈妈可多吃富含膳食纤维的食物，如蔬菜、水果等，因为膳食纤维能促进肠道蠕动。另外，要避免吃易产气的食物，如豆类、油炸食物、土豆等；避免饮用苏打类饮料，因为苏打能在胃里产生气泡，加重胀气的感觉，加上其中含钠较多，不适合孕妈妈饮用；咖啡、茶等饮料也要不喝为宜。

如果大便积累在大肠内，胀气情况会更加严重，所以孕妈妈要多喝温开水，每天至少喝1500毫升的水，充足的水分能促进排便。喝温开水较冷开水适宜，喝冷开水易造成肠绞痛。

5 热量摄取因人而异

一般来说，孕6月的孕妈妈每日的热量需求量要比孕早期增加200千焦耳。

一来，因为孕妈妈的生活状况不一样，如有的孕妈妈在家全天待产，不怎么运动，而有的孕妈妈依然每天参加工作，做一定量的运动；二来，每个孕妈妈体重增长的状况也不一样，热量的摄取应是根据自身体重的增长状况来进行，而非盲目地遵循专家或者相关书籍上给的数据。一般来说，孕妈妈每周的体重增长速度在0.3～0.5千克比较适宜，低于0.3千克或者高于0.5千克，就要适当地调整热量的摄取量。

6 胎教时光：给胎宝宝进行抚摩胎教

孕妈妈本人或者准爸爸用手在孕妈妈的腹壁轻轻地抚摩胎宝宝，给胎宝宝触觉上的刺激，以促进胎宝宝感觉神经及大脑的发育，称为抚摩胎教。

医学研究表明，胎宝宝体表的绝大部分细胞已经具有接受信息的初步能力，并且能够通过触觉神经来感受体外的刺激，而且反应渐渐灵敏。有关专家认为，父母可以通过抚摩和话语与子宫中的胎宝宝沟通信息，这样做可以使胎宝宝有一种安全感，使他感到舒服和愉快。

抚摩胎教可以在妊娠20周后开始，与胎动出现的时间吻合，并注意胎宝宝的反应类型和反应速度。如果胎宝宝对抚摩刺激不高兴，就会用力挣脱或者用蹬腿来反映。这时，父母应该停止抚摩。抚摩应从胎宝宝头部开始，然后沿背部到臀部及肢体，要做到轻柔有序。每晚临睡前进行，每次抚摩以5～10分钟为宜。抚摩可与数胎动及语言胎教结合进行。

三 孕22周：胎宝宝的动作更多了

这个时期，胎宝宝的动作多了起来，尤其是手部的动作，抓小鼻子啊，揉擦小脸啊，有时候还会噘嘴巴，是不是非常有趣啊？随着胎宝宝的成长，孕妈妈的腹部也越来越鼓，新的问题又会接踵而来。孕妈妈你做好应对的准备了吗？

❶图解子宫内胚胎的变化

胎宝宝：这一周，胎宝宝身长已经长到19厘米左右，体重大约有350克。小家伙的皮肤红红的，为了方便皮下脂肪的生长，皮肤上面皱皱的。胎宝宝眉毛和眼睑已充分发育，小手指上也已长出娇嫩的指甲。

孕妈妈：这一周，孕妈妈体重大约以每周增加250克的速度在迅速增长。子宫也日益增大，压迫肺部。由于骤然增加的体重和增大的子宫，使孕妈妈的体重越来越重。同时，妊娠激素的分泌会导致手指、脚趾和其他关节部位变得松弛。你的肚脐可能不再是凹下去的，它可能是平的，也可能很快会凸出来。

除了越发严重的妊娠纹，在孕期你可能会注意到另一种的皮肤变化，是一种被称为蛛形血管瘤的东西。它们是一些微红凸起的、带有细小分支的小块。通常会出现在脸、脖子、胸上部和胳膊上，它们是由孕期增高的雌激素引起的，通常会在生产后自然消失。

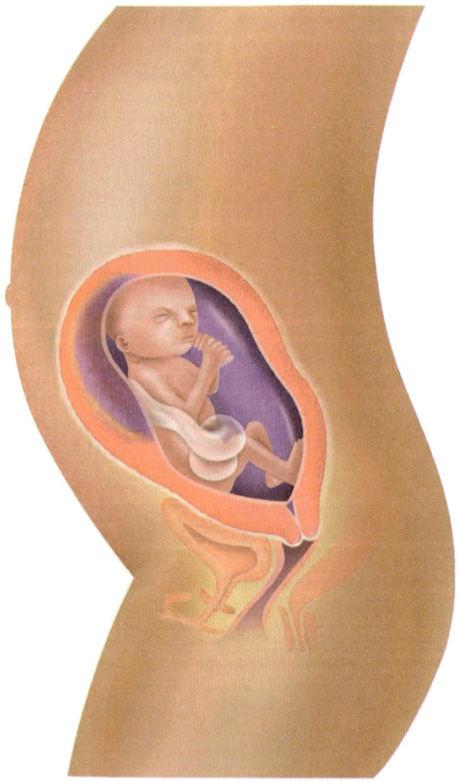

▲ 胎宝宝眉毛和眼睑已充分发育。

❷乳房增大了，换个合适的胸罩吧

从怀孕到生产，你的乳房会增大。随着乳房的不断增大，到这周，你可能穿以前的胸罩时会觉得很紧、很不舒服了。过紧的胸罩会压迫到乳房，会因与乳头长期摩擦而影响以后的哺乳。所以，建议你最好重新购买胸罩。选购胸罩时可以参考以下建议：

选用舒适柔软的胸罩，如纯棉质地的胸罩，以免压迫乳腺、乳头，造成发炎现象。

选择有钢托的胸罩，支撑住乳房的重量，以免乳房下垂，导致乳房内的纤维组织被破坏。也可以选择没有钢托，但采用了特殊设计的休闲胸罩。这类胸罩质地柔软，穿着舒适，背部无钩扣，睡觉时也可以穿，给孕期发胀的乳房增添舒适感。

胸罩的肩带尽量宽，以免勒入皮肤；扣带应该可以随着胸围的增大进行调节；前扣型胸罩便于穿着及产后哺乳。

根据自己当前的胸围尺寸选择胸罩，而不是简单地选择一件超大码胸罩。注意，不同厂家生产的胸罩在尺码上可能会有出入，所以购买胸罩时不能只看尺码就买了。最好亲自试穿一下，看看胸罩是否合身、舒适。

你还可以选择专为孕妈妈设计的胸罩，并随着乳房的变化随时调整。到孕晚期，你可以直接选用哺乳胸罩，这类胸罩不仅适用于孕期，在哺乳期使用同样方便。

3 进食时细嚼慢咽

孕妈妈进食是为了充分吸收营养，保证自身和胎宝宝的需要。吃东西时狼吞虎咽，食物未经充分咀嚼就进入胃肠道，与消化液接触的面积会大大缩小，相当一部分营养成分无法被吸收，这就降低了食物的营养价值。同时，狼吞虎咽也会使消化液分泌减少。人体将食物的大分子结构变成小分子结构，是靠消化液中的各种消化酶来完成的。慢慢咀嚼食物引起的胃液分泌，比食物直接刺激胃肠引起的胃液分泌要多，且含酶量高，持续时间长，对人体摄取食物营养更为有利。

食物咀嚼不够，还会加大胃肠的负担，损伤消化道黏膜，易引起肠胃病。同时，狼吞虎咽容易导致饭量大增，易引发肥胖症。

4 避免高糖饮食

医学专家发现，血糖偏高的孕妈妈生出体重过重婴儿的可能性、胎宝宝先天畸形的发生率分别是血糖偏低孕妈妈的3倍和7倍。孕妈妈在怀孕期间肾的排糖功能根据个体情况均有不同程度的降低。血糖过高会加重孕妈妈肾脏的负担，不利于孕期保健。

5 减少吃盐，口味清淡

孕妈妈在怀孕期间吃过咸的食物，会导致体内钠潴留，易引起水肿和原发性高血压，因此孕妈妈不宜多吃盐。但是，一点儿盐都不吃对孕妈妈也没有益处，适当少吃盐才是正确的。

忌盐饮食是指每天摄入氯化钠不超过2克，而正常进食，每天会带给人体8～15克氯化钠，其中1/3由主食提供，1/3来自烹调用盐，另外1/3来自其他食物。无咸味的提味品可以使孕妈妈逐渐习惯忌盐饮食，如新鲜西红柿汁、无盐醋渍小黄瓜、柠檬汁、醋、香菜、洋葱、韭菜、肉豆蔻等，也可食用全脂或脱脂牛奶以及低钠酸奶、乳制甜奶。

6 补充维生素D，促进胎宝宝骨骼生长

大龄孕妈妈阿枝在近40岁才怀上第一胎，所以阿枝特别小心，自打怀孕起就大门不出、二门不迈，可是产检时却被医生告知缺钙，要适当补充维生素D。

维生素D的作用

维生素D是一种脂溶性维生素，又被称为阳光维生

素，这是因为人体皮肤只要适度接受太阳光照射便不会缺乏维生素D。

维生素D可以促进维生素A的吸收，预防更年期骨质疏松、钙元素流失，具有抗佝偻病的作用，故又被称为“抗佝偻病维生素”，是人体骨骼正常生长的必需营养素。

维生素D可以促进小肠对钙、磷的吸收，调节钙和磷的正常代谢，维持血液中钙和磷的正常浓度。

维生素D可以促进人体生长和骨骼钙化，促进牙齿健康。

维生素D可以维持血液中柠檬酸盐的正常水平，防止氨基酸通过肾脏流失。

缺乏的危害

缺乏维生素D时，孕妈妈有可能出现骨质软化。一旦出现骨质软化，骨盆是最先发病的部位，首先出现髋关节疼痛，然后蔓延到脊柱、胸骨、腿及其他部位，严重时会发生脊柱畸形，甚至还会引起骨盆畸形，影响孕妈妈的自然分娩。孕妈妈缺乏维生素D，还会导致胎宝宝骨骼钙化不良，影响其牙齿萌出，甚至会导致先天性佝偻病。

孕期每日摄取量

维生素D的摄入量为孕早期每日5微克，孕中期和孕晚期每日10微克，孕期维生素D的最高摄入量为每日20微克。

可以这样补充维生素D

鱼肝油是维生素D的最佳来源。通常天然食物中维生素D含量较低，含脂肪高的海鱼、动物肝脏、蛋黄、奶油等相对较多，瘦肉和奶中含量较少。

维生素D可通过晒太阳和食用富含维生素D的食物等途径来补充。孕妈妈最好每天进行1～2个小时的户外活动，通过照射阳光增加维生素D。

因为季节或地域因素无法晒太阳的话，可以通过口服维生素D片剂来补充身体所需，但要谨遵医嘱，切勿过量服用，否则会中毒，其症状有食欲下降、呕吐、恶心、腹泻、腹痛等，且会使胎宝宝的大动脉及牙齿发育出现问题。

7 有目的地训练胎宝宝的听力

胚胎学研究证明，胚胎从第8周开始神经系统初步形成，听神经开始发育。当胎宝宝发育进入5～7个月，听力完全形成，能分辨出各种声音，并在母体内做出相应的反应。胎宝宝通过辨别不同的声响，表现出对自己母亲的声音特别敏感。

研究者让孕5月的孕妈妈每天给胎宝宝朗读一篇故事，直到胎宝宝出生。当胎宝宝出生后进行吸吮试验：先准备两篇韵律完全不同的儿童读物，一篇是孕妈妈曾经给胎宝宝朗读的故事，另一篇是胎宝宝在母亲体内没听到过的故事。婴儿通过不同的吸吮方法才能听到这两篇不同的儿童读物。结果发生了让人非常惊喜的事情，这些婴儿完全选择了他们出生前听过的故事。

研究还发现，如果胎宝宝喜欢听某种声音，就会表现得安静，而且胎头会逐渐移向孕妈妈腹壁；如果听到不喜欢听的声音，胎头就会马上扭开，并且用脚踏孕妈妈的腹壁，表示不高兴。

以上事实说明胎宝宝在未出生前已经具备听力。并且，专家发现，如果胎宝宝在母体内患有先天性耳聋，通过听力训练可以作出初步诊断，当胎宝宝一出生就可以采取相应的措施。

8 用正确的方式进行音乐胎教

要正确施行音乐胎教，达到调节身心、促进发育的目的，并避免损害胎宝宝听力，建议你在进行音乐胎教的时候参考以下建议：

声源距离：应选择在空间较大的环境中进行，注意不要离声源太近，也不要直接将音箱的扬声器放在腹壁上。胎宝宝在母体内一直都是漂移浮动的，如果孕妈妈直接将音箱的扬声器放在腹壁上，此时胎宝宝若正好是耳道贴着孕妈妈腹壁的话，声波就会直接进入母体内胎宝宝的耳道。胎宝宝幼嫩的耳道直接受到高频声音的刺激，极易导致耳蜗及听觉神经损伤，引起听力障碍甚至耳聋。

胎教时间：每次音乐胎教的持续时间以5~10分钟为宜，不要太久。

音乐选择：应挑选节奏柔和、舒缓的轻音乐，像一些节奏起伏比较大的交响乐，尤其是摇滚乐、迪斯科舞曲等刺激性较强的音乐，都不适合孕妈妈和胎宝宝听。

9 胎教时光：给胎宝宝取个亲切的乳名吧

宝宝出生后，家中的长辈都会给宝宝取个响亮的名字。其实，按照胎教的理论，在孩子出生后再起名字就已经晚了。在怀孕第6个月，就应当给腹中的宝宝取一个乳名。准爸妈经常用亲切的乳名呼唤胎宝宝，并且经常和胎宝宝说话，这样可以更好地和胎宝宝进行感情交流。

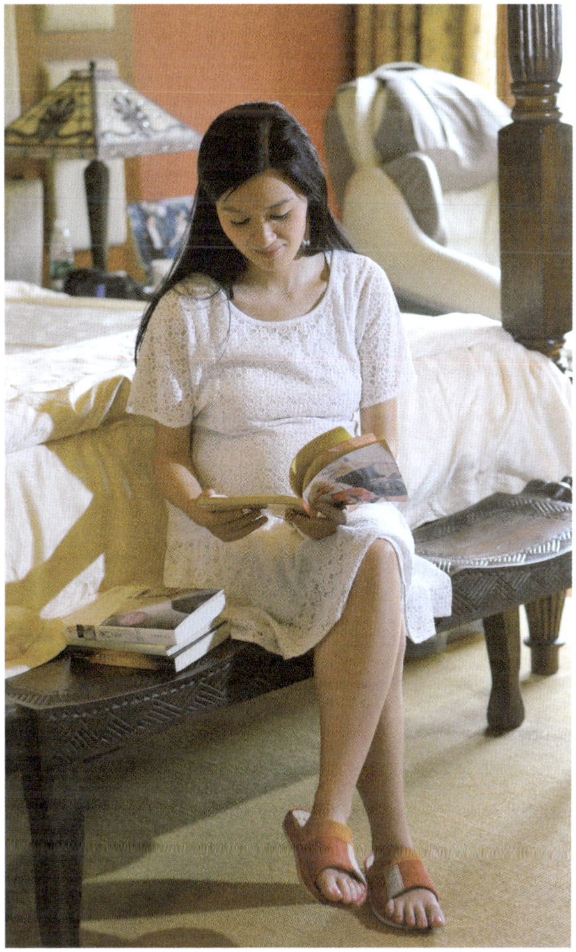

▲ 孕5月，孕妈妈应每天给胎宝宝朗读一篇故事，直到胎宝宝出生。

四 孕23周：皱巴巴的微型老头

本周的胎宝宝已经像一个人儿，只是皮肤皱巴巴的，像个微型老头。并且，胎宝宝的牙胚开始发育，所需要的钙质越来越多了，所以孕妈妈要注意补钙哦！除了有意识地食用富含钙质的食物外，不要忘了适当晒晒太阳，促进体内维生素D的合成。

1 图解子宫内胚胎的变化

胎宝宝：皮肤红红的，而且皱巴巴的，样子像个小老头。皮肤的褶皱是为了给皮下脂肪的生长留有余地。嘴唇、眉毛和眼睫毛已清晰可见，视网膜也已形成，具备微弱的视觉。胰腺及激素的分泌正处于稳定的发育过程中。牙龈下面乳牙的牙胚也开始发育。

孕妈妈：进入了23周，孕妈妈的子宫已经到脐上约3.8厘米的位置，宫高约23厘米。体重增加了7千克左右。当身体膨胀时，你可能开始感觉到疼痛。由于腹部的隆起，你的消化系统会感觉不舒服，曾经在孕早期出现的胃灼热，现在又来困扰你了。每餐不要吃得过饱，少食多餐会令你舒服一些，饭后散步将有助于消化。当身体臃肿时，要观察钠的摄入及吸收情况，过多摄入会使你水肿。另外，有些孕妈妈会感到腹部、腿部、胸部、背部变得瘙痒难耐，或瘙痒与黄疸同时共存。如果出现这种情况，一定要到医院就诊，这有可能是妊娠期肝内胆汁淤积症。

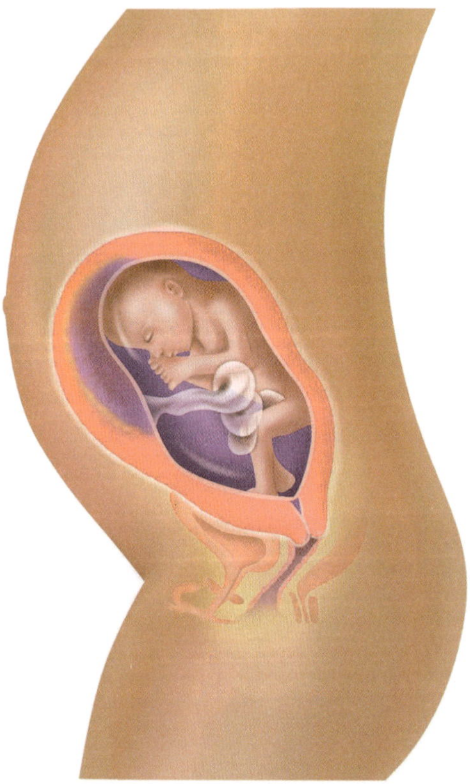

▲ 胎宝宝的眉毛和眼睫毛已清晰可见。

❷运动要格外小心

孕妈妈参加劳动或体育活动，或多或少会引起子宫收缩。子宫收缩时，子宫血流量会相应减少，因此对胎宝宝的供血也相应减少。对身体健康的孕妈妈而言，参加体育活动，虽然可致子宫血流量减少，但通常并不会影响胎宝宝，因为胎宝宝具备相当强的耐受力。而且，孕妈妈运动后可有效地促进盆腔血液循环，增进机体新陈代谢，这些对孕妈妈和胎宝宝都是有益的。但身怀六甲，更应该选择一些安全性高的运动。

适合孕妈妈的运动

适合孕期的运动有以下几种：

散步：在天气适宜时，在亲友陪同下到空气清新的公园、郊外田间小道或树林里散步，每周3～5次。散步的时间多少和距离长短以不觉劳累为宜。

游泳：游泳是比较适合孕妈妈的运动之一。它安全、舒适，活动量适中，能锻炼腹部、腰部和腿部力量，增大肺活量，提高身体的协调性。同陆上运动相比，游泳还具有减轻腰部压力的优点。但要注意游泳池水的卫生。当然，孕妈妈游泳一般不宜超过1个小时，游300～400米即可。游泳前要做好充分的热身运动，避免跳水和仰泳。游泳时应有救护设备及救生人员监护。

每天坚持做孕妇操：每日可在散步之后或工作之余

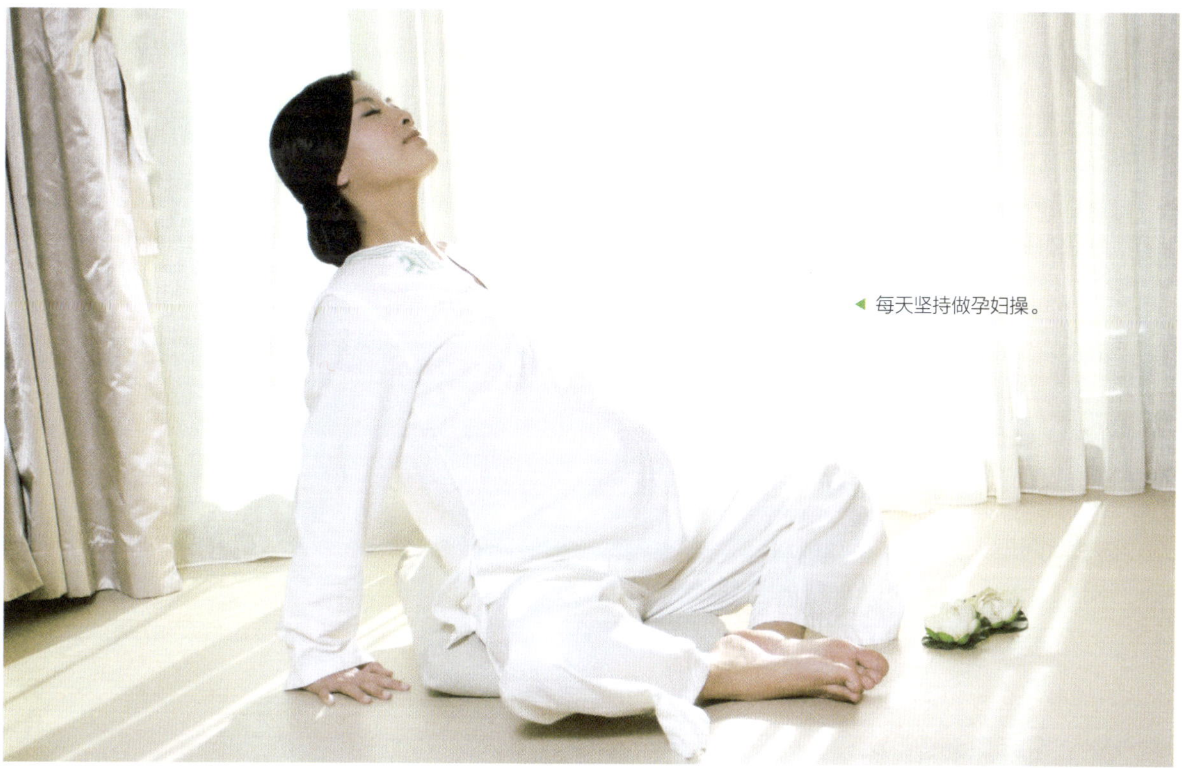

◀ 每天坚持做孕妇操。

做几节。孕早期，不要做跳跃运动，而且每节操可少做几个节拍，动作幅度小一些，节奏慢一些。孕中期，可做全套操，但弯腰和跳跃要少做，甚至不做。到了孕晚期，不要弯腰和跳跃，但可以增加脚腕、手腕、脖子等活动。做操之前排尽大小便，这样能减轻腰腿疼痛，松弛腰部和骨盆的肌肉。做操时动作要轻、要柔和，运动量以不感到疲劳为宜。

孕期运动注意事项

如果孕前经常锻炼，那么幅度较小的锻炼项目应该坚持下去，但时间和强度应加以控制。如果孕前不经常锻炼，可以从小到大逐渐增加，直到强度适当。

怀孕前12周最好不要做幅度和强度较大的运动，较大强度运动最适宜的时间段是从孕16周开始，到孕28周止，但也要根据自身的情况，量力而行，且不可过激。

孕期不可以做举重和仰卧起坐运动，因为它会妨碍血液流向肾脏和子宫，影响胎宝宝发育，甚至导致流产；不要跳跃、猛跑、突然拐弯或弯腰，也不要做时间太长、太累的运动。

夏天锻炼的时间安排在早晚比较合适。

要多喝水，充分休息。如突然感到头晕，呼吸不畅，或者心跳加快，重心不稳等，要立即停止活动，仔细观察。

如有血压较高、降不下来，腹部特别疼痛，阴道流血，羊水流出，心律紊乱等情况，应尽快就医。

孕妈妈如果患有心脏病、泌尿系统疾病，有过流产史、妊娠高血压和血压不稳定史就不适宜做强度较大的运动。

❸上下班要注意安全

孕中期，不少妈妈依然坚持工作，每天上下班会搭乘公共汽车或地铁等。孕妈妈在上下班过程中一定要注意安全。

孕中期可以骑自行车吗

一般人都认为孕妈妈骑自行车危险，容易摔倒，其实不然，正因为怀有身孕，孕妈妈骑车会更加小心谨慎，反而不易摔倒。骑自行车是一项有益的运动，孕中期适当地骑自行车是完全可以的。需要注意的是不要长距离地骑自行车，到了孕后期最好不要再骑了。

孕中期坐公交车和地铁要注意什么

公交车和地铁这两种交通工具既方便又经济，所以成为许多孕妈妈的首选。那么有什么要注意的吗？首先最好能避开上下班乘车的高峰期，以免受到拥挤人流的挤压撞击；其次车上人多时，应该主动向别人请求座位，以免紧急刹车时失去平衡而摔倒；最后尽量选择前面的座位，减少颠簸，下车时一定要等车到站停稳后再下。

❹适当增加奶类食品的摄入量

孕20周后，胎宝宝的骨骼生长速度加快；孕28周后，胎宝宝骨骼开始钙化，仅胎宝宝体内每日需沉积约110毫克钙。如果孕妈妈钙摄入量不足，不仅胎宝宝容易出现发育不良等多种问题，母亲产后的骨密度也会比同龄非孕妈妈降低16%，并且孕期低钙饮食也会增加发生妊娠高血压的危险。

奶类或奶制品富含钙，同时也是优质蛋白的良好来源。专家建议，孕妈妈从孕20周起，每日至少饮用250毫升牛奶，也可摄入相当量的乳制品，如酸奶、奶酪、奶粉、炼乳等。如果是低脂牛奶，要加量饮用至450～500毫升。

⑤胎教时光：准爸爸也要参与进来

胎宝宝对男性低频率的声音比对女性高频率的声音还敏感。男性特有的低沉、宽厚、粗犷的嗓音更适合胎宝宝的听觉功能发育，所以胎宝宝会对准爸爸的声音表现出积极的反应。

准爸爸平时可为孕妈妈朗读富有感情的诗歌散文，常同胎宝宝说话，哼唱轻松愉快的歌曲，给胎宝宝更多的父爱。准爸爸这样做，对孕妈妈的心理也是极大的慰藉。

胎宝宝也非常喜欢准爸爸的爱抚。准爸爸可隔着孕妈妈的肚皮经常轻轻抚摸胎宝宝，胎宝宝能够对准爸爸手掌的移位动作做出积极反应。

准爸爸参与胎教，能让孕妈妈感觉受到重视与疼爱；胎宝宝也能感受到愉快的心情，日后成为一个快乐的孩子。因此准爸爸在胎教中扮演非常重要的角色。

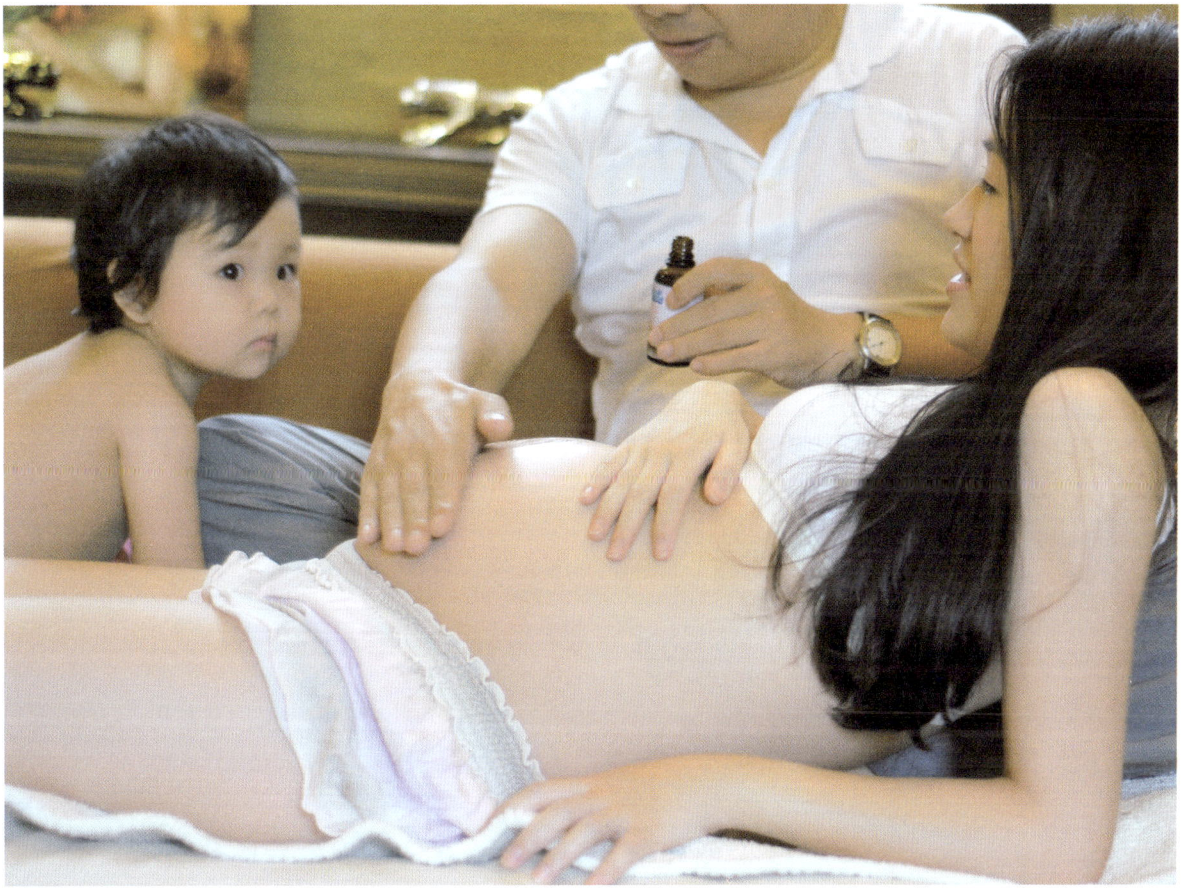

▲ 本周胎教，准爸爸也要参与进来哦！

五 孕24周：不做“糖”妈妈

本周，孕妈妈最好去医院做一下糖尿病筛查，以了解自身的血糖情况，及时预防或者发现妊娠糖尿病。

1 图解子宫内胚胎的变化

胎宝宝：24周，胎宝宝大约已有820克，30厘米长。除了听力有所发展外，呼吸系统也正在发育。尽管他还在不断吞咽羊水，但是通常并不会排出大便（那得等到出生以后了）。

6个月，胎宝宝的听力几乎和成人相等。外界的声音可以传到子宫里。但是胎宝宝喜欢听节奏平缓、流畅、柔和的音乐，讨厌强、快节奏的音乐，更害怕各种噪声。胎动越来越明显了。

孕妈妈：进入孕24周，子宫现在在肚脐上3.8～5.1厘米的位置，从耻骨联合量起，约有24厘米，凸痕非常明显，很难隐藏了。随着体重的大幅增加，支撑身体的双腿肌肉疲劳加重，隆起的腹部压迫大腿的静脉，使身体越来越沉重。有些孕妈妈会感到腰部和背部容易疲劳，甚至腰酸背痛。有时孕妈妈还会感觉眼睛发干、畏光，这些都是正常的现象，不必担心。如果经常感觉头晕，要及时告诉医生，这可能是贫血的征兆。

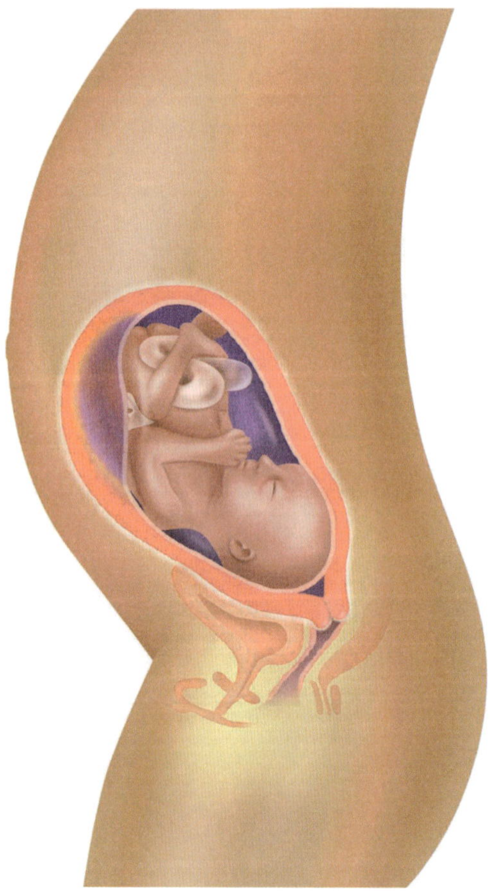

▲ 胎动越来越明显了。

2 轻拍腹中的胎宝宝

如果孕妈妈给予胎宝宝适当的物理刺激，将有助于胎宝宝的大脑发育。研究结果表明，胎宝宝发育到第4周，神经系统已开始建立；第8～11孕周，胎宝宝对触

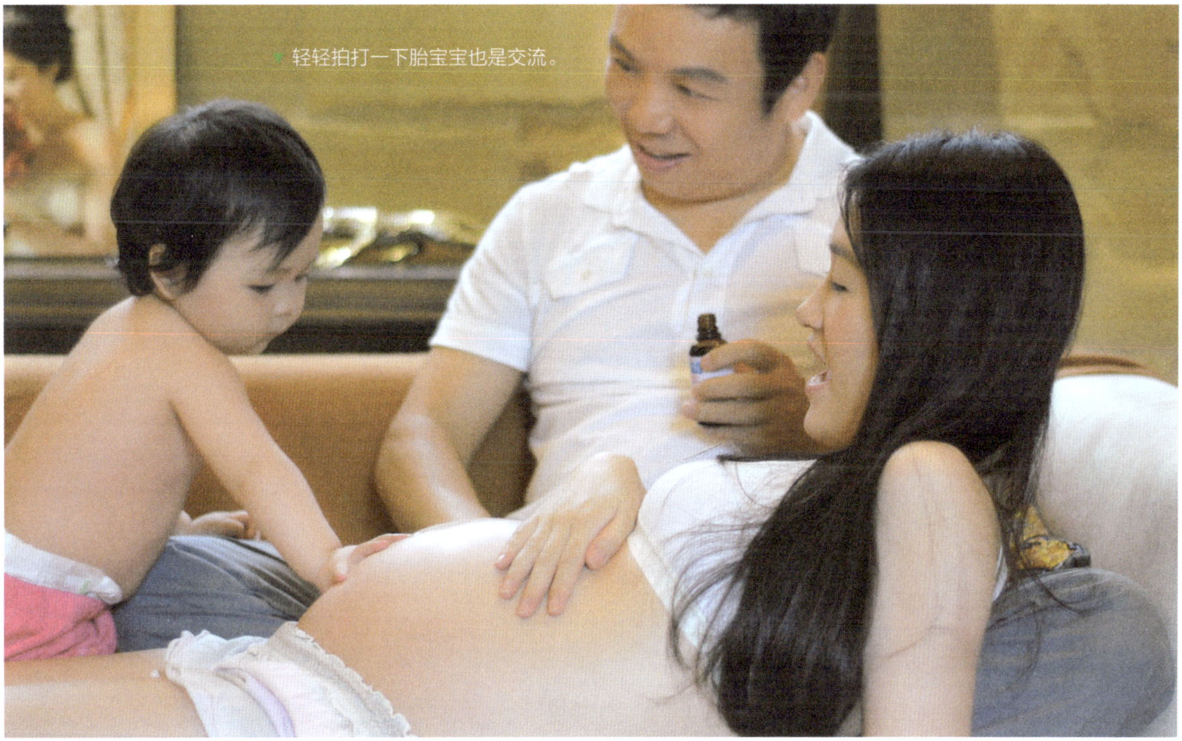

轻轻拍打一下胎宝宝也是交流。

觉有了反应。所以在孕3月，孕妈妈可以轻轻拍打、抚摸腹部，这种触摸刺激可通过腹壁促进胎宝宝的感知觉发育。到孕6月，孕妈妈可配合音乐轻拍肚子，用双手轻轻推动胎宝宝。研究表明，轻拍运动是一种很好的胎教。需要注意的是，到了38周后不宜进行。

轻拍胎宝宝的手法要有规律，动作要轻柔，时间不宜过长，每次以5～10分钟为宜。最好在晚上9～10点开始练习，这时胎宝宝的活动较为频繁。

如果胎宝宝出现“拳打脚踢”的反应，表示胎宝宝不舒服了，应该停止轻拍。

运动练习要循序渐进，一开始以每周3次为宜，根据具体情况逐渐增加次数。

③孕妈妈多吃核桃，宝宝更聪明

中国营养学会推荐，孕妈妈膳食中脂肪供能的百分比应为20%～30%，其中饱和脂肪酸供能应该小于10%，单不饱和脂肪酸、多不饱和脂肪酸供能都为10%。多不饱和脂肪酸中亚油酸与亚麻酸的比例为4：6.1。也就是说，孕妈妈既要注意膳食脂肪总量的摄入，也要保证脂肪酸的比例适宜。

其中，亚麻酸的摄入更为重要。这是因为，亚麻酸对胎宝宝的脑部、视网膜、皮肤和肾功能的健全十分重要，长期缺乏亚麻酸会影响注意力和认知发育。从胎宝宝期26周至出生后2岁，是宝宝脑部和视网膜发育最为重要的阶段。由于母体是胎宝宝和婴儿营养的主要提供

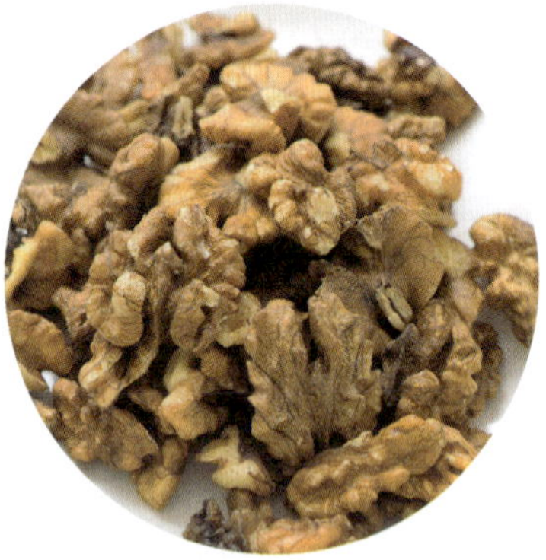

▲ 孕妈妈不妨多吃一些核桃。

者，所以孕期和哺乳期的妈妈要特别注意亚麻酸的摄入。

核桃不仅含有亚麻酸和磷脂，且富含维生素E和叶酸，孕期和哺乳期妈妈不妨多吃。

❹ 肥胖孕妈妈要注意均衡营养

孕妈妈肥胖可导致分娩巨大婴儿，还容易造成妊娠糖尿病、妊娠高血压，剖宫产及产后出血情况增多等。因此一定要注意孕期营养，平衡膳食，不可暴饮暴食，注意防止肥胖。

已经肥胖的孕妈妈不应该通过药物来减肥，可以在医生的指导下，通过调节饮食来控制肥胖。肥胖孕妈妈饮食要注意下面几点：

控制进食量：肥胖的孕妈妈应控制摄入糖类食物和脂肪含量高的食物，米饭、面食等粮食均不宜超过每日标准供给量。

动物性食物中可多选择含脂肪相对较低的鸡、鱼、虾、蛋、奶，少选择含脂肪量相对较高的猪、牛、羊肉，并可适当多吃豆类食品，这样可以保证蛋白质的供

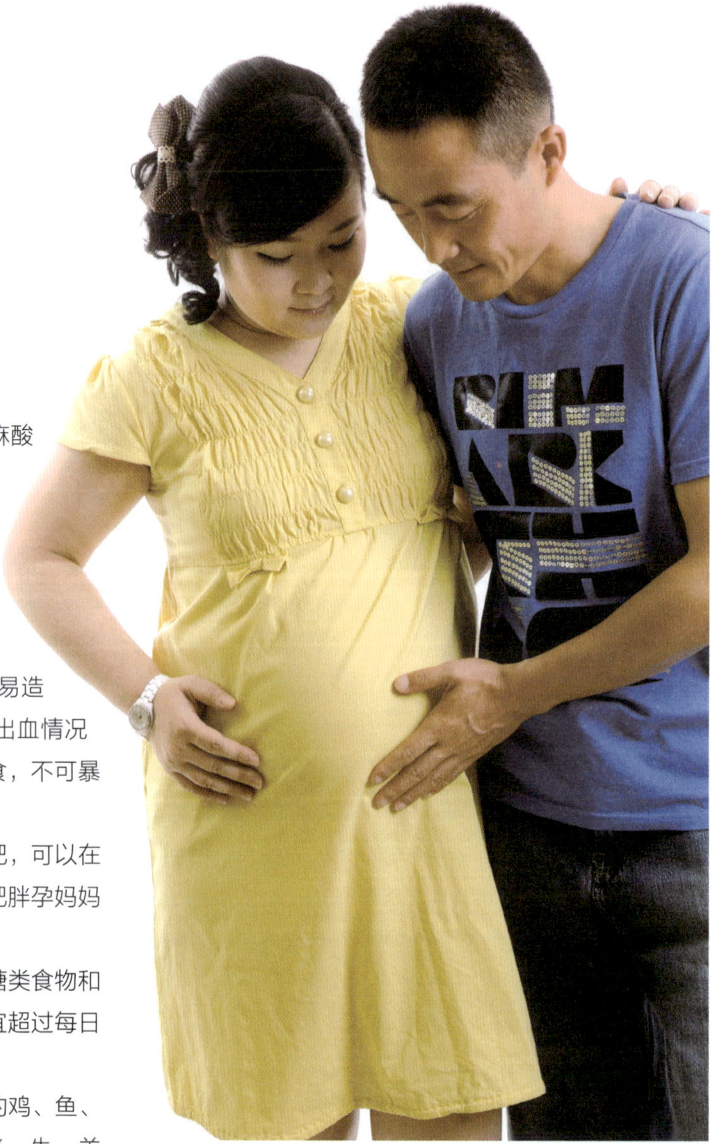

▲ 肥胖的孕妈妈要注意均衡营养。

给，又能控制脂肪量。

少吃油炸食物、坚果、植物种子等脂肪含量较高的食物。

多吃蔬菜水果：当主食和脂肪进食量减少后，往往饥饿感较明显，可以多吃一些蔬菜、水果，注意要选择含糖分少的水果，既能缓解饥饿感，又可增加维生素和矿物质的摄入。

养成良好的膳食习惯：有的孕妈妈喜欢吃零食，边看电视边吃东西，不知不觉进食了大量的食物，这种习惯非常不好，容易造成营养过剩。肥胖孕妈妈要注意饮食有规律，按时进餐。可选择热量比较低的水果作零食，不要选择饼干、糖果、瓜子、油炸土豆片等热量比较高的食物作零食。

5 预防和应对妊娠糖尿病

最近一次产检，医生给孕妈妈小景做了“糖筛”，结果显示血糖指数偏高。医生给她做了进一步检查，确诊为妊娠糖尿病。孕妈妈小景由于原来不注意饮食，患上了妊娠糖尿病，其他的孕妈妈一定要看看预防和应对妊娠糖尿病的内容哦！

症状及原因

妊娠糖尿病是指怀孕期间出现的糖尿病。糖尿病大多是由于体内负责糖代谢的胰岛素不足所造成的。孕妈妈要承担自身和胎宝宝两方面的糖代谢，对胰岛素的需求量也增加了。孕中晚期，胎盘分泌的胎盘生乳素、雌激素、孕激素和胎盘胰岛素酶等具有对抗胰岛素分泌的作用，并且随着怀孕月份的增加，孕妈妈对胰岛素的利用率反而越来越低，这就导致胰岛素相对不足，产生糖代谢障碍。

因此，妊娠糖尿病一般都发生在怀孕中晚期。糖尿病会造成糖代谢障碍以及人体广泛的血管病变，使血管壁变厚、变窄，导致人体重要脏器供血不足，从而引发妊娠高血压、肾脏病、心血管病变以及中风等一系列严重后果。不管是在孕前还是孕后患糖尿病，对人体的危害都很大，必须高度重视。

生活调理

患妊娠糖尿病的孕妈妈的运动应以不引起宫缩、孕妈妈心率正常为原则。

孕妈妈应在孕24~28周进行“糖筛”，以便及早发现妊娠糖尿病，及时开始治疗。大多数及早发现的孕妈妈通过饮食控制血糖就可以维持在正常水平。为避免并发妊娠糖尿病的风险，如果你有以下情形中的一种或一种以上，建议你在孕24~28周去医院做糖尿病筛查：

◎有糖尿病家庭史。

◎孕期尿糖多次呈阳性。

◎年龄大于30岁，体重大于90千克。

◎有复杂性外阴阴道假丝酵母菌病。

◎反复自然流产。

◎本次妊娠胎宝宝偏大或羊水过多。

如果确诊为妊娠糖尿病，且需要用胰岛素治疗者，无须恐惧，用于治疗妊娠糖尿病的门冬胰岛素属于大分子蛋白，不能通过胎盘，不会给胎宝宝造成影响。

饮食调理

患妊娠糖尿病的孕妈妈，营养需求与正常孕妈妈相同，主要在于控制饮食。

膳食纤维可降低胆固醇，建议逐渐增加到每天40克的摄取量。粗杂粮如莜麦面、荞麦面、燕麦片、玉米面等含有多种微量元素、B族维生素和膳食纤维，有延缓血糖升高的作用，可用玉米面、豆面、白面按2：2：1的比例做成三合面馒头、烙饼、面条长期食用，既有利于降糖降脂，又能减少饥饿感。可以适量食用牛奶、鸡蛋等低嘌呤食品。

适当少吃豆制品，豆制品吃多了会加重肾脏负担，诱发糖尿病肾病。严格控制糖果、饼干、糕点、红薯、土豆、粉皮等高碳水化合物食品的摄入。对主食也应有一定控制，劳动量轻时摄入量为每日200～250克。适当减少水果的摄入，尤其是高甜度水果。

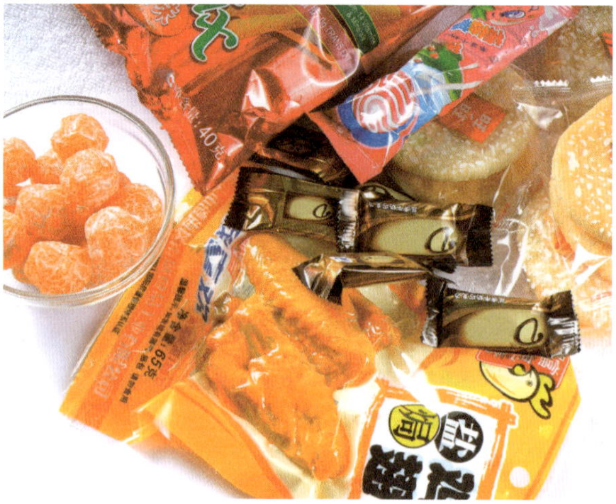

▲ 患妊娠糖尿病的孕妈妈要严格控制高碳水化合物食品的摄入。

⑥胎教时光：故事《萝卜回来了》

孕妈妈对胎宝宝进行爱的教育不妨从胎宝宝期开始吧。若是此时孕妈妈正处于冬天，给胎宝宝讲这个故事再合适不过，因为这个故事实在太暖人心肺了。当然，其他季节讲也无妨，爱的教育不分时间，随时随地。

萝卜回来了

雪这么大，天气这么冷，地里、山上都盖满了雪。小白兔没有东西吃了，饿得很。他跑出门去找。

小白兔一面找一面想：“雪这么大，天气这么冷，小猴在家里，一定也很饿。我找到了东西，去和他一起吃。”

小白兔扒开雪，嘿，雪底下有两个萝卜。他多高兴呀！

小白兔抱着萝卜，跑到小猴家，敲敲门，没人答应。小白兔把门推开，屋里一个人没有。原来小猴不在家，也去找东西吃了。

小白兔就吃掉了小萝卜，把大萝卜放在桌子上。

这时候，小猴在雪地里找呀找，他一面找一面想：“雪这么大，天气这么冷，小鹿在家里，一定也很饿。我找到了东西，去和他一起吃。”

小猴扒开雪，嘿，雪底下有几颗花生。他多高兴呀！

小猴带着花生，向小鹿家跑去。跑过自己的家，看见门开着。他想：“谁来过啦？”

他走进屋子，看见萝卜，感到很奇怪，说：“这是哪儿来的？”他想了想，知道是好朋友送来的，就说：“把萝卜也带去，和小鹿一起吃！”

小猴跑到小鹿家，门关得紧紧的。他跳上窗台一看，屋子里一个人也没有。原来小鹿不在家，也去找东西吃了。

小猴就把萝卜放在窗台上。

这时候，小鹿在雪地里找呀找，他一面找一面想：“雪这么大，天气这么冷，小熊在家里，一定也很饿。我找到了东西，去和他一起吃。”

小鹿扒开雪，嘿，雪底下有一棵青菜。他多高兴呀!

小鹿提着青菜，向小熊家跑去。跑过自己的家，看见雪地上有许多脚印，他想：“谁来过啦？”

他走近屋子，看见窗台上有个萝卜，感到很奇怪，说：“这是从哪来的？”他想了想，知道是好朋友送来给他吃的，就说：“把萝卜也带去，和小熊一起吃！”

小鹿跑到小熊家，在门外叫：“开门！开门！”屋子里没有人答应。原来小熊不在家，也去找东西吃了。

小鹿就把萝卜放在门口。

这时候，小熊在雪地里找呀找，他一面找一面想：“雪这么大，天气这么冷，小白兔在家里，一定也很饿。我找到了东西，去和他一起吃。”

小熊扒开雪，嘿，雪底下有一只白薯。他多高兴呀！

小熊拿着白薯，向小白兔家跑去。跑过自己的家，看见门口有个萝卜，他很奇怪，说：“这是从哪来的？”他想了想，知道是好朋友送来给他吃的，就说：“把萝卜也带去，和小白兔一起吃！”

小熊跑到小白兔家，轻轻推开门。这时候，小白兔吃饱了，睡得正甜哩。小熊不愿吵醒他，把萝卜轻轻放在小白兔的床边。

小白兔醒来，睁开眼睛一看：“咦！萝卜回来了！”他想了想，说：“我知道了，是好朋友送来给我吃的。”

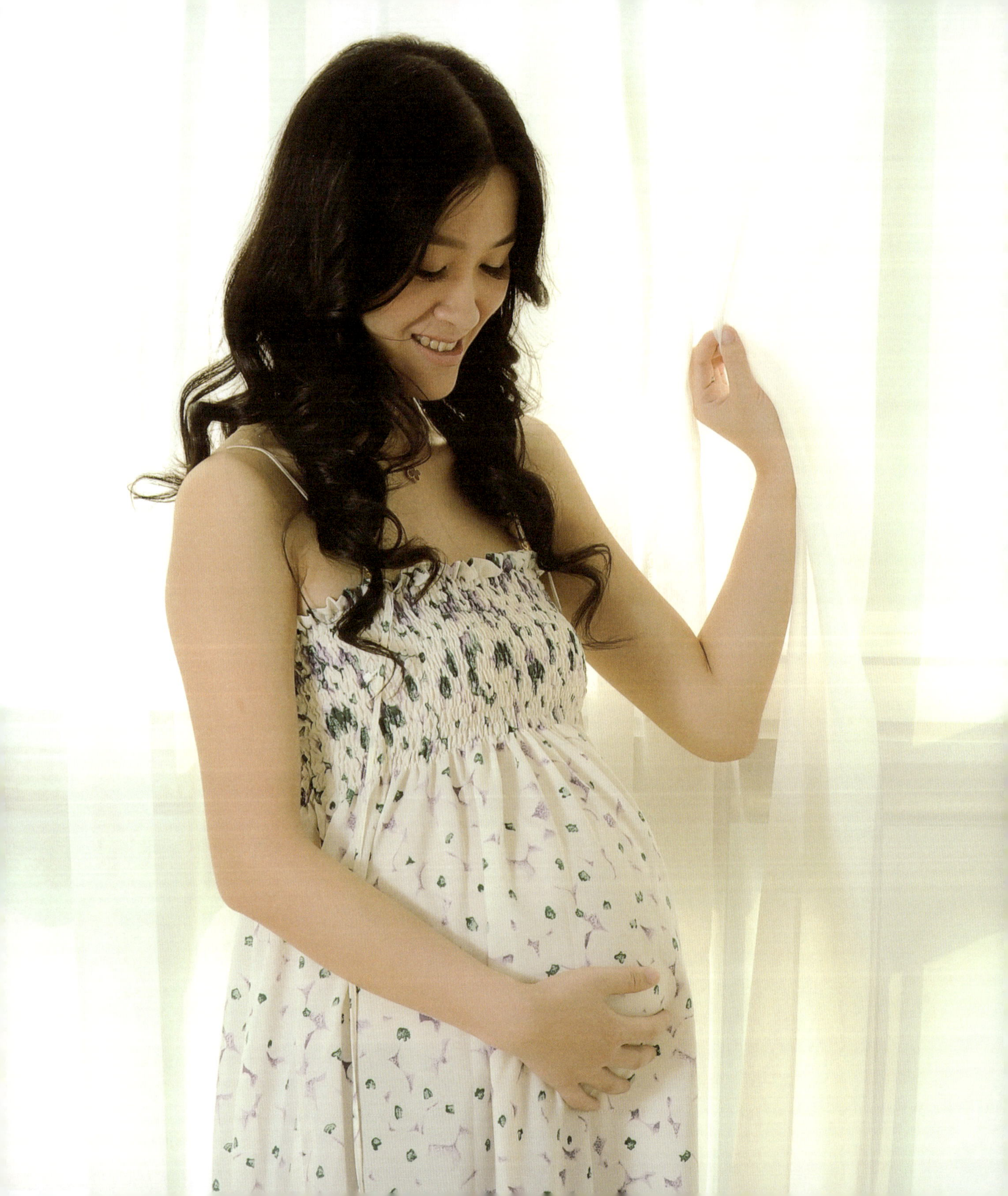

第七章

孕7月（25~28周）：精心照料你大腹便便的日子

到孕7月，不少孕妈妈已经是大腹便便，
行动不是那么利索了，连晚上翻身也不那么顺畅。
孕妈妈即使身材超级走样也别忘记控制体重，
要跟那些高糖的甜食说拜拜了。
这个时期，是胎宝宝大脑发育的又一个关键时期，
孕妈妈要多吃健脑食品，生个聪明的宝宝。

一 孕7月总叮咛

孕7月保健关键词

智力发育关键期：孕7～9个月是脑细胞迅速增殖的第二阶段，对胎宝宝智力发育至关重要。

妊娠高血压：要坚持做好产检，注意饮食与运动，预防妊娠高血压的发生。一旦发生妊娠高血压，应在医生指导下进行治疗。

便秘：注意结合饮食调整，以达到改善便秘的目的。

胎位不正：孕30周后的胎位不正，要在医生指导下通过相应安全的调整措施来纠正。

巨大儿：建议饮食均衡，合理摄入营养，避免营养过剩导致巨大儿，不利分娩，且易出现新生儿出生后低血糖以及潜在的糖尿病风险。

痔疮：痔疮也可以看做是静脉曲张的一种。孕期痔疮一般在分娩后自愈。

记录胎动：从28周开始每天记录胎动，监测胎宝宝健康状况。

下肢静脉曲张：轻者造成腿部疼痛酸麻，重者造成血栓性静脉炎或静脉栓塞等危险情况。

1 孕7月的营养叮咛

孕7月，孕妈妈时常会出现肢体水肿的现象，因此要少吃盐，选择富含B族维生素、维生素C、维生素E的食物，有利尿和改善代谢的功能；再者，多吃新鲜蔬果，少吃或不吃不易消化的、油炸的、易胀气的食物（如甘薯、土豆等），忌吸烟饮酒。

孕7月仍是胎宝宝生长发育迅速的时期，需要更多的营养。孕妈妈应及时且适量食用各类营养丰富的食物，以促进胎宝宝大脑发育。另外，孕期还要避免不卫生、易引起过敏的饮食。

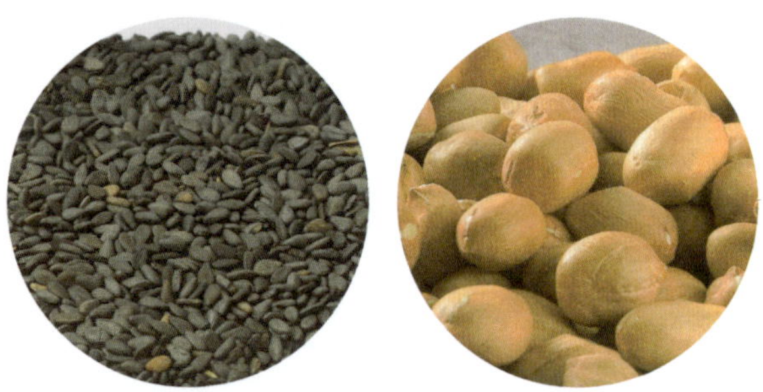

▲ 芝麻、花生等健脑食品在孕晚期要多吃。

孕7月是胎宝宝脑细胞分裂增殖的第二个高峰期，

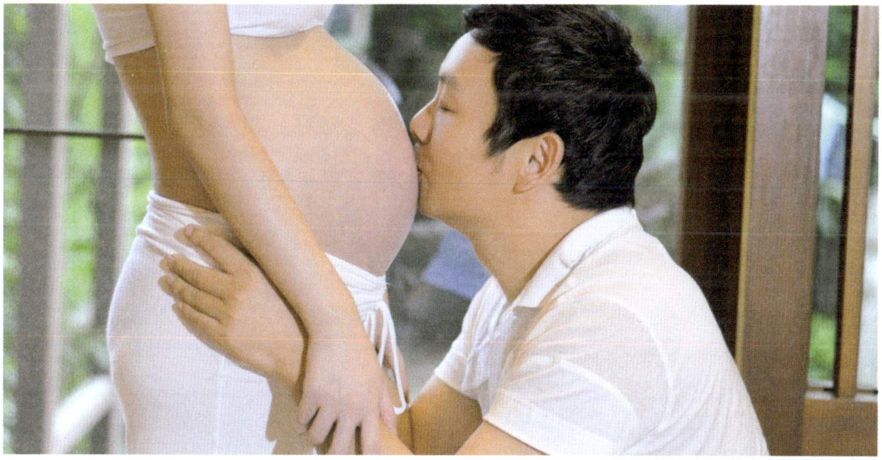

对话胎教从来都要准爸爸参与。

由于脂质和不饱和脂肪酸是脑神经发育的物质保障，为了使胎宝宝获得足够滋养大脑神经的物质，应增加脂质及必需脂肪酸的供给。孕妈妈要多吃核桃、芝麻、花生等健脑食品，多吃鱼等富含不饱和脂肪酸的食品，也可服用深海鱼油，保证孕中期所需的脂质供给，为胎宝宝提供丰富的必需脂肪酸。

❷孕7月的胎教叮咛

这个月，胎宝宝脑部日渐发达，可控制身体各器官功能，神经系统、感觉系统有明显的发育，眼睛对光线的明暗非常敏感，甚至能逃避强光了。除此之外，嗅觉与触觉也很发达。

对话胎教

孕妈妈讲话的声音对胎宝宝有很好的情绪安抚作用，因此，孕妈妈要多和胎宝宝说话，通过许多有趣的胎教游戏，增加与胎宝宝的互动。孕妈妈可以在日常生活中，随时与胎宝宝保持亲密的语言互动。胎宝宝若经常听到孕妈妈的声音，出生后，听到妈妈的声音会有安全感。孕妈妈可以通过声音传达对胎宝宝的爱。

对话胎教从来都要准爸爸参与。准爸爸浑厚的低音更易传达到子宫内部，久而久之也会令胎宝宝对准爸爸产生亲近感。

音乐胎教

音乐胎教和运动胎教一样，是贯穿整个孕期的内容，孕妈妈每天都要坚持给胎宝宝听好听的、他熟悉的音乐哦！

练习腹式呼吸

现在可以开始练习腹式呼吸：背部挺直紧贴椅背，竖直膝盖，让大腿与地面垂直。你也可以采用坐姿，全身放松，双手轻放在腹上，然后用鼻子吸气，直到腹部鼓起为止；吐气时稍微将嘴噘起，慢慢地将体内的废气全部吐出。吐气时要比吸气时更为缓慢且用力，且需要经常练习，每天至少做3次以上，以早、中、晚各1次为宜。练习腹式呼吸，对生产时的阵痛有缓解作用，同理，会加快母体的血液流动，给胎宝宝提供充足的营养。

二 孕25周：胎宝宝大脑发育的又一个高峰期

孕7月，胎宝宝进入大脑发育的又一个高峰期，孕妈妈要抓住时机，多吃些有益胎宝宝大脑发育的食物，同时进行适当的胎教。

1 图解子宫内胚胎的变化

胎宝宝：此时胎宝宝体重稳定增加，皮肤很薄而且有不少皱纹，几乎没有皮下脂肪，全身覆盖着一层细细的绒毛。其身体在孕妈妈的子宫中已经占据相当多的空间，开始充满整个子宫。

孕妈妈：本周孕妈妈的子宫又变大了不少，从侧面看，肚子大得更明显了，子宫底上升至脐上三横指处。你可能感到精神状态又回到了孕早期，疲劳、头晕、频繁地去卫生间。由于胎宝宝的增大，腹部越来越沉重，腰腿痛更加明显。由于体内激素的变化，你身上的体毛会更粗、更黑了。你会感觉头发增多了，浓密并且有光泽。孕妈妈患妊娠糖尿病的很多，但是不必太惊慌，只要在医生的指导下适当地用饮食或药物来控制病情的话，你也可以生一个健康的小宝宝。

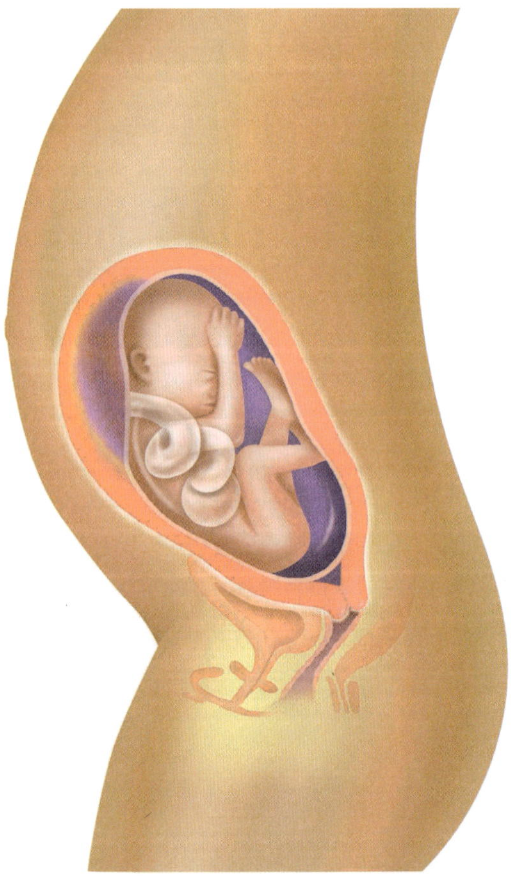

▲ 胎宝宝的身体在孕妈妈的子宫中已经占据相当多的空间。

2 孕晚期活动安全细则

进入孕晚期，孕妈妈的身材越来越臃肿，活动也比较困难，因此要注意掌握以下安全细则。

孕妈妈正确站立姿势：站立时，孕妈妈应选择舒适的姿势。比如，收缩臀部，就会体会到腹腔肌肉支

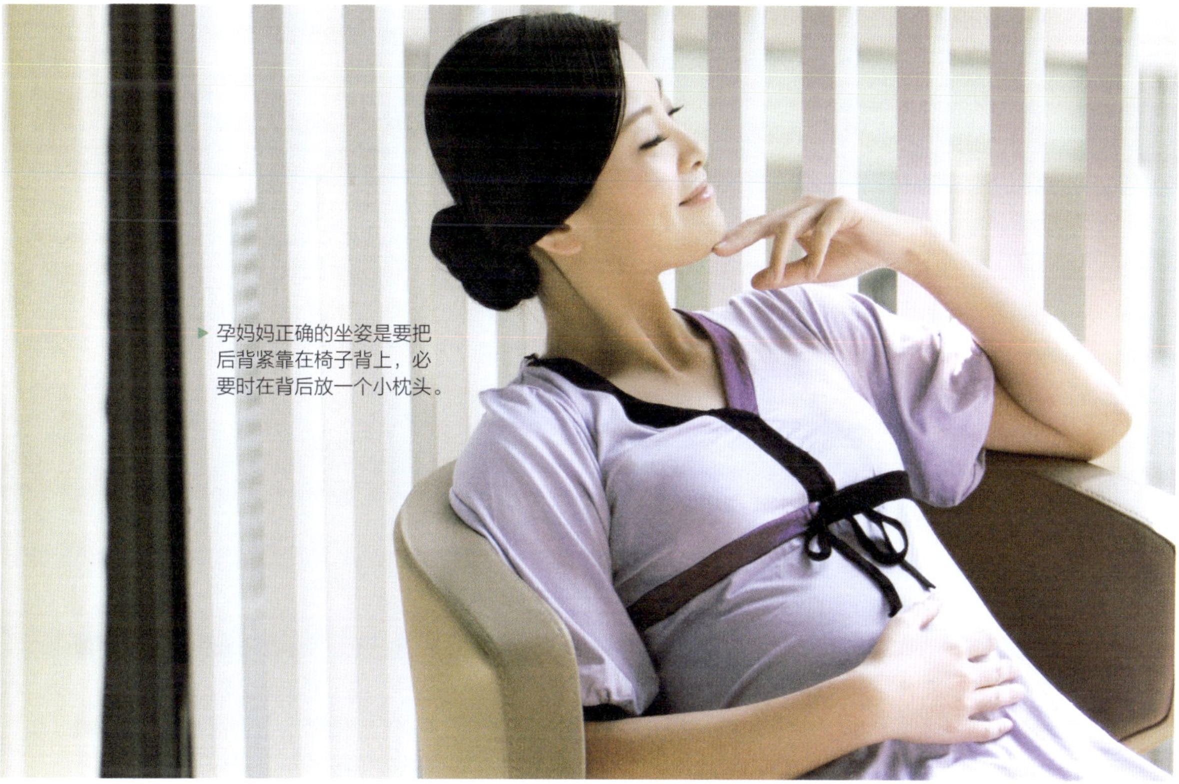

▶ 孕妈妈正确的坐姿是要把后背紧靠在椅子背上，必要时在背后放一个小枕头。

撑脊椎的感觉。需要长时间站立的孕妈妈，为促进血液循环，可尝试把重心从脚趾移到脚跟，从一条腿换到另一条腿。

孕妈妈起身站立的正确方法：孕中晚期，孕妈妈起身站立时要缓慢有序，以免腹腔肌肉过分紧张。仰躺着的孕妈妈起身前要先侧身，肩部前倾，屈膝，然后用肘关节支撑起身体，盘腿，以便腿部从床边移开并坐起来。

孕妈妈正确的坐姿：孕妈妈正确的坐姿是要把后背紧靠在椅子背上，必要时还可以在背后放一个小背垫。

孕妈妈俯身弯腰的正确方法：孕中晚期，胎宝宝的体重会让孕妈妈的脊椎压力增大，并引起孕妈妈背部疼痛。因此，孕妈妈要尽量避免俯身弯腰动作，以免给脊椎造成重负。如果孕妈妈需要从地面捡拾起什么东西，俯身时不仅要慢慢轻轻向前，还要屈膝，同时把全身的重量分配到膝盖上。

孕妈妈徒步行走的正确方法：徒步行走对孕妈妈很有益，可增强腿部肌肉的力量，预防静脉曲张，还可强壮腹腔肌肉。一旦孕妈妈行走时感觉疲劳，就应马上停下来，找身边最近的凳子坐下歇息5～10分钟。走路时，孕妈妈身体要注意保持直立，双肩放松。散步前要选择舒适的鞋，以低跟、掌面宽松为好。

3 孕晚期做家务安全细则

孕晚期孕妈妈干家务要以缓慢为原则。 随着妊娠周数的增加，孕妈妈的肚子越来越大，身体负担越来越重，行动也不那么灵活了，所以在做家务时，要以缓慢为原则，同时一定要采用不直接压迫到肚子的姿势。孕妈妈最好能将时间妥善安排，千万不要想全部家事一口气做完，而是要分段进行。

孕晚期孕妈妈最好降低家务的清洁标准。如果有些孕妈妈平时对家务要求比较严格的话，怀孕以后最好稍微降低清洁标准。当然，最重要的是，家中的其他成员能适当地分担家务，让孕妈妈安心休息。

孕晚期孕妈妈干家务要以不影响舒适为原则。孕妈妈做家务时，要以不影响身体舒适为原则。如果突然出现腹部阵痛，这表示子宫收缩，也就是活动量已超过孕妈妈身体可以承受的范围，此时要赶紧停止手里的家务活，并躺下休息。如果还不能缓解不适，就应赶紧就医。

孕晚期孕妈妈不要长时间站立做家务。孕妈妈做家务时，注意不要长时间站立，建议孕妈妈在做15～20分钟家务后，休息10分钟左右。

4 孕妈妈饮食应粗细搭配

多吃“粗食”，摄入足量的膳食纤维，有利于通便，保护心血管，控制血糖和血压，预防妊娠综合征。不少孕妈妈知道了吃粗粮的好处后，却走向了另外一个极端——只吃粗粮不吃细粮。要知道，粗粮食用过多会影响身体对蛋白质、脂肪、铁等营养物质的吸收。

饮食中“粗”与“细”应该掌握好一个限度和比例，不是越粗越好，也不能太过精细。孕妈妈的饮食更要遵循“粗细搭配”的原则，每周吃3次粗粮为宜，每餐有一道高纤维的蔬菜，每天要搭配肉、蛋、鱼、奶等食物，才能做到营养均衡。

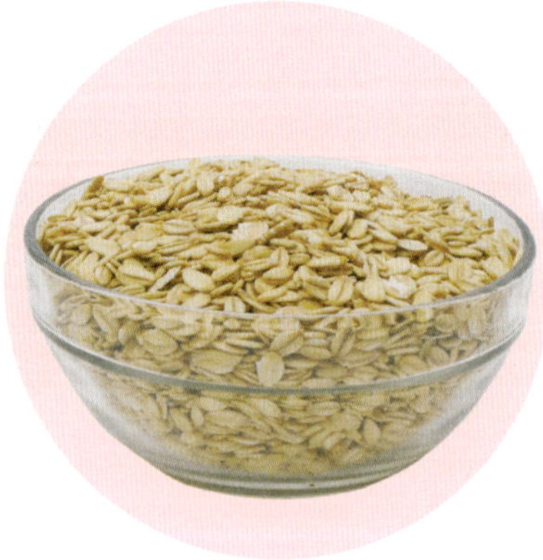

▲ 吃粗粮有好处，但也要搭配细粮。

5 食用油要精心挑选

亚油酸几乎存在于所有植物油中，而亚麻酸仅存于大豆油、亚麻籽油、核桃油等少数的油种中。其中，核桃油不仅含有亚麻酸和磷脂，且富含维生素E和叶酸，孕期和哺乳期妈妈不妨多吃一些。

此外，孕妈妈还可以选择以深海鱼为原料提炼而成的鱼油。用坚果当加餐，坚果脂类含量丰富，可以作为不喜吃鱼的孕妈妈们的一种营养补充剂。做菜时多选用植物油，如大豆油、菜籽油、橄榄油等，这些植物油是不饱和脂肪酸的良好来源，但仍要控制用量。

6 适当摄取胆碱含量高的食物

对于孕妈妈来说，胆碱的摄入量是否充足，会直接影响到胎宝宝的大脑发育。据研究发现，从孕25周开始，主管人们记忆的海马体开始发育，并一直持续到宝宝4岁。如果在海马体发育初期，孕妈妈体内缺乏胆碱，容易导致胎宝宝的神经细胞凋亡，新生脑细胞减少，进而影响

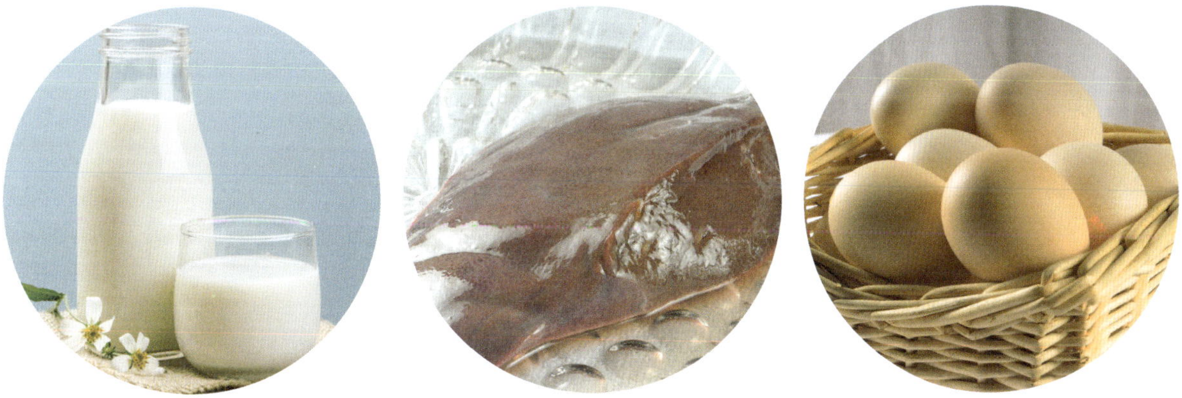

▲ 孕妈妈要适当吃一些富含胆碱的食物。

到其大脑发育。尽管人体可以合成胆碱，但由于女性在孕期、哺乳期对胆碱的需求量会增加，所以，专家建议孕妈妈注意适当摄取富含胆碱的食物，进行额外补充。

胆碱的最佳食物来源是动物肝脏、鸡蛋、红肉、奶制品、豆制品、花生、柑橘、土豆等。

7 应对挑食，孕妈妈有妙招

有些孕妈妈可能会挑食，比如不爱吃蔬菜或者不爱吃蛋类等，这时要想办法采取相应的替代方案以均衡营养。

不爱吃蔬菜的孕妈妈的饮食替代方案

蔬菜中含有多种人体必需的营养物质，不爱吃蔬菜的孕妈妈可能会缺乏各种维生素、膳食纤维以及微量元素。建议这类孕妈妈在日常饮食中适当增加以下食物的摄入量，以补充易缺乏的营养。

在日常饮食中多吃富含维生素C的食物。蔬菜富含维生素C，不爱吃蔬菜的孕妈妈可在两餐之间多吃一些富含维生素C的水果，如橙子、草莓、猕猴桃等，也可以榨成新鲜的果汁食用。

早餐增加一份燕麦。燕麦富含铁、B族维生素及膳食纤维，可将其加在早餐的牛奶里。此外也可吃些全谷物粮食及坚果。

不爱吃蛋的孕妈妈的饮食替代方案

蛋类，比如鸡蛋、鸭蛋、鹅蛋、鸽子蛋、鹌鹑蛋等，是优质蛋白（氨基酸组合良好）的来源，其利用率很高。蛋中的脂肪绝大部分含于蛋黄中，而且分散成小颗粒，很容易被吸收利用。蛋黄中还含有丰富的钙、铁、维生素A、维生素B_1、维生素B_2、维生素D以及磷质等。不爱吃蛋的孕妈妈可能会缺乏以上营养元素，因此在日常饮食中尤其注意补充这类营养素。不喜欢吃蛋的孕妈妈可食用蛋的替代品，如醋蛋口服液。

8 应对胎位异常

从本月起，孕期检查时医生会格外关注胎位。胎位是否正常直接关系到孕妈妈是否能正常分娩。

症状及原因

正常胎位是头位，即胎宝宝头朝下，屁股朝上。常见的异常胎位有臀位、横位、足位等，其原因可能是子宫发育不良、骨盆狭小、胎宝宝发育失常等。此时离产期尚远，孕妈妈应尽量避免采用西医的外倒转术等矫正方法，以免出现不良反应。怀孕中期，胎宝宝还不太大，能在羊水中自由转动，来回变换体位，有时头朝上，有时头朝下，位置不固定，臀位是很常见的，不必担心。但过了36周，大多数胎宝宝会因头部较重而自然头朝下进入骨盆就位，此时胎宝宝的体位就固定了。如果此时仍是臀位，孕妈妈臀位自然分娩的可能性较小，所以最好在36周之前调整好胎位，可在医生指导下采取自疗方法试行转胎。

矫正胎位异常的方法

用艾条温灸至阴穴（位于足小指指甲外侧，脚指甲后跟部附近，左右各一），每日早晚各一次，每次20分钟。艾灸时放松裤带，腹部宜放松。点燃艾条后，将火端靠近足小指，指甲外侧角处（穴位所在），保持不被烫伤的温热感；或用手指甲掐压至阴穴，也可用生姜捣烂敷至阴穴来替代艾灸法。

自疗要点：胎位不正的孕妈妈不宜久坐久卧，要增加诸如散步、揉腹、转腰等轻柔的活动；保持大便通畅，最好每日都排便。

矫正胎位异常的饮食调理

忌寒凉及易产气的食品，如螺蛳、蛏子、芋头、豆类、甜食。

9 胎教时光：常玩踢肚子游戏

孕妈妈与胎宝宝的互动游戏，让胎宝宝在潜意识里感知孕妈妈对他的关注，同时动作训练可以刺激胎宝宝的运动积极性和动作灵敏性。踢肚子游戏和轻轻拍打胎宝宝都是好玩的互动游戏。

当胎宝宝踢孕妈妈肚皮时，孕妈妈应迅速反应，轻轻拍打一下被踢的部位，然后静静地等待小家伙的第二脚。一般在一两分钟后，胎宝宝会再踢，这时候再轻拍几下。这样往复几次后，停下来。孕妈妈试着改变拍的地方。神奇的是，胎宝宝会向你改变的地方再踢，此时要注意改拍的位置离原胎动的位置不要过远。

为提高踢肚子游戏的趣味性，准爸爸也可以加入进来，在胎宝宝积极地踢孕妈妈的肚皮时，准爸爸也轻拍一下，并对他说：“小宝宝，猜猜哪只手是爸爸的？”或是干脆把耳朵贴在孕妈妈的肚皮上，感觉胎宝宝了不起的腿力。如果胎宝宝踢中了准爸爸贴的位置，准爸爸一定不要吝啬你的赞美之词哦！

注意，这种亲子游戏最好在每晚临睡前进行，此时胎宝宝的活动最多。游戏的时间不宜过长，一般每次10分钟即可，以免引起胎宝宝过于兴奋，导致孕妈妈久久不能安然入睡。

同样，如果你有不规则子宫收缩、腹痛、先兆流产或先兆早产的情形，不宜进行抚摸胎教，以免发生意外。如果曾有流产、早产、产前出血等不良分娩史，也不宜进行抚摸胎教，可用其他胎教方法替代。

三 孕26周：胎宝宝的眼睛睁开了

到本周，胎宝宝的眼睛已经能够睁开，如果用手电筒照射孕妈妈的腹部，胎宝宝会自动将头转向光亮的来处。到本周，胎宝宝已经有大约750克，孕妈妈的腹部像塞进去一个足球那样圆鼓鼓的。

❶ 图解子宫内胚胎的变化

胎宝宝：体重在750克左右，身长约为32厘米。这时皮下脂肪开始出现，全身覆盖一层细细的绒毛。

孕妈妈：现在孕妈妈子宫的高度大约已经到了肚脐上6厘米的位置，从耻骨联合上缘量至子宫底部，约为26厘米。如果按照正常标准，体重应该已经增加10千克。部分孕妈妈在本周才长出妊娠纹，在腹部和乳房处的皮肤较常见，这是皮肤伸展的标记，可以通过按摩和使用滋润乳液进行预防和缓解。另外，如果你的背部近来有点痛，这就是孕期激素变化在起作用了，它会松弛你的关节和韧带，为分娩做准备。

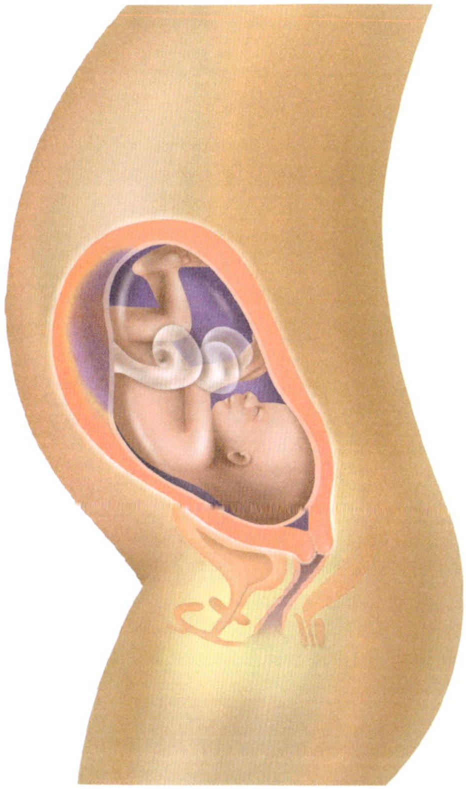

▲ 本周，胎宝宝的体重在750克左右。

❷ 每周监测孕妈妈体重增长是否正常

孕妈妈在整个孕期体重会增加10～15千克。孕妈妈的体重变化可以间接地反映胎宝宝的生长发育情况，一般每周测1次。

不管体重增长过多还是过少，都应该去看医生，尽早查明原因，并采取相应的治疗方法，以免造成不良后果。

孕28周后，孕妈妈体重每周增长约500克。如果连续数周不增，表明胎宝宝生长发育缓慢，可能是孕妈妈

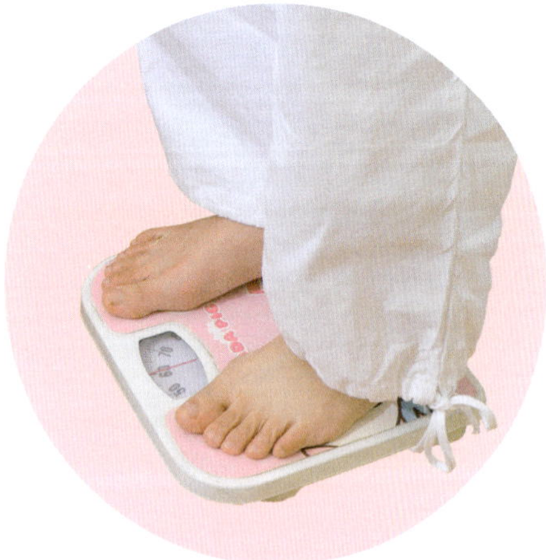

▲ 孕妈妈要每周检测体重的增长是否正常。

的不良饮食习惯造成的；如果体重增长过快，可能是孕妈妈存在妊娠糖尿病、妊娠高血压或羊水急性增多等，应及时咨询医生。

③孕晚期应做的检查

孕7～10月为孕晚期，孕32周后每2周做一次产前检查，孕36周后每周做一次产前检查。

一般检查：通过一般检查，了解孕妈妈的妊娠时间，有无不适症状，有无慢性疾病史、遗传史、早产、流产、宫外孕、胎盘早剥、前置胎盘史等，测血压、数脉搏、听心肺等，检查有无贫血，检查下肢有无水肿。通过心电图检查孕妈妈的心脏功能。

实验室检查：实验室检查包括血常规、尿常规、大便常规、肝肾功能、查尿中E值或E/C比值、血HPL测定、乙肝五项、抗HCV检测、有关凝血功能检查等。对有遗传病家族史或有分娩死胎、畸胎史者，应行绒毛先导培养或羊水穿刺做染色体核型分析，以降低先天缺陷儿及遗传病儿的出生率。

超声波检查：超声波检查可以帮助了解胎位，了解胎宝宝发育是否正常，必要时了解胎宝宝的性别。前置胎盘也需用超声波诊断。

产科检查：腹部检查包括测量腹围和宫高、检查胎位和胎心、了解胎头是否入骨盆、估计胎宝宝大小等。通过骨盆测量了解骨盆的大小，以便准确估计能否自然分娩，是否需要剖宫产，以便医生和孕妈妈都能心中有数。

借助阴道检查了解产道有无异常。通过肛门检查，了解骨盆有无异常，包括坐骨棘、尾骨等。

④及时调节心情，预防孕期抑郁症

孕妈妈的心情很容易走进一个胡同区而无法走出来，因此孕妈妈要及时调节心情，缓解不良情绪，预防孕期抑郁症。

孕期抑郁症的症状

如果在一段时间，至少是2周内有以下几种症状，则说明你可能患有孕期抑郁症：注意力无法集中，记忆力减退；脾气变得很暴躁，非常容易生气；情绪起伏很大，喜怒无常；非常容易疲劳，或有持续的疲劳感；睡眠质量很差，爱做梦，醒来后仍感到疲倦；总是感到焦虑、迷茫；持续的情绪低落，莫名其妙地想哭；不停地想吃东西或者毫无食欲；对什么都不感兴趣，懒洋洋的，总是提不起精神。

孕期的抑郁情绪如果得不到调整，就会对胎宝宝的健康发育造成不利影响，甚至引起胎宝宝畸形或导致难产，得产后抑郁症的概率也会增大。

改善抑郁情绪的生活调理

要改善孕期的抑郁情绪，最重要的一点就是自我调控情绪。如果你有抑郁的状况存在，建议你尝试以下方法来改善情绪：

◎注意和准爸爸多沟通孕期生活中遇到的难题，得到他的支持与帮助；还可以跟亲密的朋友倾诉，让她们给予你理解和帮助。

◎想象一下宝贝出生后的美好生活，这样，当前的困难就变得不那么难解决了，一切的付出都会得到回报的。

◎暂时离开令你郁闷的环境，培养一些积极的兴趣爱好，转移自己的注意力。

◎如果你做了种种努力，情况仍不见好转，或者有伤害自己和他人的冲动，建议你立即寻求医生的帮助。

◎写心情日记。把孕期的感受都记录下来也是一种不错的情感宣泄方式。

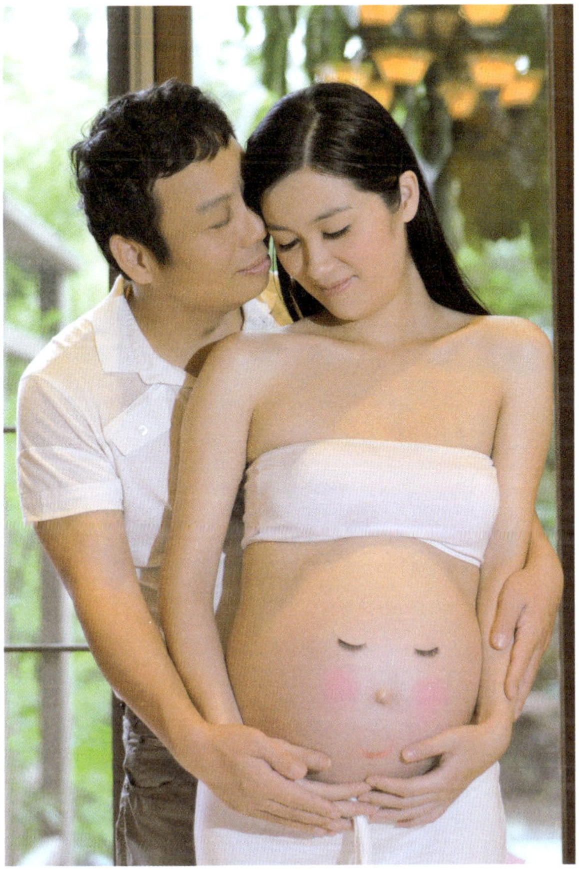

▲ 孕妈妈心情不好的时候要注意和准爸爸多沟通，得到他的支持与帮助。

5 去拍摄“大肚婆”纪念照

选择风和日丽的日子，让准爸爸陪你去拍摄一套“大肚婆”的纪念照吧，和你的婚纱照一样，这将成为最美丽的纪念。将来还可以拿给宝宝看，告诉他，妈妈当年怀他的时候是多么辛苦、多么幸福。

拍照最好要提前预约，并且跟影楼协商好，在自己拍摄的阶段没有其他的顾客，不然要等很久，体力上支撑不住。

在孕25～30周拍照最好，太早了肚子还不太明显，太晚了肚形也许就不好看了。

拍摄环境可以选择在自己家里，这样就避免出门的麻烦了。也可以选择行人较少、拍摄环境条件很好的户外。

外出拍摄时最好带上自己的安全化妆用品，避免使用影楼的化妆用品。如果自己有好看的孕妈妈服，可以带1～2套，影楼提供的大同小异，反而没有特点。

拍摄当天去影楼前要洗澡、剪指甲，并且在肚子上涂润肤乳，这样肚子会好看一点。

注意拍摄时间不宜太长，也不宜设计高难动作，最主要的就是要突出你幸福的感觉。最好照几张与准爸爸在一起的温馨照片。

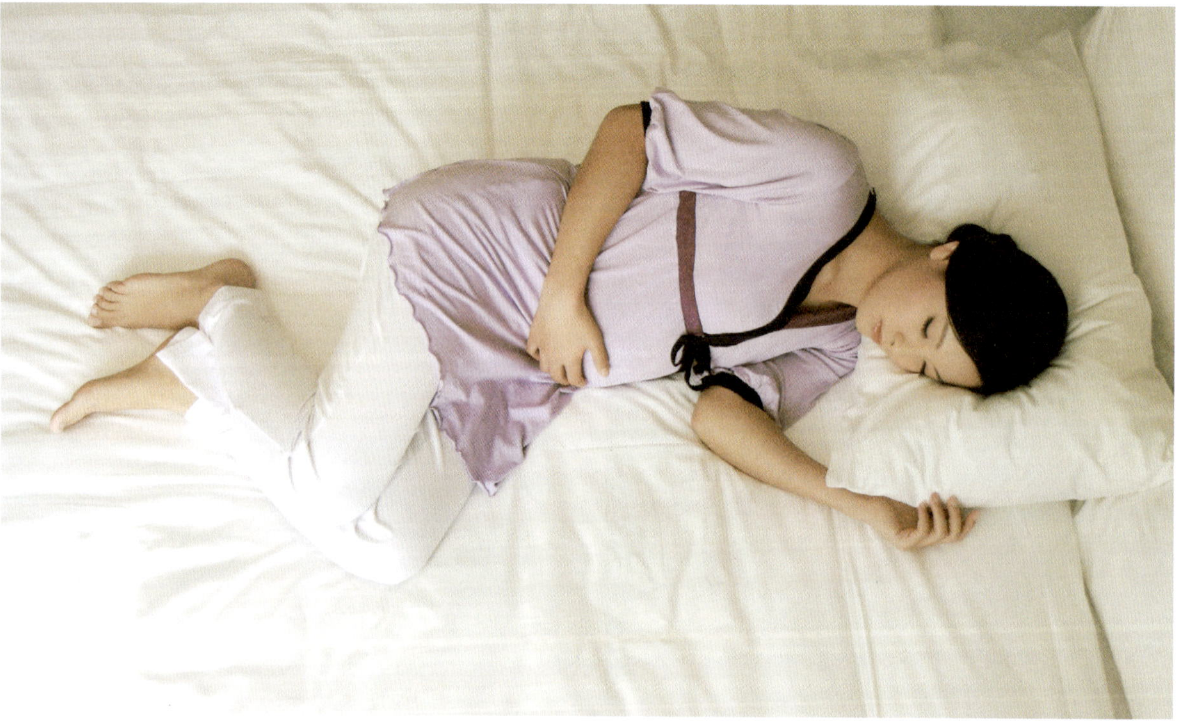

▲ 患妊娠高血压的孕妈妈要保持心情舒畅、精神放松，卧床休息时宜采取左侧卧位。

❻ 预防和应对妊娠高血压

在孕晚期如果不注意调理的话，一些原本没有原发性高血压病史的肥胖孕妈妈，也可能会患上妊娠高血压。

症状及原因

妊娠高血压是指孕20周后孕妈妈收缩压高于140mmHg，或舒张压高于90mmHg，或孕后期比早期收缩压升高30mmHg，或舒张压升高15mmHg，并伴有水肿、蛋白尿的综合性疾病。妊娠高血压的主要病变是全身性小血管痉挛，可导致全身所有脏器包括胎盘灌流减少，出现功能障碍，严重者胎宝宝生长迟滞或胎死腹中。

生活调理

保持心情舒畅、精神放松，卧床休息时尽量采取左侧卧位。正常情况下，孕妈妈在孕晚期大都会有足部水肿，但妊娠高血压导致的水肿通常会出现在怀孕第6～8个月，且会发展到眼睑部位。如果发现体重每周增加多于0.5千克，同时伴有水肿的情况，就要尽快去医院检查。

定期产前检查是筛选妊娠高血压的主要途径。孕早期应测量1次血压，作为孕期的基础血压，以后再定期检查。尤其是在孕36周以后，孕妈妈应每周观察血压及体重的变化、有无蛋白尿及头晕等症状，做好自觉防控工作。

饮食调理

热量摄入要控制。特别是孕前体重就过重的肥胖孕妈妈，应少食用或不食用糖果、点心、饮料、油炸食品以及脂肪含量高的食品。

多吃蔬菜和水果。孕妈妈每天要保证摄入蔬菜和水果500克以上，有助于预防原发性高血压的发生。

减少食盐的摄入。食盐中的钠会潴留水分、加重水肿、收缩血管、提升原发性高血压的作用。轻度原发性高血压发作时，可不必过分限制食盐摄入，只要不吃过咸的食物就可以了。每天摄入的盐量以不超过6克为宜。中度、重度原发性高血压时，要限制食盐的摄入，每天摄入量分别不超过5克和3克。另外，发酵粉、鸡精中也含钠，要注意限量食用，具体的情况最好去专科医院就诊，按照医生的医嘱执行。

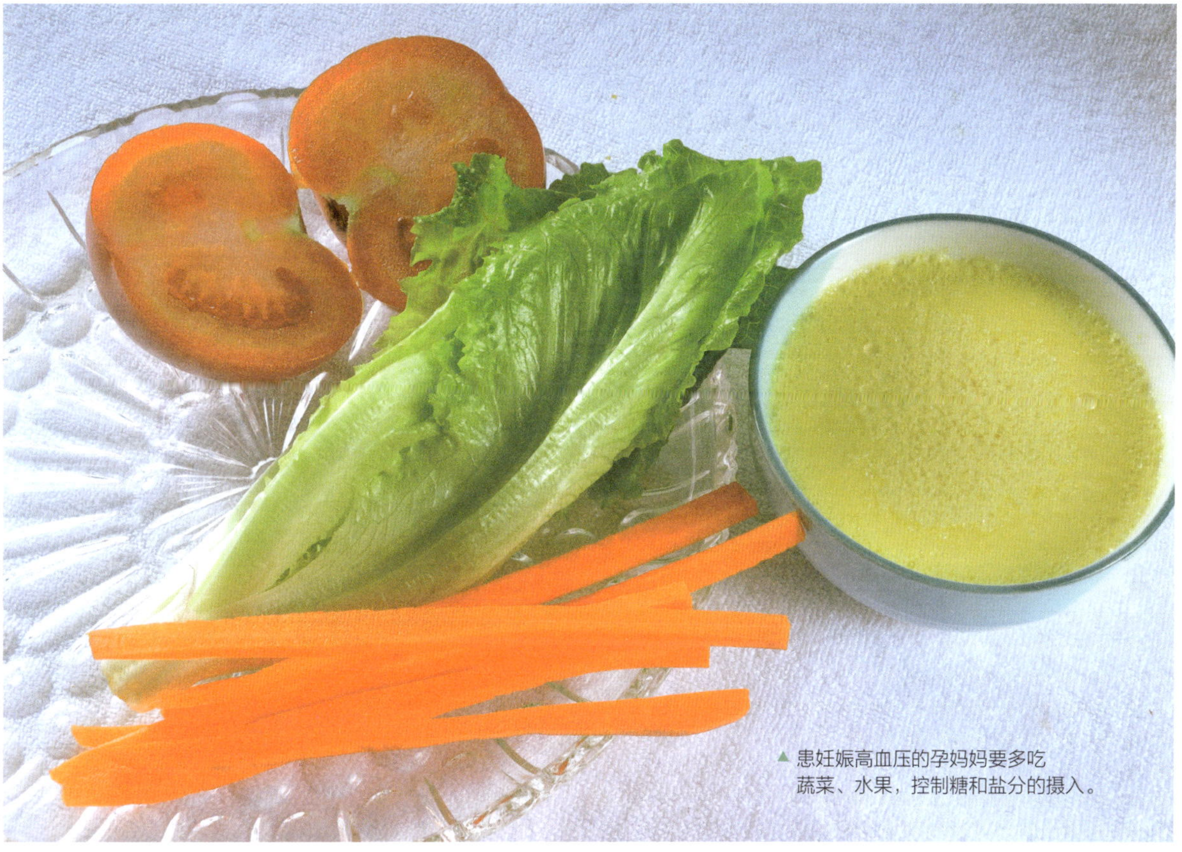

▲患妊娠高血压的孕妈妈要多吃蔬菜、水果，控制糖和盐分的摄入。

摄入足够的优质蛋白和必需脂肪酸。孕中后期是胎宝宝发育的旺盛时期，需要足够的蛋白质。同时，由于蛋白尿的发生，会从尿液中流失一部分蛋白质，所以除了并发严重肾炎者外，一般不必限制蛋白质的摄入。而必需脂肪酸的缺乏，往往会加重病情，所以宜多吃植物油增加必需脂肪酸的摄入。禽类、鱼类蛋白质中含有丰富的脂肪酸和牛磺酸，这两种成分可调节血压的高低。大豆中的蛋白质也能降低胆固醇，从而保护心脏和血管。

7 胎教时光：神奇的乳汁

本周的胎教内容就是你与胎宝宝一起了解神奇的乳汁。你现在可能还不能想象，在婚前我们视若珍宝的乳房一直包裹得严严实实，而当宝宝出生后，你可能就算在大庭广众之下，都能从容地撩开衣服，喂饱你的宝宝。宝宝就是有这么大的魔力。

乳汁是怎么制造出来的

乳腺为乳房的主要构成组织，具有分泌乳汁的功能。乳腺由几个到十几个腺叶组成，以乳头为前端呈放射状排列，形成一个半球形。每个腺叶又分为20～40个小叶，小叶由10～1000个乳腺泡组成，乳腺泡由小管连接像葡萄串一样，乳腺泡又由筋上皮细胞所包裹。

垂体所分泌的催乳素是与母乳分泌关系最为密切的激素。腺泡细胞在激素的作用下分泌出小滴的乳汁，汇集到乳腺泡内，然后由小管进入输乳管，最后由输乳管进入输乳管窦并在那里储存。输乳管窦在受到宝宝的舌头和上下颚的压迫时，乳汁就会从乳头流出。乳头的输乳口有几个到十几个，喂奶时乳汁由此流出，但在平时，乳头的肌肉是呈收缩状态，输乳口是封闭的。

从孕早期到分娩期，催乳素的分泌量不断增加。催乳素的主要作用是刺激乳汁分泌，此外还有促进乳腺发育的作用。卵泡激素一方面促进了催乳素刺激乳腺发育，另一方面又抑制了催乳素刺激母乳分泌。所以在怀孕期间，催乳素的浓度就很高，但是由于卵泡激素的存在，怀孕期间基本上是不分泌母乳的。

完美的食物

与其卓越的名声相符，乳汁经常被宣布为“自然的完美的食物”。它是一个新生的哺乳动物幼崽生存所需的全部。

自然界中脂肪最丰富的乳汁是海象的乳汁，比黄油还腻。一头海象的幼崽只吃4个月的奶，在此期间，它的体重从出生时的33千克增加到断奶时的135千克。就母海象而言，它在整个哺乳期不吃任何东西，因此其体重要从开始时的675千克减少到 270千克。

生长缓慢的动物乳汁中，氨基酸浓度比较小。人类成长缓慢，人乳也属于蛋白质含量最低的乳类。老鼠的乳汁中的氨基酸浓度是人乳的12倍。牛奶中的蛋白质比人乳高4倍，这就是为什么不能直接给婴儿喝牛奶而必须将它加工成配方奶的主要原因。

四 孕27周：胎宝宝长出了柔软细密的头发

本周胎宝宝长出了柔软细密的头发，看起来，更加像一个小人儿了。此时，胎宝宝的听觉系统发育完全，孕妈妈要抓住胎教的黄金时期，及时进行胎教。

1 图解子宫内胚胎的变化

胎宝宝： 27周的胎宝宝可以看到胎头上长出了短短的胎发。男孩的睾丸尚未降下来，女孩的小阴唇已开始发育。这时胎宝宝的听觉神经系统也已发育完全，对外界声音刺激的反应更为明显。气管和肺部还未发育成熟，但是呼吸动作仍在继续。

孕妈妈： 胎宝宝的重量使你的后背受压，引起下后背和腿部的剧烈疼痛。孕中晚期，子宫在肚脐以上约7厘米的位置，如果从耻骨联合上缘量到子宫底部，大约27厘米。在本周，你的羊水量下降了一半。当宝宝踢腿和转身时，你甚至可能看见胎宝宝骨骼较大的膝盖和肘部从你的腹部鼓起一个小包。如果别人在旁边盯着你看，也可以看得到。现在，你自己洗脚、系鞋带都很困难。你的腿部抽筋很可能会越来越严重。腿部抽筋一般发生在晚上，但在白天也有可能发生。伸展小腿肌肉，脚趾向前伸直，然后向胫骨处勾脚，能够起到一定的缓解作用。

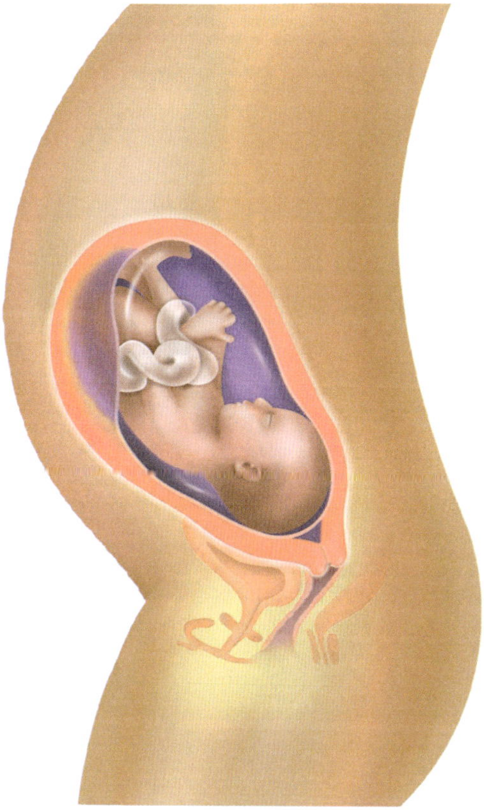

▲ 胎宝宝的头上长出了短短的胎发。

2 开始规划你的产假

到本周，不少孕妈妈已经感觉行动困难，上下班不像以前那么顺畅了，因此开始规划着休产假。《女职工劳动保护规定》第八条第一款规定：“女职工产假为90天，其中产前休假15天。难产的，增加产假15天。多胞胎生育的，每多生育一个婴儿，增加产假15天。”晚育者产假：《中华人民共和国人口与计划生育法》第二十五条：“公民晚婚晚育，可以获得延长婚假、生育假的奖励或者其他福利待遇。”各地规定不一，具体参照所在省份的《人口与计划生育管理条例》。

孕妈妈可以根据自身的具体情况来规划自己的产假，请产假要把握以下六大重点：

家庭经济方面：如果是双薪家庭，突然失去部分收入，又增加了宝宝的开销，能负担得起吗？有没有买房、买车的贷款压力？

情绪管理方面：你身兼二职，既要照顾家庭又要在职场上打拼，本已身心俱疲，但宝宝是天使般的魔鬼，当他闹情绪时，你是否有足够的EQ与IQ来面对？

家庭支持方面：你的爱人、父母、公婆对你请产假的态度如何？

职场竞争方面：产假越久，对工作越会感到生疏，回到职场出现的落差越明显，你是否有能力弥补这一落差？如果不能，你又有什么解决方案？

公司运营方面：公司运营状态如何，对员工的各种福利待遇会有所不同，所以这也是考虑请产假时需谨慎拿捏的一个重点。

亲子关系：除了你自己之外，有无合适的人选照顾宝宝？交给保姆放心吗？为了工作，肯定要失去许多与宝贝相处的快乐时光，你舍得吗？

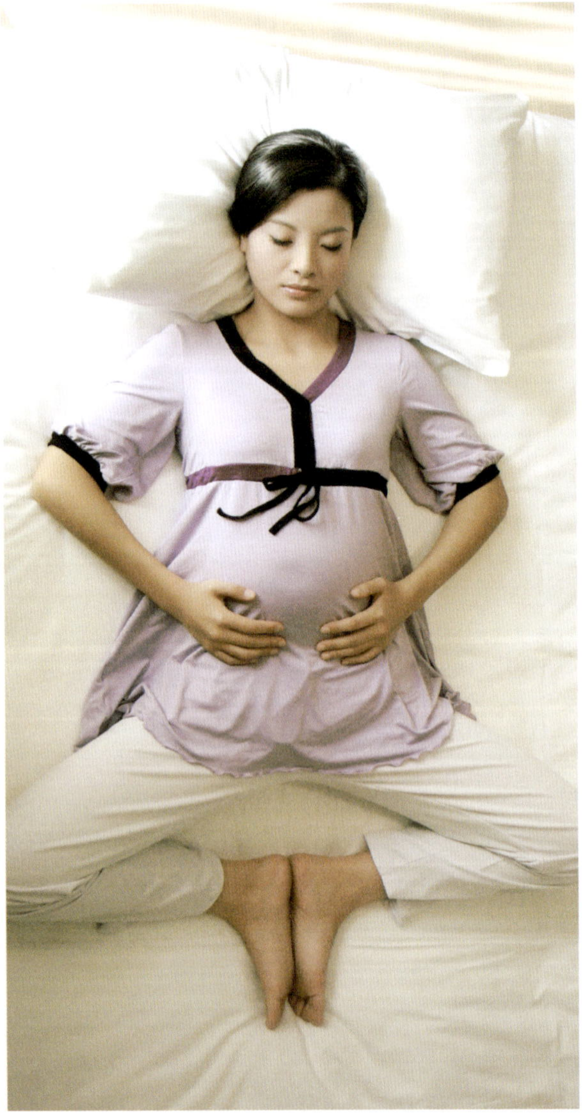

▲ 所谓“日有所思，夜有所梦”，孕妈妈睡觉做梦不用担心太多。

3 解读孕期怪梦

孕妈妈总是有着这样或那样的担心，如胎宝宝能否健全、会不会发育异常或畸形、营养够不够等，这些问题可能都会给你带来困扰。又或者在怀孕过程中，因感冒等疾病，服用过药物以后，疑虑药物是否对胎宝宝有影响。还常常担心自己能否承受得了妊娠的负担，担心分娩时能否顺利，会不会发生难产或意外。

所谓“日有所思，夜有所梦”，种种心理压力和思想负担，都将成为做梦的潜在诱因。你甚至还可能做一些非常惊险的噩梦，导致睡眠质量下降。长久的睡眠不足以及心理压力过大，自然会对胎宝宝的健康发育产生不利影响。

要对付这些由心而生的噩梦，你最需要做的就是解决心中的疑虑。对孕期担忧的问题都要说出来，不能解决的应该去医院咨询，尽量放松自己的心态。

如果并非以上原因引起的经常性噩梦，孕妈妈就要警惕心脑血管疾病发生的可能性。建议尽早到医院检查、治疗，以保证安全度过孕期。

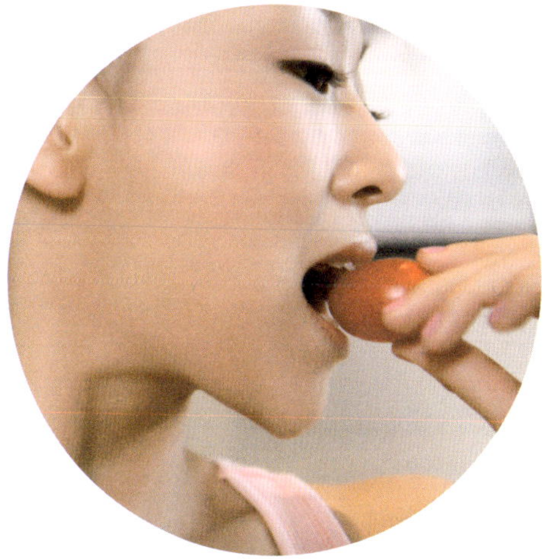

▲ 最好在饭后2～3个小时吃水果。

4 孕妈妈通过情感调节来促进胎宝宝的记忆

很多妈妈都有这样的体会，刚出生的宝宝哭闹不止时，将宝宝贴近妈妈胸口，妈妈心跳的声音传到宝宝耳朵里，宝宝就会立即停止哭闹，安静入睡。这是因为宝宝对妈妈心跳声有记忆，当听到熟悉的心跳声音时，会产生一种安全感，立刻停止哭闹。

研究表明，胎宝宝对外界激励行为的感知体验将会长期保留在记忆中直到出生，而且对其将来的智力、能力、个性等有很大影响。由于胎宝宝在子宫内通过胎盘接受母体供给的营养和母体神经反射传递的信息，使胎宝宝脑细胞在分化、成熟过程中不断接受调节与训练。因此，孕期母体的情感调节与子女记忆形成、才干发展有很大关系。

5 不宜空腹、饭后立即吃水果

很多水果不能空腹吃，如空腹大量食用香蕉后，香蕉会与胃中的盐酸盐结合成一种不利于消化的物质；又例如空腹吃柿子，因为柿子有收敛的作用，遇到胃酸就易形成“柿石”，既不易被消化，又不易排出，空腹大量进食后，轻者会出现恶心呕吐等症状，重者形成结石，通过开刀才能取出。

另外，饭后也不宜即食水果。饭后马上吃水果容易被先吃下的食物阻滞于胃中，出现胀气、便秘等症状，给消化功能带来不良影响。专家建议最好在饭后2～3个小时吃水果，这样更有利于食物的消化。

6 不宜过量食用温热补品

不少孕妈妈经常吃人参、桂圆之类的补品，以为这样可以使胎宝宝发育得更好。其实，这类补品对孕妈妈和胎宝宝都是利少弊多，有可能造成以下不良后果。

容易出现“胎火”。中医认为，怀孕期间，女性月经停闭，脏腑经络之血皆注于冲任以养胎，母体全身处于阴血偏虚、阳气相对偏盛的状态，因此孕妈妈容易出现“胎火”。

容易出现水肿、原发性高血压。孕妈妈由于血容量明显增加，心脏负担加重，子宫颈、阴道壁和输卵管等部位的血管也处于扩张、充血状态，加上内分泌功能旺盛，分泌的醛固酮增加，易导致水钠潴留而产生水肿、原发性高血压等不良后果。

容易出现胀气、便秘。孕妈妈由于胃酸分泌量减少，胃肠道功能有所减弱，会出现食欲缺乏、胃肠胀气以及便秘等现象。

其他不适症状。如果孕妈妈经常服用温热性的补品，势必导致阴虚阳亢、血热妄行，导致孕吐加剧、便秘等症状，甚至发生流产或死胎等。

因此，孕妈妈不宜长期服用或随便服用人参、鹿茸、桂圆、鹿胎胶、鹿角胶、阿胶等温热补品。

7 胎教时光：宝贝趣事一箩筐

畅想一下，你的小宝宝将会冒出什么稀奇古怪的话来？你肯定想都想不到。孩子们的小脑袋创意无穷，希望在将来，你都能像下面宝宝们的妈妈那样记下来。

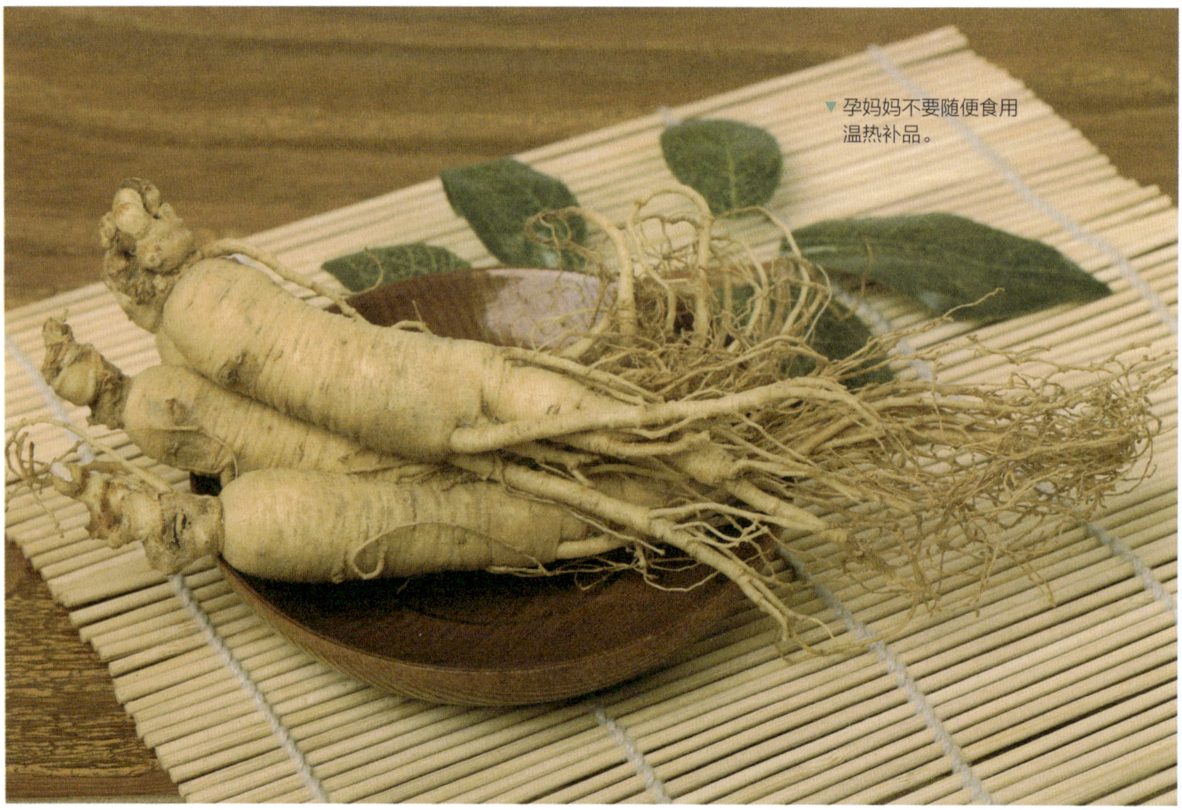

▼孕妈妈不要随便食用温热补品。

爸爸的老婆是谁

某晚，爸爸妈妈和宝宝说话。妈妈：“宝宝，妈妈的老公是谁？”

宝宝脱口而出：“爸爸。”

妈妈心中一阵窃喜，心想宝宝真聪明，从来没有人教过宝宝的事情，他居然知道，于是不停地给宝宝鼓掌。为了证明宝宝确实能搞清楚人物关系，妈妈便“趁热打铁”，继续问道：“那爸爸的老婆是谁呢？”宝宝得到妈妈的鼓励后，高兴得手舞足蹈，这次更是不假思索：“奶奶。”

妈妈：……

为什么不带我

爸爸回忆他的童年时代：“那时真好，在野外捕蝉，到溪中捞虾子，整天睡在草地上，无忧无虑真好！”孩子睁大眼睛，听得入神，忽然哇地一声哭了出来。

“怎么啦？”爸爸惊讶地问。

“我不要啦！你为什么没有带我一起去！哇……”说着孩子又大哭起来。

干爸爸

四岁的浚凯认了爸爸的同事做干爸爸，却不知道“干爸爸”是怎么回事。

浚凯问：“叔叔，你每天都晒太阳吗？”

同事丈二和尚摸不着头脑：“为什么这么问？”

浚凯说：“那不然我怎么叫你干爸爸啊？太阳把你晒干了吧。”

你为什么吃掉他

一个小女孩在公园玩耍时，看见一个挺着大肚子的孕妈妈，便走过去指着孕妈妈的肚子问道：“里面是什么？”

“是我的小宝宝。”孕妈妈答道。

“你爱你的小宝宝吗？”小女孩又问。

“当然了。”

“那你为什么要吃掉他！”小女孩大声责怪道。

五 孕28周：胎动像波浪一样

到本周，胎宝宝的活动会特别明显，有时候，孕妈妈休息时，胎宝宝的活动会让孕妈妈的肚皮表面像波浪一样动起来。不仅孕妈妈能够真实地感到胎宝宝的活动，有时连准爸爸也能通过抚摸孕妈妈的肚皮来和胎宝宝“对话”。

❶图解子宫内胚胎的变化

胎宝宝：这个月的胎宝宝重达1300克，约35厘米长。他的眼睛既能睁开也能闭上，而且已形成自己的睡眠周期。醒着时，他会自己嬉戏，会踢踢腿、伸懒腰。大脑活动也非常活跃，大脑皮层表面开始出现一些特有的沟回，脑组织快速增殖。胎宝宝的小鼻子现在已有嗅觉。胎宝宝对子宫内的气味能够留下深刻的记忆。

孕妈妈：子宫现在已经到肚脐的上方，大约是在肚脐以上8厘米的位置。如果从耻骨联合上缘量到子宫底部约28厘米。子宫快速增长并向上挤压内脏，因而你会感到胸口憋闷、呼吸困难。因为腹部沉重，如果平躺会让你感觉喘不过气，最好侧卧。小腿水肿现象严重，站立、蹲坐太久或腰带扎得过紧，水肿就会加重。如果水肿不伴有高血压和蛋白尿，就属于怀孕后的正常现象。心脏的负担也在逐渐加重，血压开始增高，静脉曲张、痔疮、便秘这些麻烦，接踵而至地烦扰着你。现在，你可能要每2周去做一次产前检查，这样医生可以更密切地监察你和胎宝宝的情况。

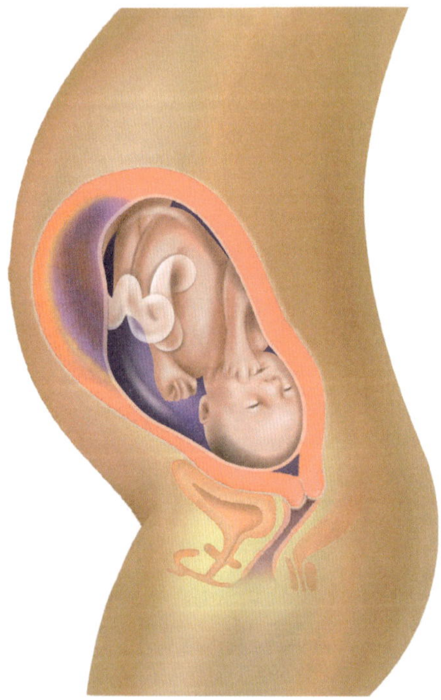

▲ 胎宝宝的眼睛既能睁开也能闭上，而且已形成自己的睡眠周期。

❷预防巨大儿

在医学上，新生儿的出生体重等于或大于4000克就可称为巨大儿。巨大儿的发生原因有很多，主要与遗传因素有一定的联系，如父亲或母亲身材高大、体重过重或体格健壮的生下巨婴的可能性较大；另外，与孕期营养过剩有关，许多孕妈妈认为吃得越多对孩子越好，在孕期只吃大鱼大肉和昂贵的保健品，导致自身体重严重超标，胎宝宝体重也随之猛增。

巨大儿主要有以下潜在危险：孕妈妈难产的概率增高；婴儿长大后若仍旧是肥胖儿童，成年期的糖尿病、高血压、高脂血症等疾病发生的可能性也就会相应增加。

为预防娩出巨大儿，孕妈妈应适度参加活动，不要整天待在家里坐着或躺着。同时适当补充营养，减少高脂肪、高糖分食品的摄入，保持自身体重和胎宝宝体重的匀速增长。密切关注胎宝宝的生长发育进程，当发现胎宝宝增长过快时，应该及早去医院做一次糖耐量的检测和营养咨询，合理调整饮食，避免隐性糖尿病的发生。同时，为胎宝宝做一次心脏超声波检查，以明确有无先天性心脏畸形存在，做到早期干预。

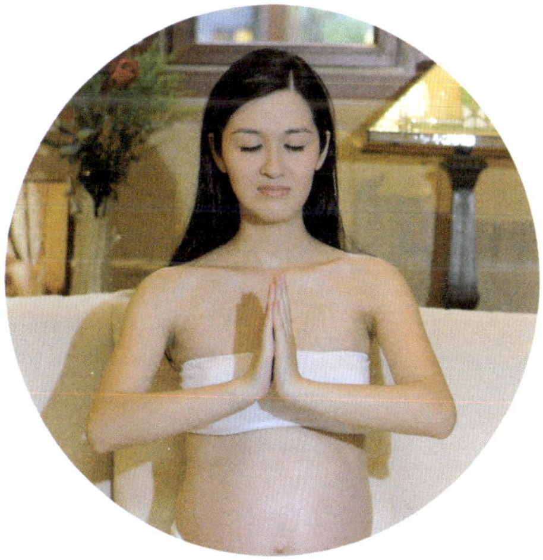

▲ 孕妇瑜伽有助于缓解孕期不适，对产后恢复也大有裨益。

❸ 预防和应对孕期痔疮

痔疮是一种慢性病，孕妈妈痔疮的发病率高达76%左右。痔疮通常出现在孕晚期的28～36周，特别是分娩前1周，但有时也会在孕早期出现。

症状及原因

随着胎宝宝一天天长大，日益膨大的子宫压迫下腔静脉，腹压增加，影响了血液的回流，致使痔静脉充血、扩张、弯曲成团。如果长时间得不到改善，可造成排便出血，导致不同程度的贫血，从而影响胎宝宝的正常发育。

生活调理

上厕所时放松心情，以免引起痔疮出血。养成良好的排便习惯，解便时勿看书报，不要蹲坐太久，以免造成肛门血液循环不良。

避免提重物。

可在洗澡时用温水冲洗肛门周围，或使用温水坐浴，以促进肛门周围的血液循环，减少痔疮的发生。

做肛门收缩运动。每天早晚各做1次提肛运动，每次3下，可以加强肛周组织的收缩力，有助于肛周组织的血液循环。

饮食调理

可多吃富含膳食纤维的蔬菜和水果，如芹菜、白菜、菠菜、黑木耳、黄花菜以及苹果、香蕉、桃、梨等。还可多吃一些含植物油脂的食品，如芝麻、核桃等。

最好每天早晨起床后喝1杯淡盐水或蜂蜜水，这样可避免便秘，减少硬结粪便对痔静脉的刺激。平时应注意不吃辛辣食物，如胡椒、花椒、生姜、葱、蒜以及油炸的食物，少吃不易消化的东西，以免引起便秘。

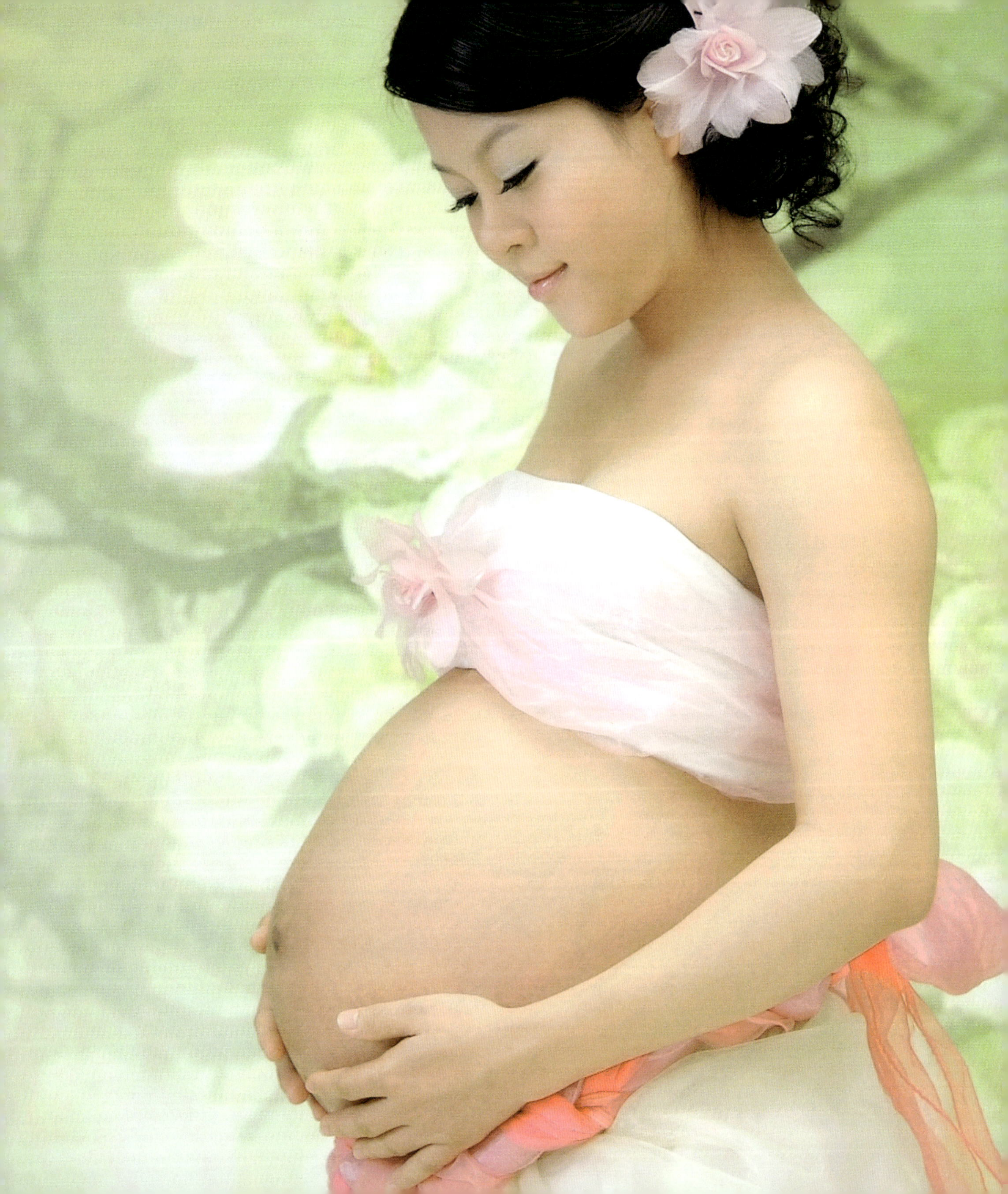

第八章

孕8月（29～32周）：步履蹒跚，憧憬和宝宝见面

孕8月的孕妈妈，

会发现腹部如吹气球一样，一天不同于一天，

有些孕妈妈的腿部和脸部出现水肿，

睡觉变得不那么容易。

一些心急的孕妈妈甚至期待着胎宝宝能早点出来。

坚持一下吧，早产可不是件好事哦！

一 孕8月总叮咛

孕8月保健关键词

假宫缩： 如果宫缩频繁，或者有疼痛感，应立刻休息，必要时应及时去医院就诊。

测量骨盆： 骨盆测量应有2次，第一次是在孕晚期28～32周，第二次是孕晚期37周。

会阴按摩： 可以增加会阴肌肉组织的柔韧性和弹性，帮助自然分娩顺利进行，同时，还能减少会阴侧切手术的发生。

❶孕8月的营养叮咛

少食多餐： 孕8月的孕妈妈会因身体笨重而行动不便。此时，膨胀的子宫已经占据大半个腹部，胃部被挤压，饭量受到影响，所以经常会有吃不饱的感觉。孕妈妈要尽量补足因胃容量减小而少摄入的营养，实行一日多餐，均衡摄取各种营养素，防止胎宝宝生长受限。

补充蛋白质： 孕妈妈要增加摄入优质蛋白，每天宜补充75～100克。

保证热量的供给： 孕8月，胎宝宝开始在肝脏和皮下储存糖原和脂肪。此时如果孕妈妈碳水化合物摄入不足，将导致母体内蛋白质和脂肪分解加速，易造成蛋白质缺乏或酮症酸中毒。所以孕妈妈要补充足够的热量，保证每天主食（谷类）摄入400～450克，总脂肪量摄入60克左右。

补充营养物质： 孕妈妈要适量补充各种维生素。每天要喝6～8杯水，并适量补充各种矿物质。

少盐： 为了减轻水肿和预防妊娠高血压，在食物中要少放食盐。

❷孕8月的胎教叮咛

阅读胎教： 孕妈妈可以选择简单、语调押韵的童话故事，甚至是自己编的故事内容，说给胎宝宝听。讲故事时，口气与音调以不急不慢为原则，也可以让准爸爸加入讲故事的行列。

游戏胎教： 孕妈妈继续与胎宝宝玩踢肚子游戏，当孕妈妈轻拍肚皮2下，宝宝就会在拍的地方回踢2下，这样的互动，实在相当有趣。详见本书孕25周的“胎教时光”。

音乐胎教： 除了可以选择悦耳舒服的音乐之外，有些专业医师认为莫扎特的曲子因为较类似母亲的心跳声，可以给胎宝宝安全感，是对胎教有帮助的音乐。只要是能让孕妈妈感到舒服、愉快的音乐，就是适合孕妈妈的胎教音乐。可以在每天起床后，开启轻柔的音乐，以愉悦的心情迎接新的一天。

营养胎教： 现在孕妈妈的腹部压迫胃部，胃口会暂时变小，要少食多餐，以给胎宝宝源源不断的营养供给。

❸孕8月的产检叮咛

◎询问孕妈妈的健康状况和胎动计数，自上次检查后身体有无不适的感觉，如头晕、头痛、眼花、下肢水

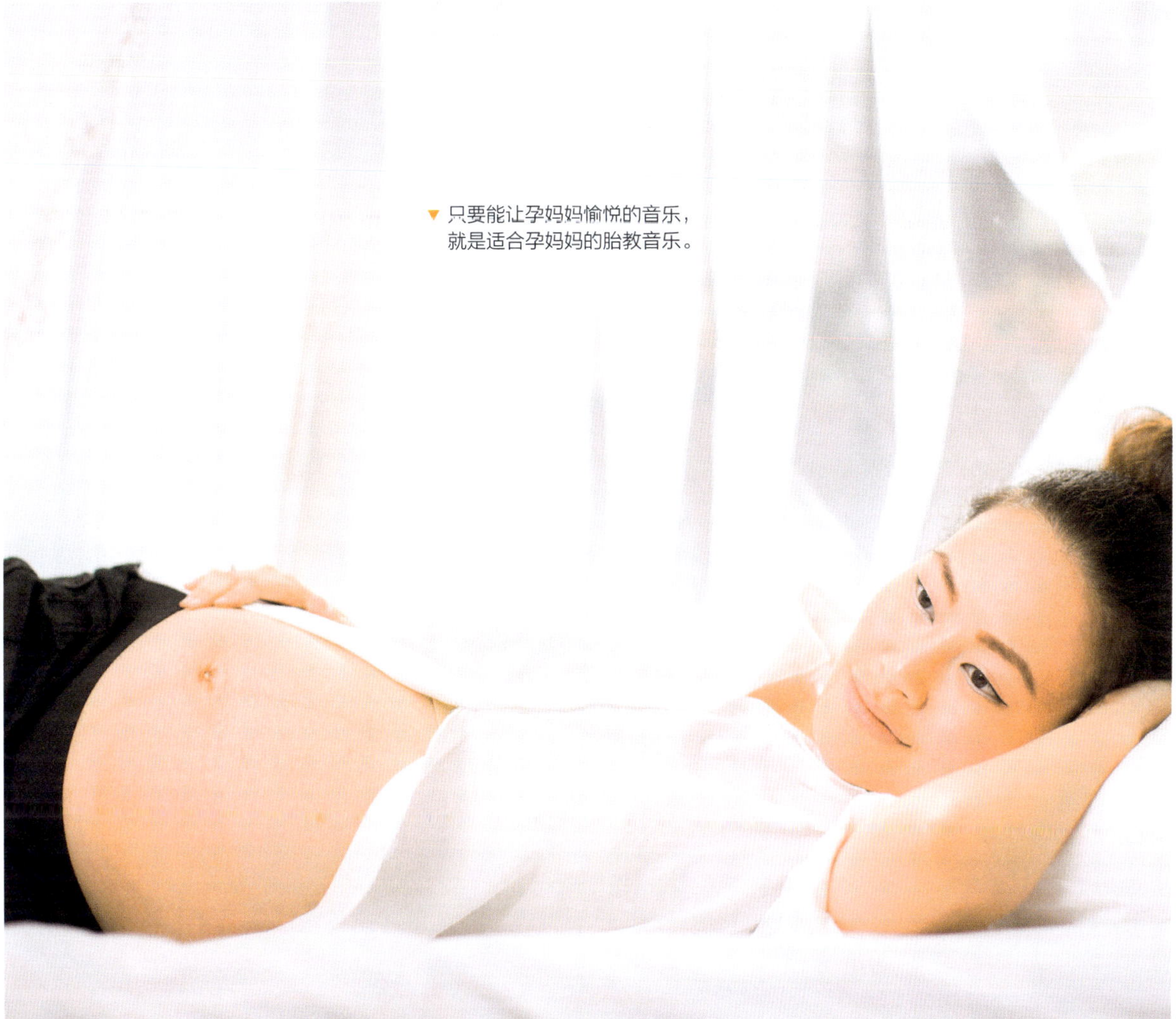

▼只要能让孕妈妈愉悦的音乐，就是适合孕妈妈的胎教音乐。

肿、阴道出血等。

◎测量血压、体重，检查子宫高度、腰围、胎位、胎心，绘制妊娠图，以便了解孕妈妈和胎宝宝的情况。

◎情况正常者孕34周后做胎心监护，高危妊娠者孕32周做胎心监护，以便了解胎宝宝在宫内的安危。

◎进行骨盆测量，了解骨盆内部的大小，以便估计分娩有无困难。

◎对孕妈妈进行健康指导，讲解胎动的自我检测和母乳喂养的提前准备等孕产育儿知识，让孕妈妈做到心中有数。

二 孕29周：孕妈妈要开始记录胎动了

从本周起，胎动会更加频繁，孕妈妈要学会数胎动，并通过记录胎动来判断体内胎宝宝的健康状况。如若发现异常，要及时告知医生，以便及时采取相应的措施。

❶图解子宫内胚胎的变化

胎宝宝：体重已有1300多克，身长大于35厘米了。此时他还会睁开眼睛并把头转向从孕妈妈子宫壁外透射进来的光源。现在胎宝宝的皮下脂肪已初步形成，手指甲也能看得很清楚了。

孕妈妈：孕29周，孕妈妈子宫高度比肚脐高7.6～10.2厘米，从耻骨联合上缘量起约29厘米。现在子宫所在的位置会对膀胱造成压力。你可能感觉又回到了孕期的头3个月，频繁地上厕所，总感觉膀胱里的尿排不净，甚至在笑、咳嗽或者轻微运动时，也会有尿排出。

当走路多或者身体疲劳时，你会感到肚子一阵阵地发紧，这是正常的不规律宫缩。当仰躺时，你可能会感到头晕，心率和血压会有所变化。如果从仰躺变为侧躺，症状就会消失。在孕期的最后3个月，大多数孕妈妈都会有鼻塞或者鼻出血的情况，这种情况很正常，一旦分娩，就会痊愈，不会有后遗症。

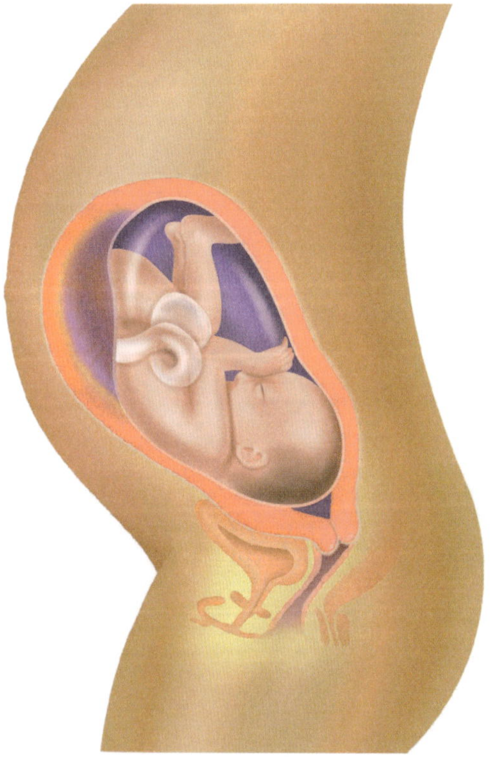

▲ 现在胎宝宝的皮下脂肪已初步形成，手指甲也能看得清楚了。

❷摸摸胎宝宝的胎位是否正常

在怀孕早、中期，胎宝宝往往还漂浮在羊水中，加之活动，所以胎位会发生变化，在孕32周后就比较固定了。

胎宝宝的头呈圆球状，相对较硬，是最容易摸清楚的部位。因此，胎位是否正常可通过监测胎头的位置来确定。孕妈妈最好在产前检查时向医生学习这种检查方法。

胎位正常时，可在下腹中央即耻骨联合上方摸到胎宝宝头部，如果在这个部位摸到圆圆、较硬、有浮球感的东西，那就是胎头。要是在上腹部摸到胎头，在下腹部摸到宽软的东西，表明胎宝宝是臀位，属于不正常胎位。在侧腹部摸到胎头，胎体呈横宽走向时为横位，也属于不正常胎位。这两种胎位均需在医生指导下采取胸膝卧位纠正，每次15～20分钟，早晚各1次。存在脐带绕颈的孕妈妈在进行胸膝卧位纠正时，一定要在医生指导下进行，谨防出现胎宝宝窒息。

需要提醒的是，不正常的胎位即使已经纠正过来，还需坚持监测，以防再次发生胎位不正。

❸ 开始记录胎动，监测胎宝宝健康状况

怀孕29～38周是胎动最频繁的时期，接近足月时则略微减少。孕妈妈可以从本周开始每天记录胎动。每日记录胎动，是监测胎宝宝健康的简单、经济而又有效的方法，它不仅可及时发现胎宝宝缺氧或胎盘功能不足的情形，还可减少孕妈妈因过度紧张而造成的疑虑。一旦发现胎动不正常的情况，可以及时就医，减少意外的发生。

具体检测方法见孕18周“孕妈妈自我检测胎动”。

❹ 饮食要结合孕晚期胎宝宝发育特点

孕晚期，胎宝宝的骨骼、肌肉和肺部发育日趋成熟，对营养的需求达到了最高峰。胎宝宝骨骼肌肉的强化和皮下脂肪的积蓄，都是在为出生之后的独立存活做最后的准备。在出生前的最后10周内，胎宝宝增长的体重大约是此前共增体重的一半还要多。

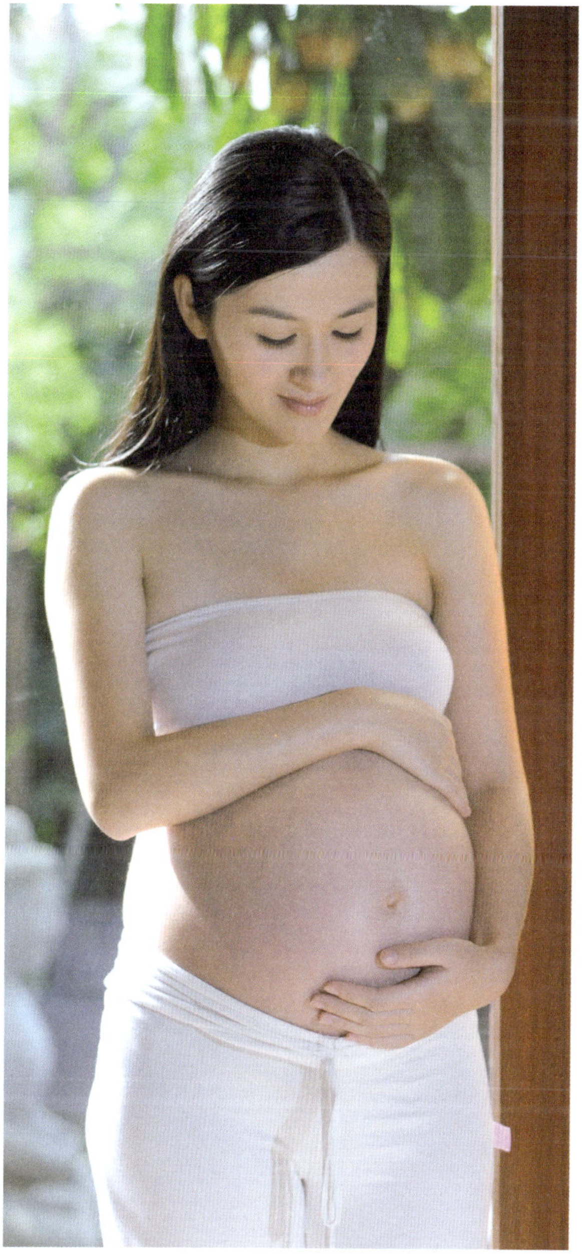

▲ 孕妈妈可以从本周开始每天记录胎动。

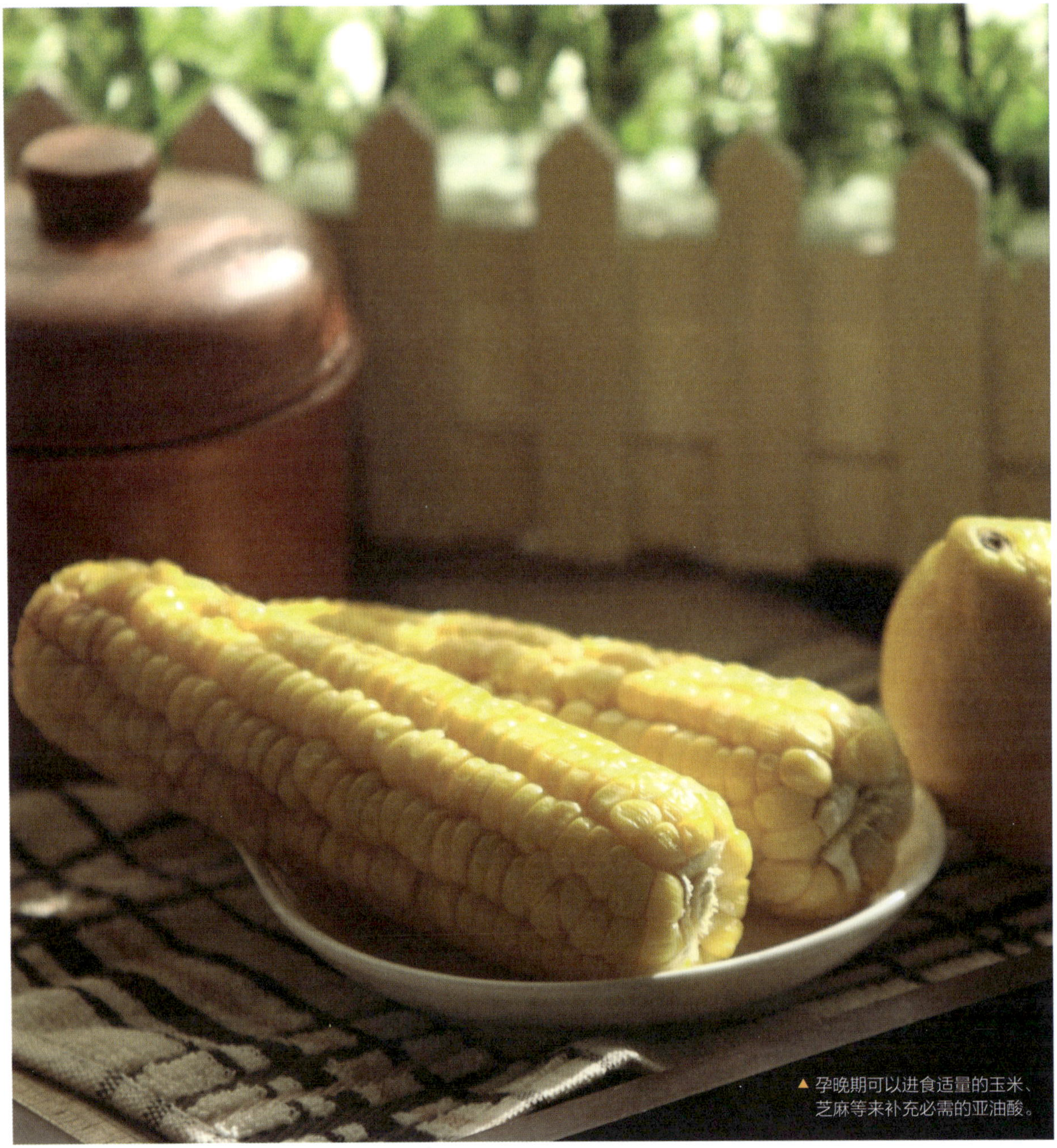

▲ 孕晚期可以进食适量的玉米、芝麻等来补充必需的亚油酸。

补充不饱和脂肪酸：孕晚期是胎宝宝大脑细胞发育的高峰期，需要补充不饱和脂肪酸，以满足胎宝宝大脑发育所需。可以进食适量的玉米油、香油、葵花籽油或玉米、花生、芝麻来补充必需的亚油酸。海鱼中含有丰富的蛋白质、不饱和脂肪酸，孕妈妈可适量食用，但海鱼的汞含量也较高，每周食用不可超过4次。也可适量食用添加了DHA等不饱等脂肪酸的孕妈妈奶粉和人工制剂。

补充蛋白质：由于胎宝宝的身体增大，大脑发育加快，孕妈妈需要更多地补充蛋白质，每日摄入量不少于85克。可通过摄入鱼、虾、鸡肉、鸡蛋和豆制品补充蛋白质。

加强钙吸收：这个时期胎宝宝的牙齿和骨骼的钙化加速，其体内一半以上的钙是在孕晚期储存的，因此孕妈妈钙的需求量明显增加，每天可喝2杯牛奶用于补钙。

增加铁的供给：本月要增加铁的摄入，以保证胎宝宝的骨骼发育，也为分娩时的失血做准备。

此外，仍然要注意各种维生素的补充。

5 饭前饭后可适当嗑瓜子

葵花籽与西瓜籽都富含脂肪、蛋白质、锌等微量元素及多种维生素，可增强消化功能。瓜子的香味可刺激舌头上的味蕾，味蕾将这种神经冲动传导给大脑，大脑又反作用于唾液腺等消化器官，使含有多种消化酶的唾液、胃液等的分泌相对旺盛。因此，孕妈妈在饭前或饭后嗑瓜子，消化液就随之不断地分泌，这样对于食物的消化与吸收十分有利。所以，饭前嗑瓜子能够促进食欲，饭后嗑瓜子能够帮助消化。如果数种瓜子混合嗑，效果更佳。

6 有饮茶习惯的孕妈妈可适当喝点淡绿茶

我们在孕前饮食部分已经说过，孕妈妈最好不要喝太多浓茶，特别是饮用浓红茶，会对胎宝宝产生危害。不过，倘若孕妈妈嗜好喝茶，可以在这一时期适当饮用一些淡绿茶。

绿茶中含有茶多酚、芳香油、矿物质、蛋白质、维生素等上百种成分，其中，含锌量极为丰富。孕妈妈如能每日喝3～5克淡绿茶，可加强心肾功能，促进血液循环，帮助消化，防止妊娠水肿，对促进胎宝宝生长发育也是大有好处的。

不过，需要特别提醒的是，绿茶中含有鞣酸，鞣酸可与孕妈妈食物中的铁元素结合成为一种不能被机体吸收的复合物，妨碍铁的吸收。孕妈妈如果过多地饮用浓茶，就有引起妊娠贫血且导致胎宝宝先天性缺铁性贫血的可能。孕妈妈不妨饭后再饮用淡绿茶，或服用铁制剂60分钟后再饮用淡绿茶，这样可使铁充分吸收。

没有饮茶习惯的孕妈妈可以喝点富含维生素C的饮料。维生素C能帮助铁的吸收，还能增强机体的抗病能力。

7 预防和应对早产

胎宝宝在孕28～37周就分娩出来的，视为早产。和流产不同的是，早产的婴儿有存活和成长的可能，尤其是32周以上的婴儿。

症状及原因

早产儿各项器官的功能还比较差，出生体重轻（出生时体重在2500克以下），死亡率较高，养育护理与足月儿相比要困难许多。所以，为了宝宝的健康，一定要注意养胎。

孕妈妈方面：合并子宫畸形（如双角子宫、纵隔子宫）、子宫颈松弛、子宫肌瘤；合并急性或慢性疾病，如病毒性肝炎、急性肾炎、急性阑尾炎、病毒性肺炎、高热、风疹等急性疾病，同时也包括心脏病、糖尿病、严重贫血、甲状腺功能亢进、原发性高血压等慢性疾病；并发妊娠高血压；吸烟、吸毒、酒精中毒、重度营养不良；其他如长途旅行、气候变换、居住高原地带、家庭迁移、情绪剧烈波动等，腹部直接撞击或创伤、同房或手术操作刺激等。

胎宝宝胎盘方面：前置胎盘和胎盘早期剥离；羊水过多或过少；胎宝宝畸形、胎死宫内、胎位异常；胎膜早破、绒毛膜羊膜炎等。

预防早产的生活调理

孕晚期要减少活动，注意休息，避免疲劳。放松心情，让情绪平稳，避免紧张以及受到惊吓或刺激。如果由于活动不足引起血液循环不良，不妨请家人为你做适度的肌肉按摩。

如果孕妈妈出现早产迹象，即出现规律性的宫缩，或有阴道出血的状况，要注意安胎，避免做一切会刺激子宫收缩的事情。最好住进医院，保持安静，采取保胎措施。

预防早产的饮食调理

◎切忌过多食用甲鱼、薏米、山楂、苋菜等易动胎滑胎的食物。

◎控制饮水量和盐分摄入，预防出现水肿和妊娠高血压。

◎适当吃一些预防便秘的食物，如蔬菜、水果等。如果连续便秘或腹泻，排便时的刺激容易刺激子宫收缩，诱发早产。

8 胎教时光：光照胎教

胎宝宝的视觉能力发育较晚，到现在，他的视网膜才具有感光功能，即对光有反应。如果此后能经常送一束光亮给胎宝宝，那么，光线会刺激胎宝宝的视网膜，视网膜上的光感细胞受到光刺激后，使其中的感光物质发生光化学反应，可把光能转化为电能，产生神经冲动。由视觉通过神经传入大脑皮层，在大脑皮层产生复杂的生理变化，提高胎宝宝的视觉水平。这对他日后的视觉能力将产生良好的影响，为此“光照胎教”应运而生。

怀孕7个月后，孕妈妈可通过产前常规检查，请医生标注胎宝宝头部的位置，每天选择胎宝宝活跃的时间，用手电筒通过孕妈妈腹壁照向胎宝宝头部，时间不要过长，每次5分钟。胎宝宝在黑漆漆的子宫里，看到这束光线，就会转头、眨眼，表示他看到了光明。进行光照刺激时要关注胎宝宝的情绪，如胎宝宝对光照感到不快则出现躁动，孕妈妈应立即停止。但胎宝宝轻轻蠕动，则表明他在努力地探寻这一束光，孕妈妈可安心地将这束光持续5分钟。

三 孕30周：胎宝宝约有1500克重了

到本周，胎宝宝已经约有1500克重了，小家伙在孕妈妈的腹中活动频繁。与此同时，孕妈妈的日子变得艰难起来：呼吸困难、饭后不适等问题接踵而来。加油吧，这只是短暂的，因为你很快就可以和宝宝见面了。

❶图解子宫内胚胎的变化

胎宝宝：此时男胎宝宝的睾丸正在向阴囊下降，女胎宝宝的阴蒂已很明显。大脑的发育也非常迅速。大多数胎宝宝此时对声音有反应。皮下脂肪继续增长。

孕妈妈：30周，孕妈妈的子宫约在肚脐上方10厘米处，从耻骨联合上缘量起，子宫底高约30厘米。因为子宫上升到了横膈膜，孕妈妈会感到身体越发沉重，肚子像个大西瓜，行动吃力、呼吸困难并且感到胃部不适。再过几周，随着胎宝宝头部开始下降，进入骨盆，不适感会逐渐减轻。催乳素数值在体内上升，有些孕妈妈的乳房甚至开始分泌初乳。肚子上的肌肉已经撑大并且松弛了，所以当你躺着的时候，不要像过去那样快速地起身，要慢慢地起身。

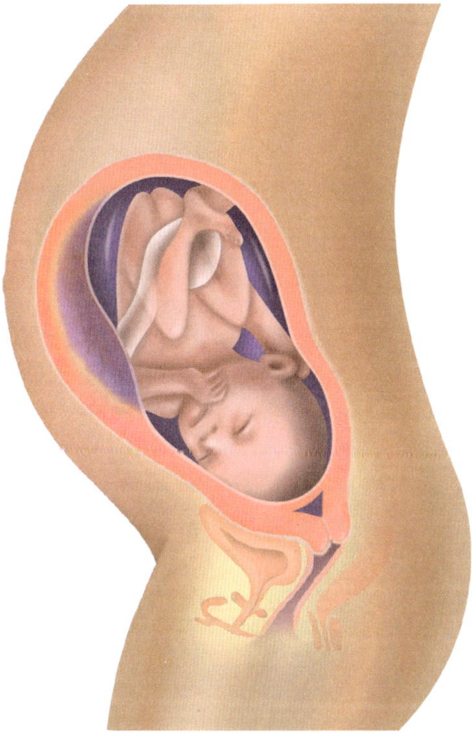

▲ 大多数胎宝宝此时对声音有了反应。

❷孕妈妈千万别贪食荔枝、马齿苋

荔枝富含糖、蛋白质、钙、磷、铁及多种维生素等营养成分。夏日食用荔枝能消暑生津，其壳煎水代茶可消食化滞。

孕妈妈吃荔枝每次以100～200克为宜，如果大量食用可引起高血糖。血糖浓度过高，会导致糖类代谢紊乱，使糖类从肾脏排出而出现糖尿。虽说高血糖可在2

小时内恢复正常（正常人空腹血糖浓度为80～120毫克/100毫升），但是，反复大量吃荔枝可使血糖浓度持续升高，久之就容易导致胎宝宝巨大，容易并发难产、滞产、死产、产后出血及感染等。所以，孕妈妈千万别因一时贪吃荔枝等甜食造成高血糖。

马齿苋性寒凉而滑腻，对子宫有明显的兴奋作用，易引起宫缩，造成早产。因为马齿苋常做凉拌菜食用，因此，爱吃凉拌菜的孕妈妈要多加留心。

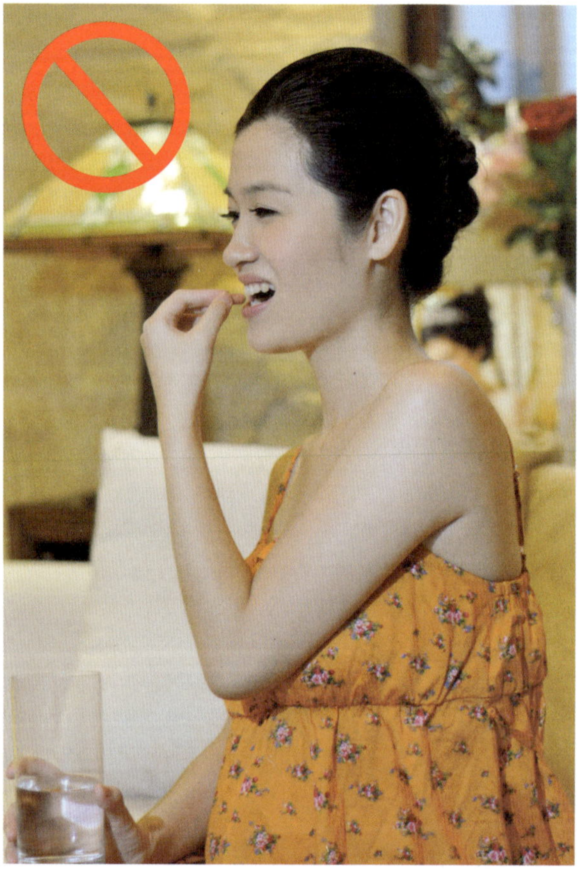

▲ 孕晚期补钙虽然重要，但不能盲目服用钙片。

3 孕妈妈进补要适度

切勿盲目服用钙片。虽然孕晚期钙的需要量较多，但孕妈妈不能因此而盲目大量补钙。如果过量服用钙片、维生素D等药剂，有可能会造成钙过量吸收，母亲易患肾结石或输尿管结石，也可能影响胎宝宝大脑发育。

切勿过多摄入脂肪和碳水化合物。孕晚期，绝大多数孕妈妈都会出现器官负荷加大、血容量增大、血脂水平增高、活动量减少等情况，所以要适当控制脂肪和碳水化合物的摄入量，不要大量进食主食和肉食，以免胎宝宝生长过大。

4 去医院进行骨盆测量

产道包括骨产道和软产道。骨产道指骨盆。骨盆的大小及形状与胎宝宝能否顺利分娩密切相关。通过骨盆测量，可了解骨盆大小形状，估计胎宝宝与骨盆的比例，判断能否自然分娩。

骨盆测量一般在孕28～32周进行，若过早测量，因为阴道和韧带不够松弛，会影响测量结果；过晚有引起感染或胎膜早破的危险。

骨盆内测量：骨盆测量分内测量和外测量。内测量前，医生会检查阴道分泌物和宫颈情况。测量时医生将手指伸入阴道，测量骨盆各个平面的宽度。测量时孕妈妈要放松，这样才准确。若有先兆流产或早产史，则可暂时不做内测量。

骨盆外测量：骨盆外测量是用特制的尺子从体外测量骨盆大小，由于受到骨骼厚度和皮下脂肪肌肉等软组织影响，测量结果往往不是十分准确。即使骨盆形态正常，径线小，仍有难产的可能；骨盆形态虽然异常，但径线长，分娩不一定会出现困难。相反，即使骨盆大小正常，如果胎宝宝过大，与骨盆不相称，也会造成难产。医生要在产前通过测量来综合考虑这些因素。

5 应对心悸、呼吸困难

孕8月的孕妈妈晶晶近来觉得特别难受，出去散步走不了几步路就觉得心悸，若是遇到上坡更是呼吸急促，有时候躺下睡觉也会有这种感觉。这到底是怎么回事呢？

症状及原因

怀孕后期，由于子宫越来越大，压迫心脏和肺，使心脏负荷加重、肺部容量变小，平时毫不费力的动作也会引起心悸、呼吸急促，有时还会出现心律不齐。躺下时，也会因肺部受到压迫而感到胸闷、呼吸困难。若孕妈妈站立时无此类问题，躺下时才开始感觉呼吸困难，则属于正常现象，与胎宝宝本身的心跳与呼吸都没有关系。

评估胸闷的现象时，须先排除与怀孕无关的因素，如心肌梗死、肺病、氧气不足等，这些病症都可能造成呼吸困难。

生活调理

- 平时要多卧床休息。若仅是由于怀孕造成的呼吸困难，孕妈妈在睡眠时可避免平躺，改半坐姿会较为舒适。
- 不要勉强去干费力的活，上下楼梯要慢走。
- 如在走路时发生心悸和呼吸困难，要停下来站立或坐下休息。
- 学会腹式呼吸法。孕妈妈练习腹式呼吸，不仅能给胎宝宝输送新鲜的空气，而且可镇静神经，消除紧张

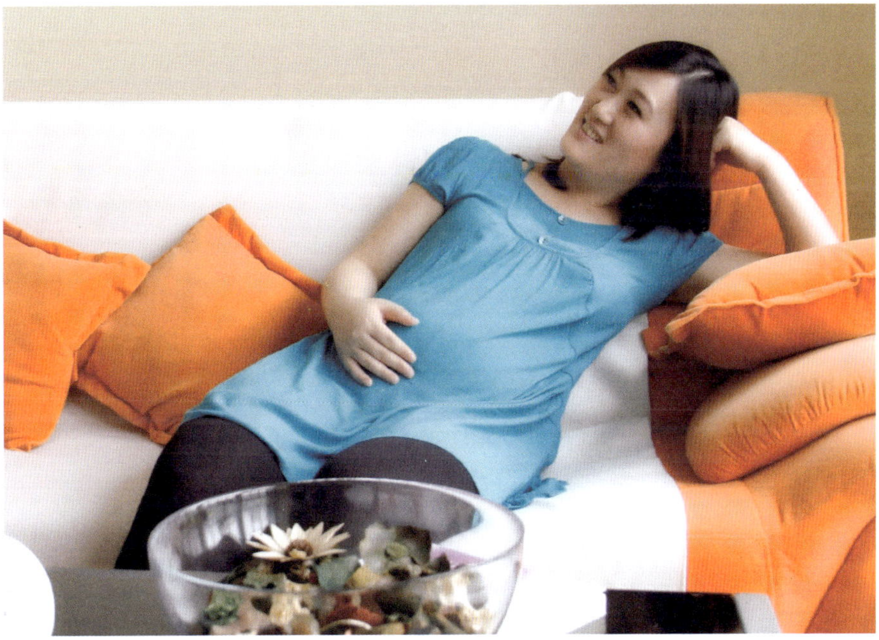

孕妈妈采用半坐姿休息会较为舒适。

与不适，在分娩或阵痛时还能缓解紧张心理。腹式呼吸法的具体做法是：首先平静心情，并轻轻地说“宝宝，妈妈给你输送新鲜空气来啦。”然后，背部紧靠椅背挺直，全身尽量放松。双手轻轻放在腹部，在脑海里想象胎宝宝此时正舒服地居住在一间宽敞的大房间里，然后鼻子慢慢地长吸一口气直到腹部鼓起为止，最后缓慢呼出。每天练习不少于3次。需要提醒的是，孕妈妈腹式呼吸法的练习最好请专业人士指导后再进行，以免做法不当。

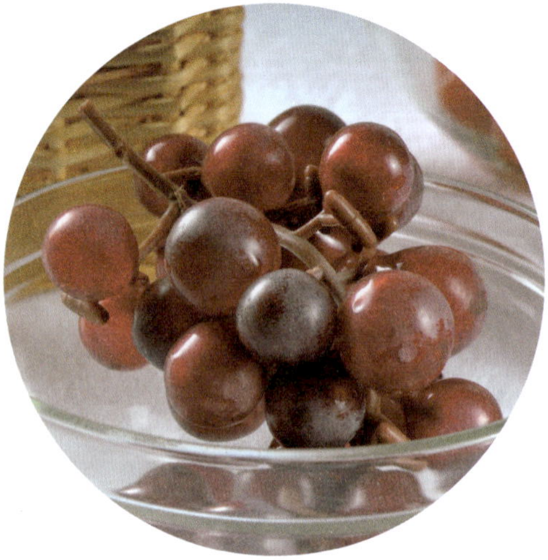

▲ 孕晚期若心悸、呼吸困难，可适当吃些桑葚、葡萄等。

饮食调理

◎不要一次性进食太多，以少食多餐为佳，多摄取易于消化且营养成分高的食物。

◎保证全面营养，限制钠的摄入，增加铁、钙与维生素B_1的摄入，为分娩做好准备。

◎饮食应以高蛋白、高维生素、低脂肪及低盐为宜，孕晚期每日食盐的摄入量不宜超过5克。

◎注意调整食量，适当控制体重，以免加重心脏负担。

◎宜多吃些桑葚、松子仁、枸杞子、葡萄等食物。

◎忌食胡椒、干红辣椒、花椒、肉桂、紫苏、茴香、酒、丁香、葱、姜、蒜等辛热香燥之物。

6 应对胃灼感

孕晚期的孕妈妈安琪最近每到吃饭时间就悲喜交加，本来好不容易摆脱了食不知味的妊娠反应期，如今胃口好了，吃饭香了，但是每次吃完饭后，总觉得胃部有灼烧感。有时灼烧感会逐渐加重而发展为灼烧痛，尤其在晚上，胃灼感非常难受，甚至影响睡眠。

症状及原因

◎胃灼感通常在孕后期出现，分娩后消失。

◎造成孕妈妈胃灼感的主要原因是体内激素的分泌逐渐增多，食道下段控制胃酸返流的肌肉变得松弛，加之增大的子宫挤压胃部，导致胃液返流到食道下段，刺激食道下段黏膜。因而，很多孕妈妈到了孕晚期都会出现烧心感，也就是感到心窝有灼热感。

饮食调理

◎为了缓解和预防胃灼感，孕妈妈在日常饮食中应少量多餐，不宜过于饱食，要避免在过于饥饿的情况下才进食，身体肥胖的孕妈妈更应如此。

◎进食后不要立即躺在床上，也不可大量饮水或喝饮料，特别是浓茶及咖啡、巧克力饮品等。这些食物会促使食道肌肉松弛，刺激食道黏膜，加重烧心感。

◎另外，也要少食用高脂肪食物等，不要吃口味重的或油煎的食品，这些都会加重胃的负担。临睡前喝1杯热牛奶，对缓解胃灼感有很好的效果。

生活调理

为了有效减少胃液返流，孕妈妈可在睡眠时把靠头部一边的床脚垫高15～20厘米，以抬高上身角度。如果烧心症状较严重，可在医生指导下服用一些缓解药物。

❼胎教时光：童谣《动物数字歌》

宝宝出生后你会发现，宝宝对动物有着特别的兴趣，用动物来让宝宝熟悉数字，他会更容易接受。现在不妨将一些动物卡片作为胎教素材，同时，基于胎宝宝了不起的听力，给他绘声绘色地读一读童谣，再描述一下小动物们长什么样了，这样会使胎教变得更有趣。

（1）

一只小猪肥又壮，一盆食儿全吃光。两只蜜蜂采蜜忙，两朵鲜花把头昂。
三只小兔来吃饭，三个萝卜它们尝。四只小猫做游戏，四个皮球拍得响。
五只母鸡咯咯哒，五个鸡蛋大家尝。六只青蛙捉害虫，六条虫子进肚囊。
七条春蚕吐丝忙，七个茧房亮堂堂。八只蚂蚁在搬家，八粒白米搬进仓。
九只小鸭来游泳，九条小鱼水中藏。十只小鸟爱劳动，十个小窝搭得棒！

（2）

你拍一，我拍一，一个小孩坐飞机。你拍二，我拍二，两个小孩丢手绢。
你拍三，我拍三，三个小孩来搬砖。你拍四，我拍四，四个小孩写大字。
你拍五，我拍五，五个小孩敲锣鼓。你拍六，我拍六，六个小孩拣豆豆。
你拍七，我拍七，七个小孩穿新衣。你拍八，我拍八，八个小孩吃西瓜。
你拍九，我拍九，九个小孩齐步走。你拍十，我拍十，十个小孩在学习。

四 孕31周：胎宝宝的房子变小了

本周，随着胎宝宝身体各器官发育的完成，胎宝宝身长增长减慢而体重迅速增加，故胎宝宝在子宫内可活动的空间越来越小。与此同时，孕妈妈子宫撑大，挤压胃部，导致胃口又开始变差了。

❶ 图解子宫内胚胎的变化

胎宝宝： 胎宝宝的肺部和消化系统已基本发育完成，身长增长趋缓而体重迅速增加。

这周胎宝宝的眼睛时开时闭，能够辨别明暗，能跟踪光源。

孕妈妈： 子宫底上升到横膈膜处，你会经常感到胃里不舒服，特别是吃完饭。这种症状大约到34周胎宝宝头部下降，进入骨盆就可以缓解了。你会发现最近你的体重增加得特别快，这是因为胎宝宝这时生长的速度很快。你的肚脐周围、下腹及外阴部的颜色越来越深，也许你身上的妊娠纹和脸上的妊娠斑也更明显了。很多孕妈妈觉得睡眠更加不好，特别是肚子大了，起、卧、翻身都有困难，怎么躺都不舒服。你可以在睡前请准爸爸帮忙，让他轻柔地按摩你的腿、脚和背部，帮助肌肉放松。同时多想想宝宝很快就能跟你见面了，这点不适也就没有那么让人难受了。

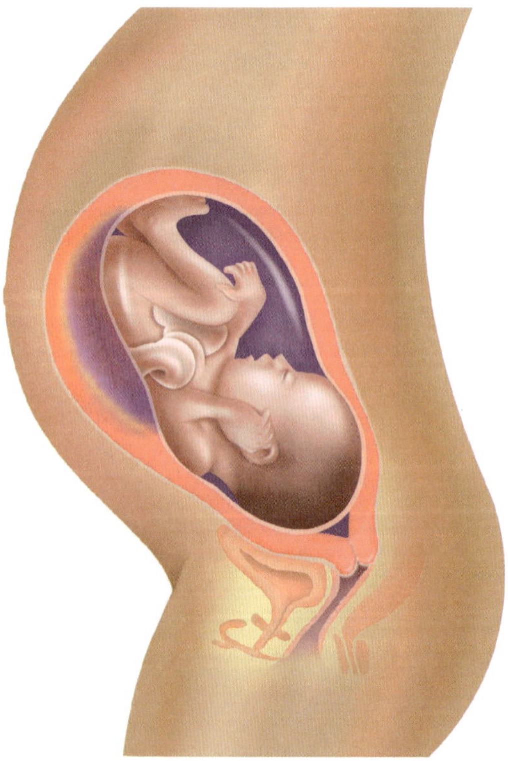

▲ 胎宝宝肺部和消化系统已基本发育完成。

❷ 补充促进胎宝宝大脑发育的α-亚麻酸

在孕期必需营养物质中，α-亚麻酸是除叶酸、维生素、钙等营养物质外，另一种非常重要且亟待补充的营养物质。

α-亚麻酸的作用

α-亚麻酸是维系人体大脑进化和构成人体大脑细胞的重要物质基础，是人体的“智慧基石”。它为人体必需脂肪酸，是组成大脑细胞核、视网膜细胞的重要物质。α-亚麻酸能控制基因表达，优化遗传基因，转运细胞物质原料，控制养分进入细胞，影响胎宝宝脑细胞的生长发育，降低神经管畸形和各种出生缺陷的发生率。

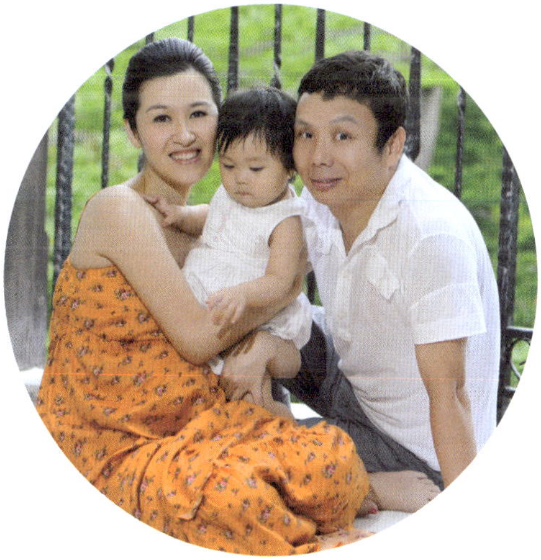

▲ 上班族孕妈妈应适时停止工作，与家人一起，静静地等待宝宝的诞生。

缺乏的危害

α-亚麻酸在人体内不能自主合成，必须从外界摄取。若缺乏α-亚麻酸，孕妈妈会出现睡眠差、烦躁不安、疲劳感明显，产后乳汁少、质量差。而对于胎宝宝来说，α-亚麻酸摄入不足，会导致胎宝宝发育不良，出生后智力低下、视力不好、反应迟钝、抵抗力弱。

这样补充α-亚麻酸

富含α-亚麻酸的食物有深海鱼虾类，如石斑鱼、鲑鱼、海虾等；坚果类，如核桃等。在含有α-亚麻酸的食物中，亚麻籽油的含量是比较高的。孕妈妈每天吃几个核桃或者用亚麻籽油炒菜都可以补充α-亚麻酸。孕妈妈每日宜补充1000毫克α-亚麻酸。

③上班族孕妈妈应适时停止工作

按照有关规定，育龄女性可享受不少于90天的产假。怀孕满38周的上班族孕妈妈就可在家中休息，为临产做准备。如果孕妈妈的工作环境相对安静清洁，危险性较小，或长期坐在办公室工作，身体状况良好，那么可在预产期的前1周或2周回到家中，静静地等待宝宝的诞生。如孕妈妈出现下列情况，就要适时停止工作：

如果孕妈妈的工作量相当大，建议提前1个月开始休产假，以免发生意外。

通常妊娠反应在怀孕3个月后自动消失，如果孕妈妈的反应一直未见好转，建议尽快到医院咨询医生，以免耽误病情。

在孕晚期，孕妈妈可能会感觉到行动特别不便，如果孕妈妈的工作不属于体力劳动，工作强度不是很大，那么孕晚期还可以坚持工作，只是要避免上夜班、长期站立、抬重物及颠簸较大的工作。如果孕妈妈的工作需要长期使用电脑，或在工厂操作间等阴暗嘈杂的环境工作，那么建议孕妈妈在怀孕期间调整工作，或选择暂时离开工作岗位，待在家中。

如果孕妈妈的工作是饭店服务人员或销售人员，或每天至少需要4个小时以上的行走时间，建议孕妈妈在预产期的前2周半就离开工作岗位回到家中待产。

由于个体差异的存在，变化范围也比较大，以下表格数字仅供参考。

表8－1　孕妈妈停止工作时间参考表

工作状况	建议停止工作的孕周
秘书、工作较轻松的职员	40 孕周
教授、管理人员	40 孕周
间断地举重物 (22.68 千克以下)	40 孕周
偶尔举重物 (22.68 千克以上)	30 孕周
经常弯腰 (达 10 次 / 小时)	28 孕周
长时间站立 (每天长于 4 个小时)	24 孕周
重复举重物 (11.34 ~ 22.68 千克)	24 孕周
重复举重物 (11.34 千克以上)	20 孕周
爬梯或爬杆 (每天多于 4 次)	20 孕周

❹ 性生活频率要注意啦

步入孕晚期，你的腹部明显膨隆，体形和体重发生明显变化，身体笨重，腰背酸痛，性欲也会随之减退。同时，子宫敏感性增加，任何外来刺激，即使是轻度冲击都易引起子宫收缩，引发早产。

所以，建议你尽可能减少性生活次数，以每月1~4次为好，以免发生意外。同房时间要缩短，动作要柔和。最好采用丈夫从背后抱住你的后侧位，避免造成腹部受压。

注意，孕36周后严禁性生活。此时，胎宝宝开始下降，同房易使宫口张开，引发细菌感染，造成胎膜早破、早产和宫内感染。建议你们采用亲吻和拥抱等方式传达爱意，增加交流以增进感情。

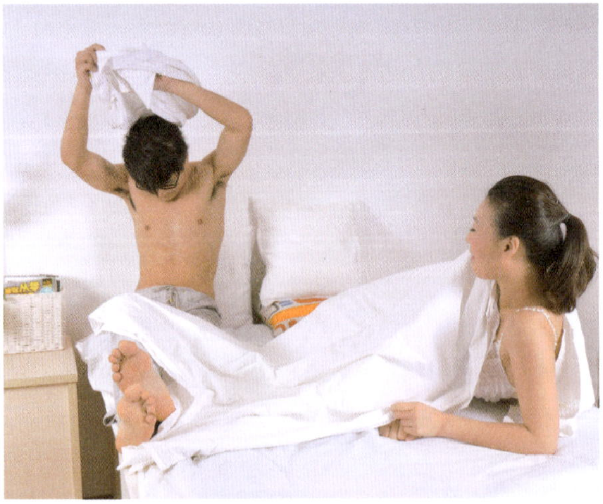

▲ 孕31周的孕妈妈应尽可能减少性生活次数。

⑤孕妈妈腰背疼痛怎么办

不少孕妈妈进入孕晚期，会出现腰背疼痛的状况。

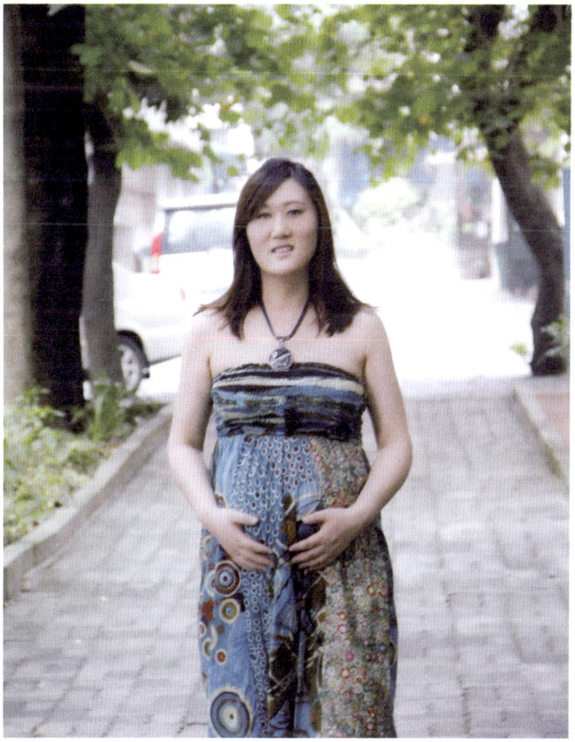

▲ 本周孕妈妈如果出现腰背疼痛，可坚持做一些适宜的活动。

为何会出现腰背疼痛

耻骨联合的轻度分离。由于体内激素的改变，特别是孕激素的影响，使得孕妈妈的骨盆关节韧带松弛，引起耻骨联合轻度分离，导致关节疼痛。这种耻骨联合分离所致的疼痛，一般是可以忍受的。若大幅度耻骨错位，导致韧带拉伤、水肿、行走困难，就必须卧床休息。

受到逐月增大的子宫的压迫。随着孕期的变化，子宫向前增大，迫使孕妈妈挺起身子，头和肩向后，腹部往前凸，腰也往前挺，时间久了就会引起腰背酸痛。

也有可能是慢性肾盂肾炎所致。孕期输尿管受到影响而变粗，积张力减小，蠕动减弱，尿流动的速度减慢，易引起感染。在孕中期，会引起肾盂和输尿管的扩张，容易压迫右侧输尿管，压迫右侧神经(因为子宫是朝右旋的，所以孕妈妈朝左侧卧也是这个道理)，引起慢性肾盂肾炎，从而引起腰背部疼痛。

腰背疼痛怎么办

定期检查，坚持做一些适宜的活动。重视孕期检查，定期了解耻骨分离的具体情况，加强体育锻炼，经常进行适宜的大腿伸展运动，增强肌肉与韧带张力和耐受力。

不能进行按摩，以休息为主。长时间保持某一姿势，或腰背部受凉，这些均能加重疼痛。孕妈妈可以采取比较舒适的位置，使背部肌肉放松。如半躺，将双腿抬高一点，使血液回流顺畅，以减轻下肢的水肿。

疼痛厉害的话，应马上就医。如果右侧腰部痛得比较厉害的话，还是去医院看看为好，看看是否有慢性肾盂肾炎及泌尿系统感染。

五 孕32周：胎宝宝约有1600克重了

如果胎宝宝营养充足、正常发育的话，那么到本周，胎宝宝体重该有1600克了。去医院检查，医生会告诉孕妈妈，胎宝宝的头朝下了，那是为出生做准备的姿势哦！与此同时，孕妈妈的膀胱被不断增大的子宫挤压着，变得更小了，孕妈妈又开始尿频了。

❶ 图解子宫内胚胎的变化

胎宝宝：现在的体重有1600克左右，身长约40厘米。全身的皮下脂肪更加丰富，皱纹减少。你会发现胎动次数比原来少了，动作也减弱了，但只要胎动次数符合规律就问题不大。胎宝宝的肺和胃肠功能接近成熟，已具备呼吸能力，能分泌消化液。

孕妈妈：孕妈妈的体重继续以每周0.45千克的速度增加。你会感觉更加疲惫，腹部增加的重量会改变你的体形和身体的重心。你感到下背痛或臀部及大腿部的疼痛，这是因为这个时期腹部肌肉受到拉伸，激素让你的韧带变得更加松弛，增大的子宫甚至还会压迫到一些神经。疼痛和疲惫会让你感觉不想动，但是为了能顺利分娩，还是要适当地做些运动。

胎宝宝的头下降，压迫到你的膀胱，因此你的尿频更加严重。阴道分泌物也增多了，此时更要注意外阴的清洁。

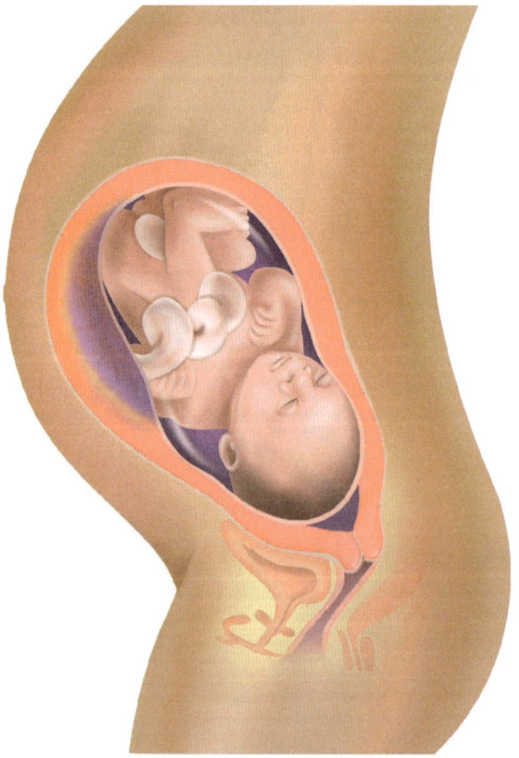

▲ 胎宝宝的皮下脂肪更加丰富，皱纹减少。

❷ 在决定休产假前你还应该考虑到的因素

到本周，不少职场孕妈妈准备休产假了，不过，在决定休产假前，下列事情要考虑并做好：

确认工作代理人。在列出工作明细表后，与主管领导沟通，及早确定工作代理人。由于职务和职位的不同，你的工作代理人可能是一个人，也可能是分给不同的人负责不同的工作项目。

交接工作。与工作代理人交接工作是一个很重要的环节。在休产假前，让代理人了解你工作的脉络与流程，并提前进入工作状态，万一你出现早产症状，可轻松离开。同时，让代理人同与工作有密切联系的同事熟悉，并告知同事，代理人将在产假期间接替你的工作。

产假期间与公司保持联系。在产假期中可以与代理人通电话，关心一下他的工作状态。虽然有时会比较麻烦，但不吝啬这点时间与耐心，才是以后在职场生存的长久之道。

假期结束前的准备工作。当你还沉浸在与宝贝快乐相处的产假时，会突然发现产假要结束了，所以假期结束前的一两周妈妈要收心了！你可以与同事，尤其是工作代理人聊聊工作进展的程度，现阶段有哪些工作是迫在眉睫，也可以拿出那张工作明细表，让代理人详细说明每件工作的最新状况。这样，你一回到公司就可以迅速找回原来的感觉。

3 准备好母婴用品

再过不了多久，胎宝宝就足月了，随时可能会出生，因此，孕妈妈不妨在本周准备好婴儿出生后的用品吧。

给孕妈妈准备好相应的物品

产后妈妈因为身体的特殊性，除了可以继续穿孕期的宽松衣服外，还需要准备产后妈妈专用的内裤、胸罩、喂奶衫和专用卫生巾。另外，贴心的准爸爸也可以给妈妈准备一条束腹带，帮助妈妈尽快恢复火辣身段。不过，自然分娩的妈妈和剖宫产妈妈用的束腹带是不一样的，所以建议还是不要早早准备，最好等妈妈产后再买。

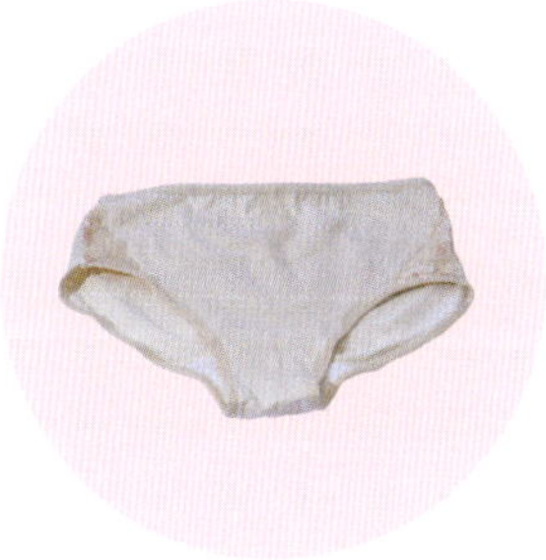

▲ 产后妈妈专用内裤

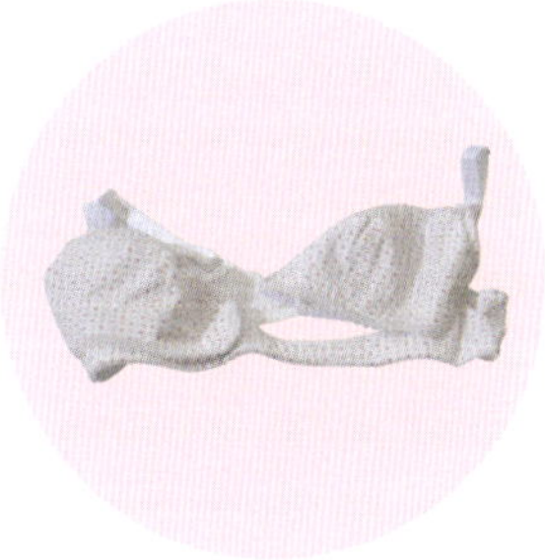

▲ 哺乳胸罩

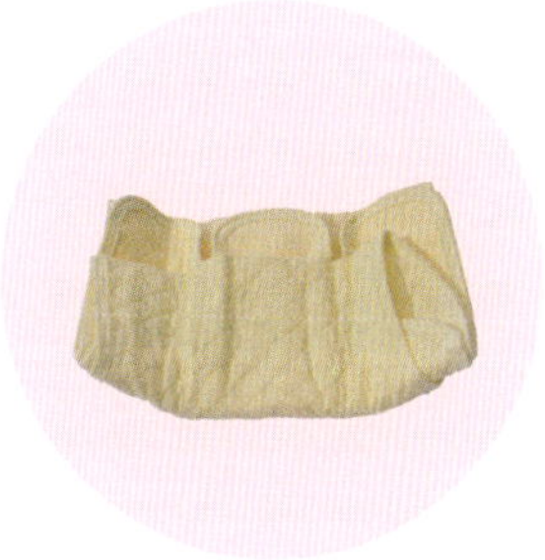

▲ 束腹带

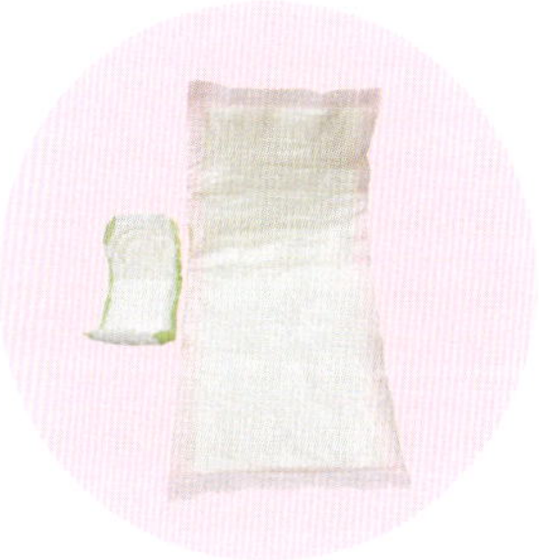

▲ 产后妈妈专用卫生巾

哺乳及清洗用品

不管是母乳喂养还是人工喂养，最好准备以下婴儿饮食用品：

奶瓶（玻璃、塑料材料）4～6个；**奶嘴**（配合发育，应首先使用S型或0～6个月适用）5个；**奶瓶消毒锅/消毒钳**1个；**奶瓶保温桶/温奶器**（保温4个小时以上，适用外出时哺乳）1 个；**奶瓶奶嘴专用刷**1个；**奶粉盒**（存储奶粉，外出携带方便）1个。

为新生儿准备好衣物

为刚生下的宝宝选择衣服，要充分考虑到以下因素。

纯棉至上：应选用质地柔软、吸水性强、透气性好、颜色浅淡、不脱色的全棉布衣服。

无领最好：新生儿的颈部较短，可选择无领或和尚领斜襟开衫，这样的衣服不用系扣子，只用带子在身体的一侧打结，不仅容易穿脱，并可随着新生儿逐渐长大而随意放松，一件衣服可穿较长时间。

素色为佳：宝宝内衣裤应选择浅色花形或素色的，因为一旦宝宝出现不适和异常，弄脏了衣物，爸爸妈妈可以及时发现。

宜买大、忌买小：为刚出生的宝宝选择衣服时宜买大忌买小，即使新衣服对你的宝宝来说稍微大一些，也不会影响他的生长发育，但千万不要太紧身。

表8-2　新生儿衣物清单

品名	说明	重要性
新生儿纱布（棉布）内衣 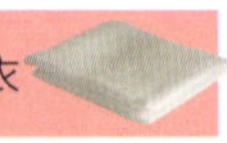	视季节选择厚薄搭配	必备
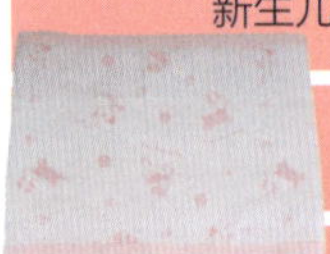 包巾/包被	视季节搭配长、厚	必备
兔装/蝴蝶装 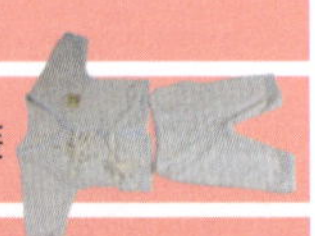	穿脱方便，分长袖、短袖	必备
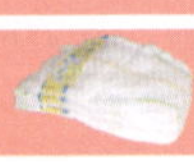 棉纱尿布/纸尿裤	透气、吸水性佳的尿布	必备
帽子 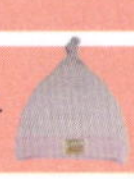	防晒、保暖	必备
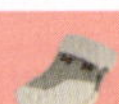 袜子	吸汗、保暖	必备
围嘴 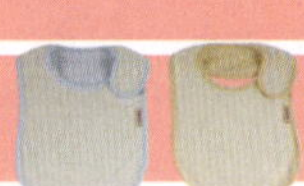	防溢奶、流口水	必备
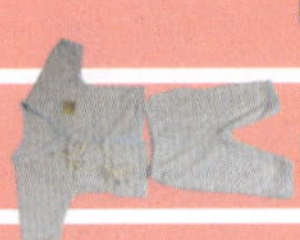 内衣	活动肩、侧开、前开、全关襟	视各家需求而定
肚围 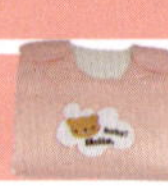	睡觉时保护肚脐免于着凉	视各家需求而定

品名	说明	重要性
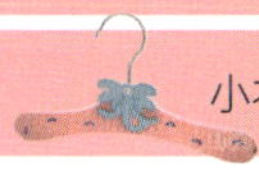 小衣架	晾晒宝宝衣物	视各家需求而定

为新生儿准备好清洁用品

由于新生儿的分泌物较多，所以每天都必须洗澡。为了避免抵抗力弱的宝宝受到感染，宝宝最好有自己专用的盥洗用具。准爸妈可以按照表8－3为新生儿准备相应的清洁用品。

表8－3　新生儿衣物清单

品名	说明	重要性
湿纸巾 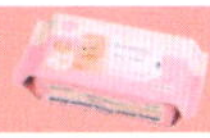	用于清洁宝宝的小屁屁	视各家需求而定
 医用脱脂棉	可代替湿纸巾，蘸清水清洁小屁屁，效果也很好，湿纸巾中毕竟有化学物质	必备
婴儿棉签 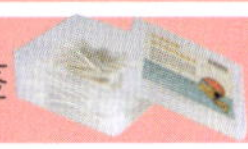	用于清洁鼻屎、耳垢等，宝宝的小鼻孔和小耳朵用不了大人的棉签	必备
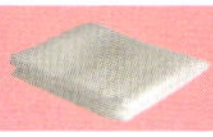 纱布小方巾	用途很多，如拍嗝时垫在大人肩膀，喂奶时围在宝宝胸前，给宝宝洗脸等	必备
小盆 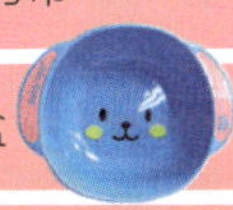	一个用来洗脸，一个用来洗屁屁	必备
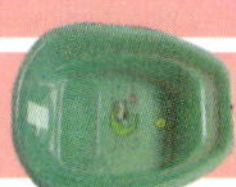 浴盆	为宝宝洗澡用	必备
浴架 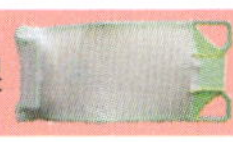	与浴盆搭配使用，比较安全	视各家需求而定
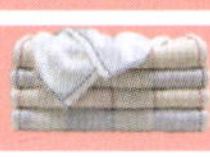 浴巾	宝宝洗完澡用来擦身体	必备
宝宝洗发水、沐浴液 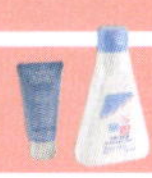	为宝宝洗澡用	视各家需求而定
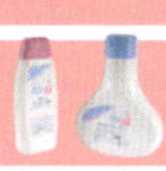 婴儿抚触油、润肤霜	洗澡后为宝宝做抚触并润肤时用	必备
婴儿专用洗衣液 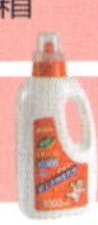	刺激比较小，适合小宝宝用	视各家需求而定

④根据体重科学控制食量

到了孕晚期，孕产妇很容易体重超标，导致生出巨大儿或者难产。因此，越是到孕晚期，越要注意合理饮食，以免体重增长过快。最好能根据体重科学地控制食量。

计算每种食物合理摄入量的方法是：

用孕期每日热量需求量乘以孕妈妈的孕前标准体重数，就是这位孕妈妈每日的总热量需求量。然后按照每日三种热量营养素的分配比例，就可以计算出这位孕妈妈每天应摄入的各种食物量。

例如：某孕妈妈的身高是1.60米，孕前体重是60千克，那么她每天应该吃多少主食呢？首先计算她的体重指数：60÷（1.6×1.6）≈23。根据这位孕妈妈的体重指数，按照表格中的数据，推算出她每日每千克体重需要的热量为30～35千焦耳。如果按照每天每千克体重需要33千焦耳，计算她的热量总需要量为：33×60≈1980千焦耳。

按照每日主食摄入量占65%来计算：1980×0.65≈1287千焦耳。每克主食产热4千焦耳，1287÷4≈321（克）。这位孕妈妈每天的主食应该吃321克左右。

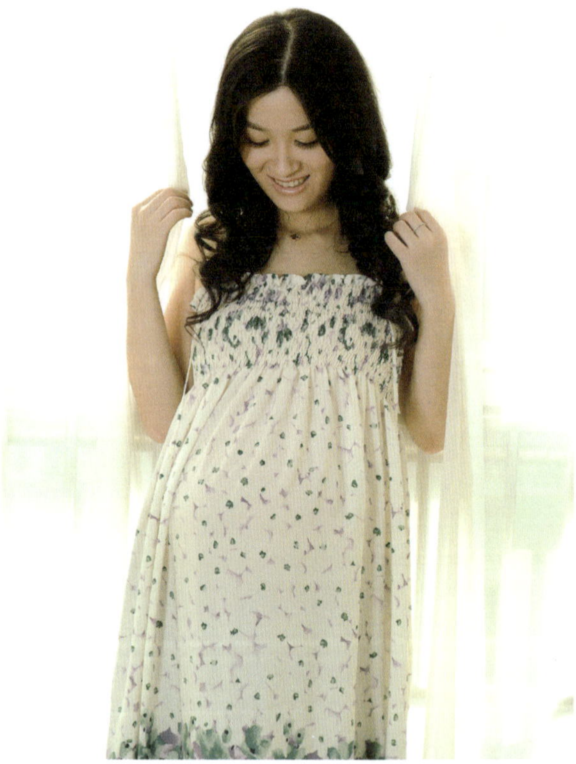

▲孕晚期，孕妈妈容易体重超标，最好能根据体重科学地控制食量。

表8－4　不同体重指数孕妈妈每日热量需求量和体重增加范围参考表

孕前体重指数	孕期热量（千焦耳/千克/天）	孕期体重总增长（千克）
<18.5	35	13～18
18.5～23.9	30～35	11.5～12.5
24.0～27.9	25～30	10～12
≥28	25	8～11

⑤宝宝B超提示脐带绕颈，请别着急

通过普通B超检查，发现胎宝宝颈部上有脐带的压迹时，提示可能存在脐带绕颈。但如果进一步做彩色超声波检查，则不仅能够明确诊断，还可以看清楚缠绕的圈数。

正常情况下，脐带漂浮于羊水中。如果脐带的长度过长、羊水过多或胎动过频时，容易使脐带缠绕在胎宝宝的脖子上，形成脐带绕颈，其发生率高达20%左右。大多数的脐带绕颈为1～2圈，但有时也多达4～5圈。多数情况下，脐带绕颈的圈数不多，缠绕也不紧，因而对血液的流通并无妨碍。但如果缠绕过紧，脐带就会受到压迫，致使胎宝宝缺氧。这种情况在胎宝宝下降过程中更为明显。有时脐带牵拉过紧，也会阻碍胎头的下降，而致胎头高浮。

胎宝宝出现脐带绕颈后，孕妈妈不必过于担心，可以通过数胎动来自行判断胎宝宝的情况，于早、中、晚各测一小时，3个小时胎动次数的总和乘以4得出12个小时胎动总数，若总数大于12次表示正常，若12小时胎动少于10次，或每小时少于3次，需速去医院找医生处理。

⑥胎教时光：尊重胎宝宝的作息时间

胎宝宝也会有自己的生活习惯，主要表现在睡眠与觉醒的交替周期上。虽然生活在漆黑的子宫内，但通过母亲的生活习惯，能够用大脑感觉到昼夜的区别。

研究发现，新生儿的睡眠类型与孕妈妈的睡眠类型有关。研究者将孕妈妈分为早起和晚睡两种类型，然后对她们所生的孩子进行调查。结果发现，早起型母亲所生的孩子，一生下来就有早起的习惯，而晚睡型母亲所生的孩子，一生出来就有晚睡的习惯。所以，在胎宝宝出生前，胎宝宝和母亲就形成相似的生活习惯。这一研究证明，母亲和子宫内的胎宝宝存在沟通。出生后母子间的情感沟通是出生前母子间沟通的延续。

孕妈妈可不要扰乱胎宝宝的生活习惯，在他睡眠的时候，千万不要以做胎教为名，用声音、光亮或是动作去叫醒他，否则胎宝宝会不高兴的。

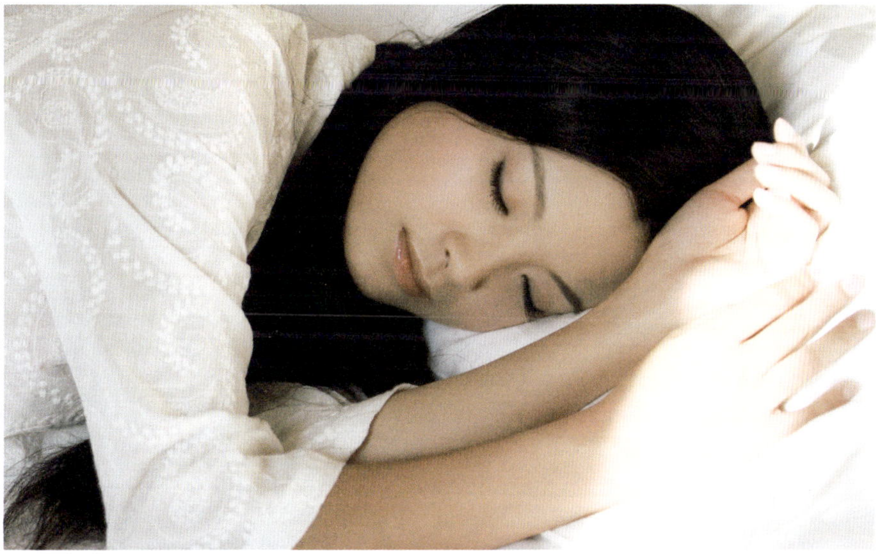

孕妈妈要尊重胎宝宝的作息时间，不要扰乱胎宝宝的生活习惯。

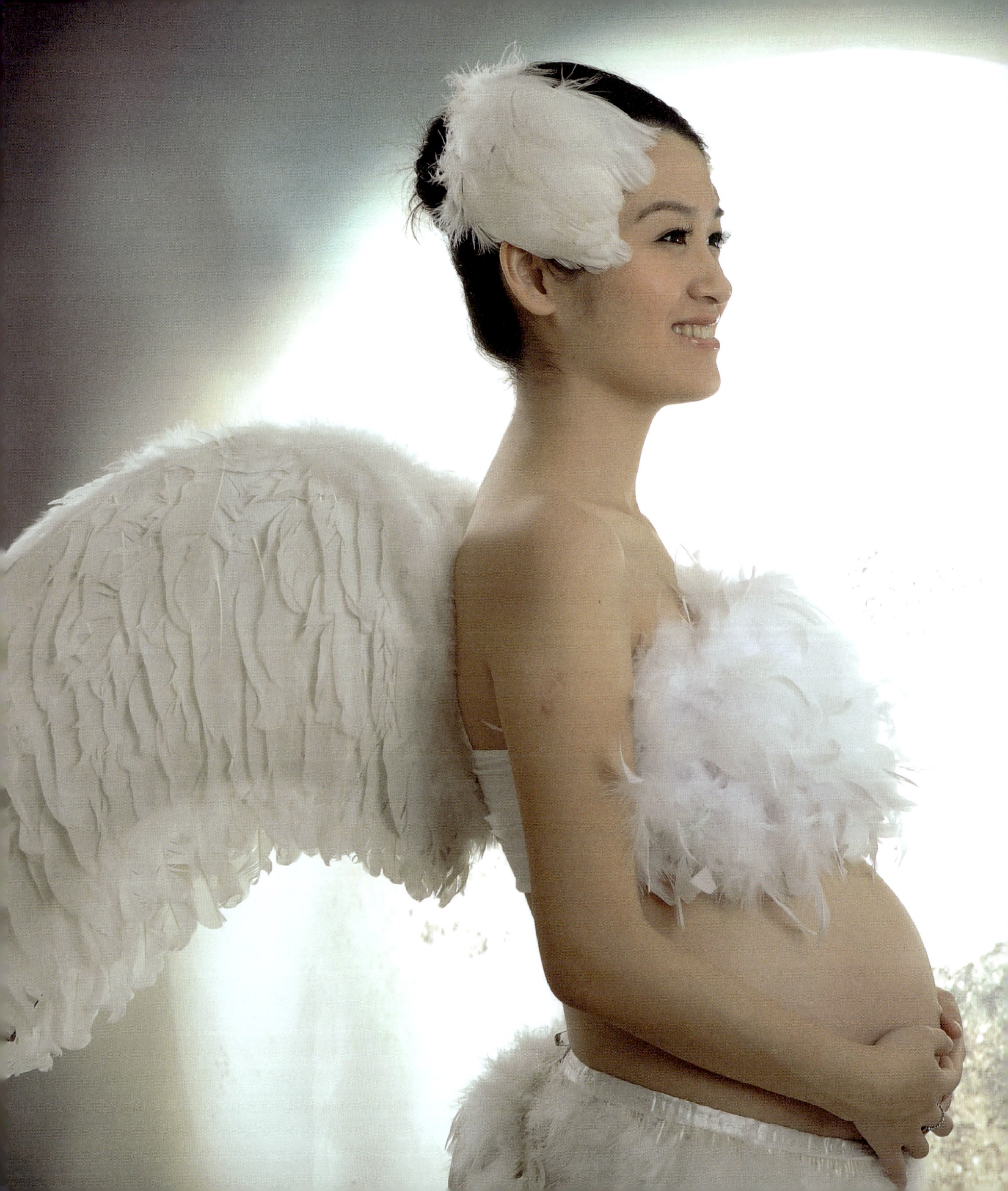

第九章

孕9月（33～36周）：坚持吧，幸福近在眼前

到了孕9月，孕妈妈会感觉日子越发难熬。
睡觉成了很大的问题：
翻身翻不了，一个晚上数次起来上厕所，
呼吸也不那么顺畅了……
总之，这是胎宝宝出来前给孕妈妈出的最后难题，
坚持吧，胜利很快就到来了。

一 孕9月总叮咛

孕9月保健关键词

胎头入盆： 入盆时间也是因人而异的，一般情况下，从33周开始，胎宝宝的头部就能入盆了。

尿失禁： 可以使用卫生巾、卫生护垫来防止尿失禁的尴尬。千万不可因此不喝水。

1 孕9月的营养叮咛

热量的供给应适量： 孕9月的孕妈妈活动量有所减少，因此要适当限制脂肪和碳水化合物的摄入量，以免胎宝宝长得过大，增加难产的概率。

提供充足的蛋白质： 本月胎宝宝需要更多的蛋白质以满足组织合成和快速生长的需要。同时，由于产妇分娩过程中需要大量热量，且产后身体损耗巨大，这些都要求产妇有足够的蛋白质储备。建议孕妈妈每天摄入优质蛋白85～100克，蛋白质食物来源以鸡肉、鱼肉、虾、猪肉等动物蛋白为主，可以多吃海产品。

防止维生素的缺乏： 为了利于钙和铁的吸收，孕妈妈要注意补充维生素A、维生素D、维生素C。若孕妈妈缺乏维生素K，会造成新生儿出生时或满月前后颅内出血，因此应注意补充维生素K，多吃动物肝脏及绿叶蔬菜等食物。孕妈妈还应补充B族维生素，其中水溶性维生素以维生素B_1最为重要。本月维生素B_1补充不足，就易出现呕吐、倦怠、体乏等现象，还可能影响分娩时子宫收缩，使产程延长，分娩困难。

铁的补充： 孕妈妈应补充足够的铁。在孕晚期，胎宝宝肝脏将以每天5毫克的速度储存铁，直到存储量达到240毫克，以满足出生后6个月的用铁量。因为母乳中含铁量很少，若此时孕妈妈对铁摄入不足，会影响胎宝宝体内铁的存储，导致其出生后易患缺铁性贫血。

摄入足量的钙： 胎宝宝缺钙时，会发生腭管及牙齿畸形，出现不对称现象。孕妈妈在此时还应补充足够的钙。胎宝宝体内的钙一半以上是在孕期最后2个月存储的。若孕妈妈对钙摄入不足，胎宝宝就会动用母体骨骼中的钙，致使母亲发生软骨病。

2 孕9月的胎教叮咛

语言胎教： 准爸爸和孕妈妈每天都要跟肚子里的胎宝宝说说话，如早上起床打招呼，不时地把看到的东西分享给胎宝宝。

情绪胎教： 对于即将结束的孕程，孕妈妈的内心将会有许多复杂的情绪，忐忑不安，坐也不是，站也不是。其实，只要坚持孕检，每天关注胎动，胎宝宝肯定会平安无事。孕妈妈要做的就是放松心情，延续之前进行过的胎教方式，增进与胎宝宝的互动，做好所有的准备，迎接胎宝宝的到来。

美育胎教： 经常欣赏艺术作品可以提高人的感受力；孕妈妈可以带着肚子里的小宝宝，一同欣赏美丽的事物，当孕妈妈感受到美的同时，也无形中传达给了胎宝宝。

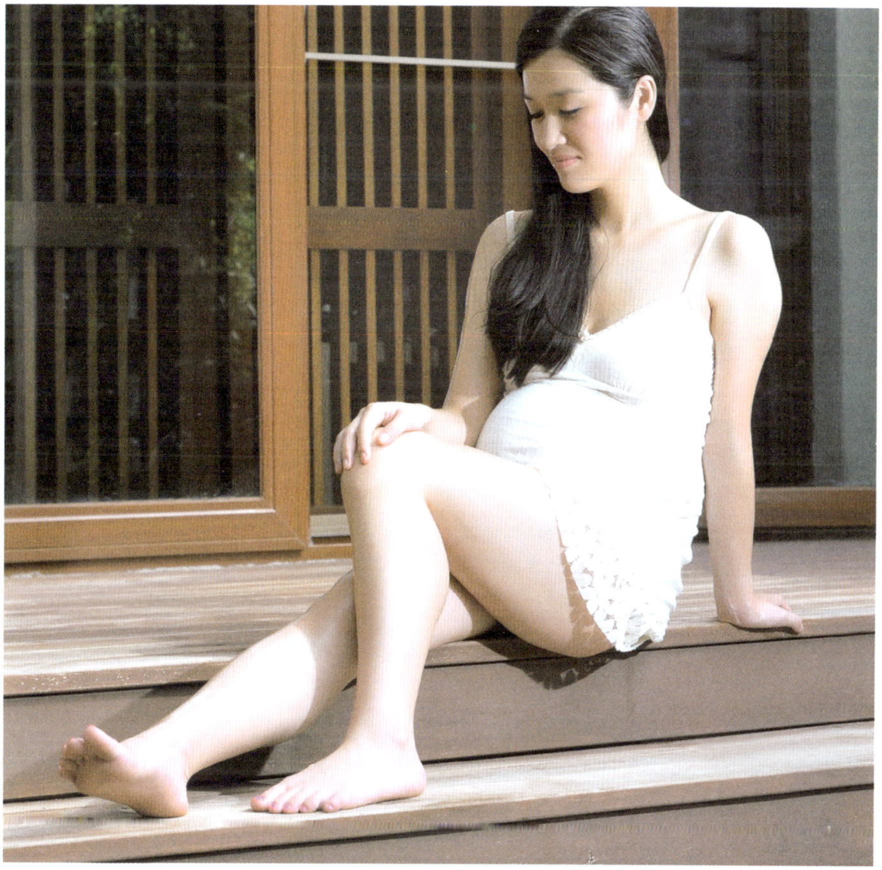

▸ 孕妈妈适当地晒温和的阳光，对维生素D的吸收是非常有好处的哦！

抚摸胎教：孕妈妈时不时地用手轻轻抚摸胎宝宝或轻轻拍打胎宝宝，通过肚皮把积极的情绪传达给胎宝宝，形成触觉上的刺激，促进胎宝宝感觉神经和大脑的发育。

音乐胎教：给胎宝宝听音乐应是每天进行的内容，每天5分钟。选择舒缓、旋律明朗、温和自然、有规律性、节奏和孕妈妈心跳相近的音乐或乐曲；莫扎特的EQ音乐、大自然的河川、溪流声、虫鸣鸟叫声等都是不错的选择，具有安抚胎宝宝、调节昼夜规律的作用。

光照胎教：这个阶段的胎宝宝，如果孕妈妈继续用强光照射腹部，胎宝宝会为了避免受到光线的刺激而将脸转到一旁，或闭上眼睛；若改为弱光，胎宝宝则会有眨眼的动作，并且会感兴趣地将头部转向光源位置。只要是不太刺激的光线，皆可给予胎宝宝脑部适度的明暗周期照射，刺激脑部发育。利用晴朗天气外出散步时，也可让胎宝宝感受到光线强弱的变化。

闪光卡片胎教：仍可以用我们本书前面提到的闪光卡片学习语言、文字、算术和图形，讲给宝宝听等。这不仅是语言胎教的重点，也是建立亲子关系的关键。

二 孕33周：圆润可爱的小宝贝

到本周，胎宝宝已经不再是之前那个皱巴巴的小老头模样了，他的皮肤变得有光泽。孕妈妈要开始为生产做准备了，为了能顺利进行自然分娩，从本周开始，不妨练练有助自然分娩的瑜伽吧。

1 图解子宫内胚胎的变化

胎宝宝：现在胎宝宝体重大约2000克，身长为40多厘米。皮下脂肪较以前大为增加，皱纹减少，身体开始变得圆润。他的呼吸系统、消化系统发育已近成熟。有的已长出一头胎发。指甲已长到指尖，但一般不会超过指尖。如果是个男孩，他的睾丸很可能已经从腹腔降入阴囊；如果是个女孩，她的大阴唇已明显隆起，这说明胎宝宝的生殖器官发育也接近成熟。头部降入骨盆。

孕妈妈：你会感到骨盆和耻骨联合处酸痛，尿意频繁，胎宝宝在逐渐下降到骨盆。你也可能会感到手指和脚趾关节胀痛，腰痛加重，关节和韧带逐渐松弛。沉重的腹部使你懒于行动，更易疲惫，但还是要适当活动。不规则宫缩的次数增多，腹部经常阵发性地变硬变紧。外阴变得柔软而肿胀。胃和心脏受压迫感更为明显，你会感觉到心悸、气喘或者胃胀，没有食欲。你知道吗？不仅仅是胎宝宝在为出生做准备，你的身体也在为迎接分娩做准备呢！如你的全身关节和韧带逐渐松弛，不规则宫缩的次数增多等。放松心情，坚持到底就是胜利。

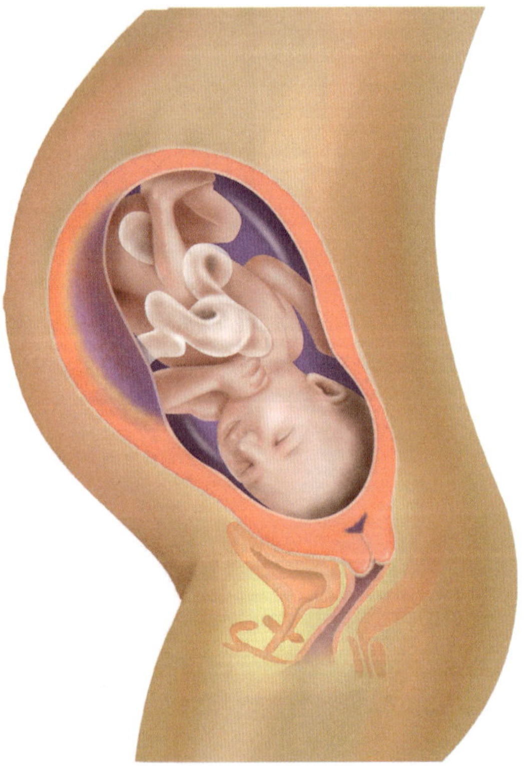

▲ 胎宝宝的呼吸系统、消化系统发育已近成熟。

2 提前预订一名称心的月嫂

月嫂选择得好与不好，直接关系到宝宝和你的身心健康，因此月嫂应当具备的条件十分重要。总体来讲，月嫂必须身体健康，要有爱心、耐心，有产后护理技能和带宝宝的经验，同时还要有一定知识水平和接受新知识的能力。挑选月嫂，应考虑以下几点：

- 来自正规家政公司，接受过专业知识、技能培训的月嫂。要记得验看家政公司的营业资格，以及月嫂的身份证、健康证、从业经验、照片等证件，并索要月嫂的身份证复印件。可通过打听其口碑如何，看其是否曾带过月子里的宝宝，是否有育儿经验；看其生活习惯是否科学，是否讲究个人卫生。
- 签订合同要写清服务的具体内容，收费标准，违约或者事故责任等；付费时索要正式发票。
- 选择适合自己的月嫂。25～40岁的月嫂一般较成熟、稳重、工作经验较多。40岁以上年龄段的月嫂，大都具有相当多的工作经验及人生经历，富有耐心。那些接受过专业训练的，年龄40～50岁的“奶奶型”月嫂对一般家庭较为适合。因为她们具有丰富的育儿经验，不仅对宝宝的常见病能够及时发现，而且对产妇的心理和生理也能够进行有效调节，而且年轻夫妇可以随时向“奶奶型”月嫂学习育儿知识，并可培养宝宝与隔代人之间的亲情。
- 在雇用月嫂之前，应该把自己的要求尽量讲清楚，并对月嫂的性格进行初步了解，避免请到不合格的月嫂。

③ 慎重选择剖宫产

自然分娩是指妊娠满28周及以上，胎宝宝及附属物从临产开始到全部从母体娩出的过程，不需或只需局部麻醉、损伤小、产后恢复较快、住院时间短，如果选择无痛分娩，可以减轻宫缩的疼痛，所以自然分娩仍然是人类生产的主要方式。但自然分娩时间长、变化多，有

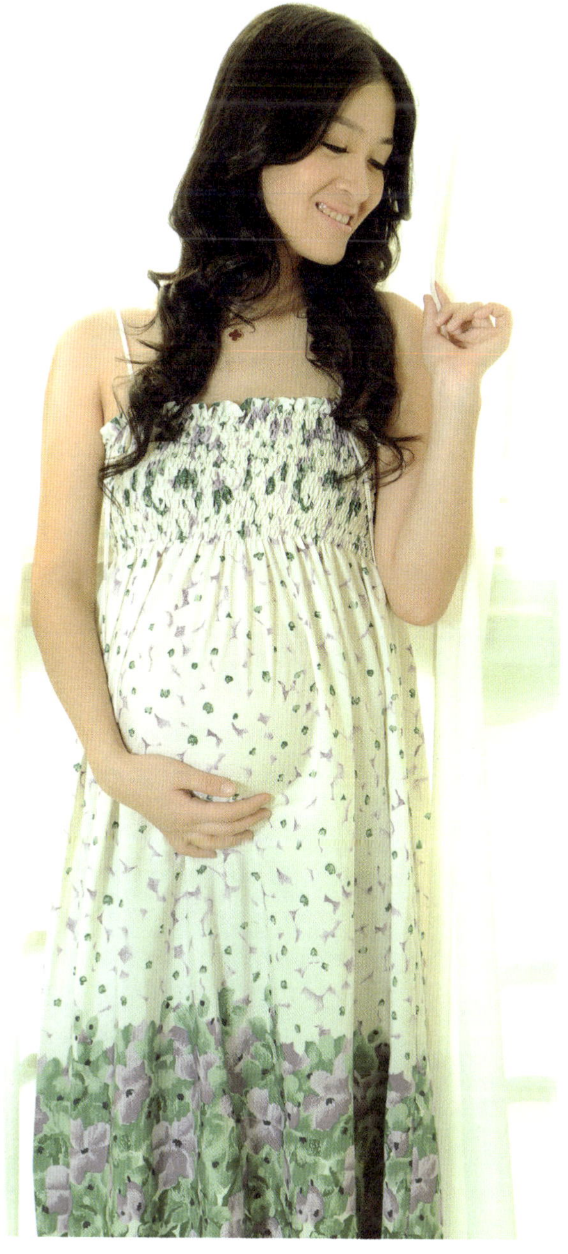

▲ 孕妈妈要认真挑选月嫂。

些产妇不能经阴道分娩，故医生建议其选择剖宫产。剖宫产的条件一般来说分为三种：

第一是胎宝宝存在着危机情况，为迅速将胎宝宝脱离危险的状况而实施手术。最常见的情况有脐带脱垂、胎盘早剥、胎宝宝窘迫等。

第二种是为了通过中止妊娠、改善母体的不良健康状况或挽救孕妈妈生命。

第三种是解决试产后无法自然分娩的难产，如胎位是横位、高直后位等。

如果孕妈妈不符合剖宫产的医学指征，专家建议孕妈妈要慎重选择剖宫产。剖宫产实际上属于人为创伤，必然会带来并发症。剖宫产产妇不仅容易术后感染，还容易造成肠损伤、腹腔粘连、子宫内膜异位症、宫旁组织炎等。有资料显示，剖宫产产妇产褥感染率为阴道分娩产妇的10～20倍，孕产死亡率为阴道分娩产妇的5倍。另外，剖宫产对宝宝的健康也会有潜在的影响。一些剖宫产的宝宝由于缺少“旋转和必要的产道挤压”这一过程，缺少平衡感，动作协调能力差，或有“感觉统和失调”的现象。

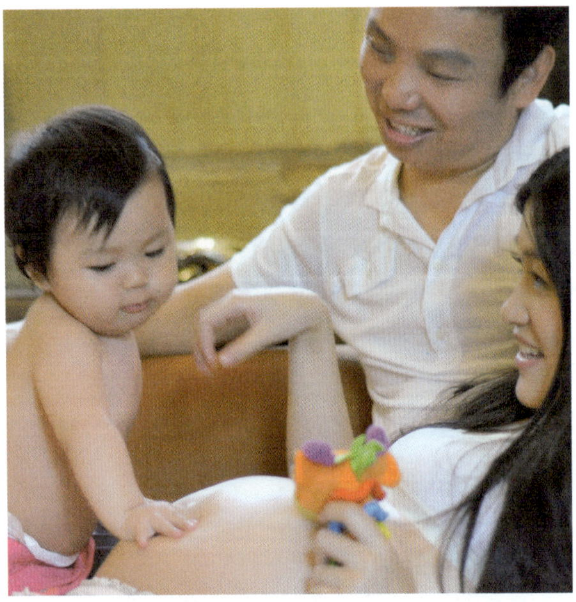

▲ 一般自然分娩对宝宝和孕妈妈都是有好处的，对于生第二个宝宝的孕妈妈来说，自然分娩更是最佳选择了。

④胎教时光：通过看、听、体会进行美育胎教

到这个月，胎宝宝初步的意识萌动已经建立，所以，对胎宝宝心智发展的训练可以较抽象、较立体的美育胎教法为主。美育胎教要求孕妈妈通过看、听、体会生活中一切的美，将自己的美的感受通过神经传导输送给胎宝宝。

看：主要是指阅读一些优秀的作品和欣赏优美的图画。孕妈妈要选择那些立意高、风格雅、个性鲜明的作品阅读，尤其可以多选择一些中外名著。孕妈妈在阅读这些文学作品时一定要边看、边思考、边体会，强化自己对美的感受，这样胎宝宝才能受益。有条件的话，孕妈妈还可以看一些著名的美术作品，比如中国的山水画、西方的油画。在欣赏美术作品时，调动自己的理解力和鉴赏力，把美的体验传导给胎宝宝。

听：主要是指听音乐。这时孕妈妈在欣赏音乐时，可选择一些富含主题、意境饱满、主题鲜明的作品，它们能够促使人们美好情怀的涌动，也有利于胎宝宝的心智发育。

体会：既指贯穿看、听活动中的一切感受和领悟，也指孕妈妈在大自然中对自然美的体会。孕妈妈在这个阶段也要适度走动，可到环境优美、空气质量较好的大自然中去欣赏大自然的美。这个欣赏的过程也就是孕妈妈对自然美的体会过程，孕妈妈通过饱览美丽的景色而产生出美好的情怀，这样也是不错的胎教。

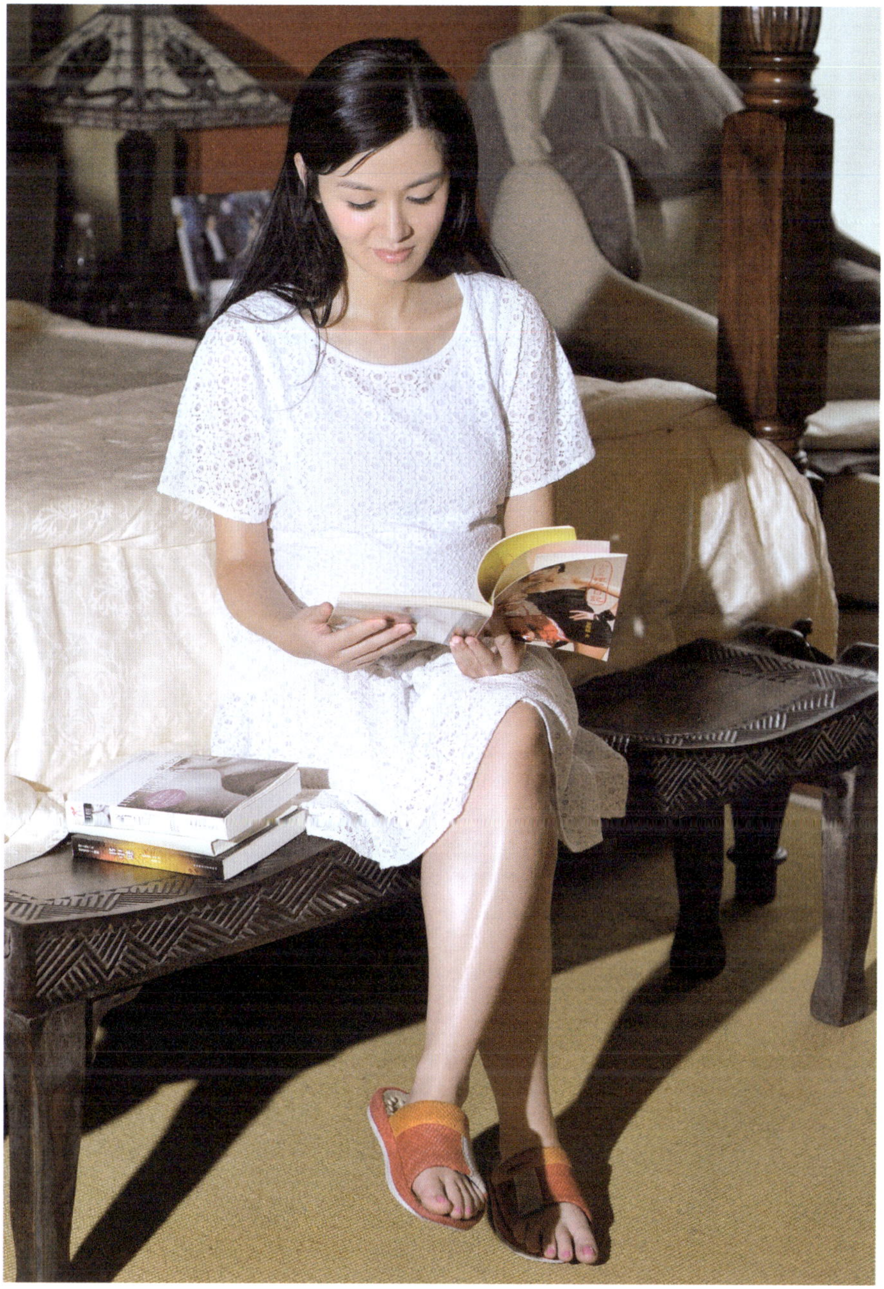

孕妈妈要选择那些立意高、风格雅、个性鲜明的作品，读给胎宝宝听，尤其可多选择一些中外名著。

三 孕34周：不用担心早产了

进入34周，你可以长舒一口气了，因为你不用再为宝宝早产而担心。经跟踪调研，在这个阶段出生的宝宝99%都很健康，而大多数都不会出现一些与早产相关的严重问题。

❶ 图解子宫内胚胎的变化

胎宝宝：现在体重大约2300克。他已经做好出生的准备姿势，但此时姿势尚未完全固定，还有可能发生变化，需要密切关注。他的头骨现在还很柔软，而且每块头骨之间还留有空隙，这是为了在分娩时使头部能够顺利通过狭窄的产道。

孕妈妈：你的子宫容量比怀孕前大了500～1000倍，因此你现在感觉身子硕大、动作缓慢是正常的。腿部的负担非常重，常常出现痉挛和疼痛，有时还会感到腹部抽痛，一阵阵紧缩。随着腹部的膨大，消化功能继续减退，更加容易引起便秘，你一定要注意饮食的调整。现在你可能会发现脚、脸、手都肿得更明显，脚踝部肿得很高。如果手或脸突然严重肿胀，一定要去看医生。即使这样也不要限制水分的摄入量，因为母体和胎宝宝都需要大量水分，摄入的水分越多，反而越能帮助你排出体内的水分。

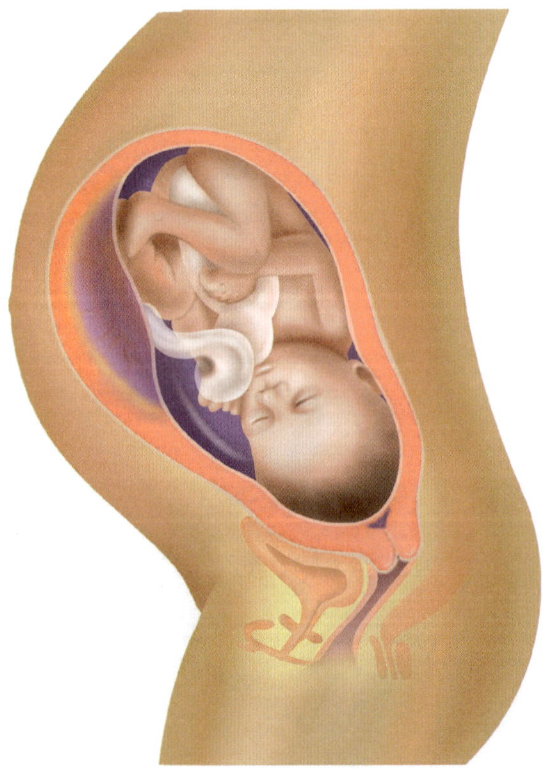

▲ 胎宝宝现在体重大约2300克。

❷ 进行胎心监测

胎心监测是指用胎心监护仪检测胎宝宝的心率，同时让孕妈妈记录胎动，观察这段时间内胎心率情况和胎动以后胎心率的变化。医生据此来了解胎宝宝在宫内是否缺氧和判断胎盘的功能。

进行胎心监测时，医生会在孕妈妈腹部涂上超声耦合剂，将胎心监护仪上的带子绑到宫底和胎心最强的位置上，仪器可显示胎宝宝心率及子宫收缩的频率和强度，记录需20～40分钟。正常情况下，20分钟内应有3次以上的胎动，胎动后胎心率每分钟会增快15次以上。如果有宫缩，宫缩后胎心率则不易下降。

胎心监测一般在孕33～34周开始进行。在孕36周后每周进行一次胎心监护。如果孕妈妈属于高危妊娠，如妊娠合并糖尿病等，应该每周做2次监护。注意不要空腹做胎心监护，否则会出现假阳性的情况。

3 警惕胎心传出的危险信号

孕妈妈孕育宝宝的过程既充满希望和快乐，又潜伏着危险。孕妈妈需要注意胎心传递的危险信号。

胎动减少

胎动是胎宝宝生命征兆之一，孕妈妈经常掌握胎动情况，可以了解胎宝宝的安危，及时发现问题。当胎盘功能发生障碍、脐带绕颈、孕妈妈用药不当或遇外界不良刺激时，则可能引起不正常的胎动。若在1个小时以内胎动少于3次，或12个小时胎动少于10次，则说明胎宝宝有宫内缺氧危险，应去医院检查，及时处理。

子宫增长过缓

孕28周后，如产前检查发现孕妈妈的宫高低于该孕周宫高的标准值，就有胎宝宝生长受限的可能。最后要由有经验的医师根据宫底高度测量和B超检查的结果来综合判断并确诊。如确诊为胎宝宝在宫内生长受限，应遵照医生的建议进行合理的治疗。

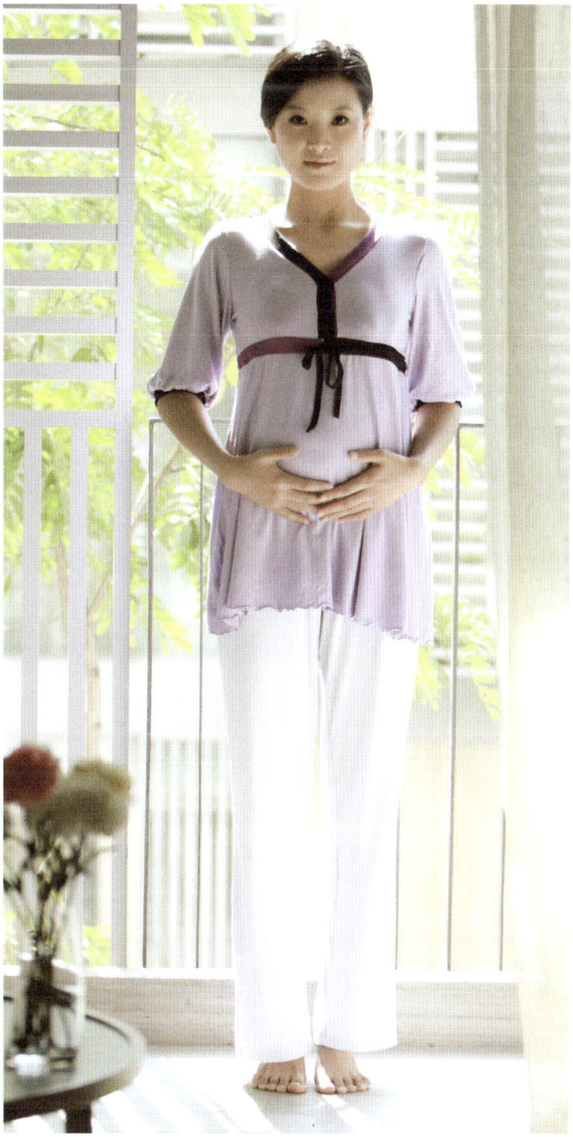

▲ 孕妈妈应经常掌握胎动情况。

阴道出血

孕妈妈在孕晚期如果出现前置胎盘或胎盘早剥的现象，通常会突然出现阴道大量出血。此外，子宫颈长息肉或是癌症的发生，也会出现阴道流血现象，需要及时就医。到达医院后，医生先要检查胎宝宝的心跳是否仍然存在。如果胎心仍在，只是有所减弱，可能要孕妈妈立即准备分娩。

4 脐带血到底要不要留

脐带血是指新生婴儿脐带被结扎后由胎盘脐带流出的血。脐带血中富含造血干细胞，这些干细胞可以用来替代骨髓和外周血干细胞进行移植。目前脐带血主要用于血液病的治疗，包括白血病、淋巴癌、贫血等。由于脐带血中所含干细胞的免疫功能尚未发育完全，所以在配型上相对容易许多，家人配对的概率更高。

如果你也想保存宝宝的脐带血，那么以下要点估计是你最关注的：

办理手续： 最好在孕28周左右与脐带血库进行联络，并签署一份《脐带血干细胞储存合同书》。具体事宜可向脐血库的医生进行详细咨询。如果由于种种原因未能提前签署合同，在分娩前与脐带血库工作人员联系也能进行采集。

怎样采集： 脐带血的采集过程非常简单，只需几分钟，无须麻醉，并且无痛、无副作用，在大多数妇产医院或产科皆可完成。

保存期限： 资料表明，脐带血造血干细胞可长期保存，至少不会低于一个正常人的寿命。

费用： 采集脐带血大约需5000元，今后每年的储存费用为500元左右，同时还可免费获得一份由中国人寿保险公司承保的《脐带血干细胞储存医疗保险》，保额30万元。

禁忌人群： 所有身体健康、产前常规检查正常、无传染性疾病、无家族遗传病史的孕妈妈都可以进行脐带血干细胞的储存。

5 孕妈妈可适当吃点坚果

对于胎宝宝大脑发育来说，需要的第一营养成分就是脂类(不饱和脂肪酸)。

坚果含有的油脂虽多，却多以不饱和脂肪酸为主。另外，坚果类食物中还含有15%～20%的优质蛋白和十几种重要的氨基酸，这些氨基酸都是构成脑神经细胞的主要成分。坚果还含有对大脑神经细胞有益的维生素B_1、维生素B_2、维生素B_6、维生素E及钙、磷、铁、锌等营养素。因此无论是对孕妈妈，还是对胎宝宝，坚果都是补脑益智的佳品。

核桃： 补脑、健脑是核桃的首要功效。另外，核桃含有的磷脂具有增强细胞活力的作用，能够增强机体的抵抗力，还可以促进造血和伤口愈合。此外，核桃仁还具有补益肺肾的作用。孕妈妈可以把核桃作为首选的零食。

花生： 花生的蛋白质含量高达30%左右，其营养价值可与鸡蛋、牛奶、瘦肉等媲美，而且易被人体吸收。花生皮还有补血的功效。

瓜子： 多吃南瓜籽可以防治肾结石，西瓜籽具有利肺、润肠、健胃等功效，葵花籽所含的不饱和脂肪酸能起到降低胆固醇的作用。

松子： 松子含有丰富的维生素A、维生素E，以及人体必需的油酸、亚油酸和亚麻酸。它具有防癌抗癌、益寿养颜、祛病强身的功效。

榛子： 榛子含有不饱和脂肪酸，并富含磷、铁、钾等矿物质，以及维生素A、维生素B_1、维生素B_2、烟酸，经常吃，可以明目健脑。

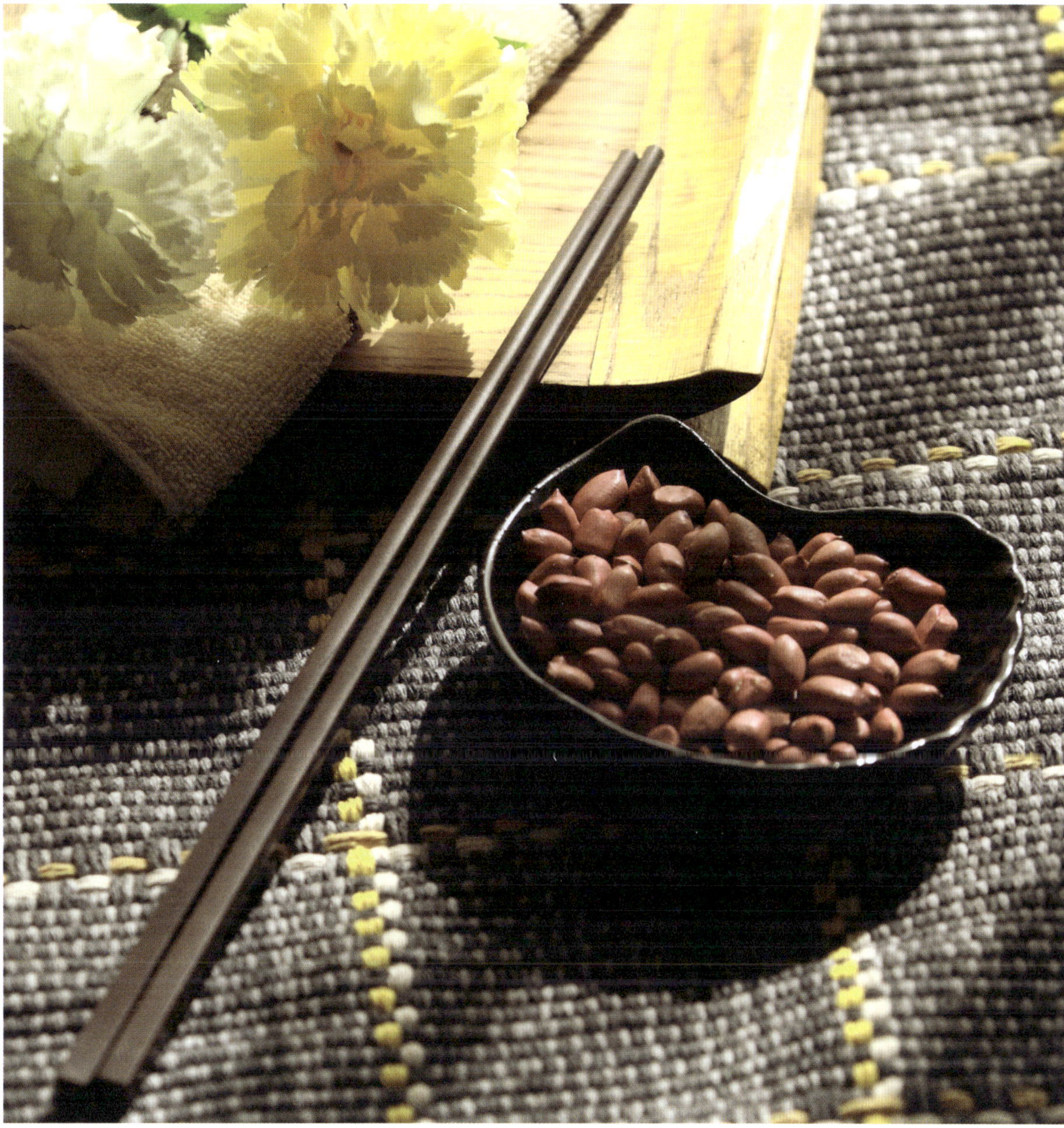

▲ 花生富含蛋白质，孕妈妈可以适量食用。

需要提醒的是，坚果对孕妈妈身体保养和胎宝宝发育虽然有诸多好处，但凡事要有度，过犹不及。由于坚果类食物油性大，孕妈妈消化功能在孕期会减弱，如果食用过多的坚果，就会引起消化不良。

6 尽量不要吃夜宵

孕晚期胎宝宝生长快，孕妈妈消耗的热量多，很容易饿，因此不少孕妈妈会吃夜宵。不过，营养专家建议孕妈妈尽量不要吃夜宵。

根据人体生理变化，夜晚是身体休息的时间，吃下夜宵之后，容易增加胃肠的负担，让胃肠道在夜间无法得到充分的休息。此外，夜间身体的代谢率会下降，热量消耗也最少，因此很容易将多余的热量转化为脂肪堆积起来，造成体重过重的问题。并且，有一些孕妈妈到了孕晚期，容易产生睡眠问题，如果再吃夜宵，有可能会影响睡眠质量。

如果一定要吃夜宵，宜选择易消化且低脂肪的食物，如水果、五谷杂粮面包、燕麦片、低脂牛奶、豆浆等，最好在睡前2～3个小时吃完；避免高油脂的食物，因为油腻的食物会使消化变慢，加重肠胃负荷，甚至可能影响到隔天的食欲。

7 吃一些降火食物

孕妈妈可适当吃一些降火食物，以预防胎宝宝出生后因为胎火盛而长湿疹。上火的孕妈妈可以多吃一些苦味食物，因苦味食物中含有生物碱、尿素类等苦味物质，具有解热祛暑、消除疲劳的作用。最佳的苦味食物首推苦瓜，不管是凉拌、炒还是煲汤，都能达到降火的目的。除了苦瓜，孕妈妈还可以选择苦菜、芥兰等。

除了苦味食物，孕妈妈还可多吃甘甜爽口的新鲜

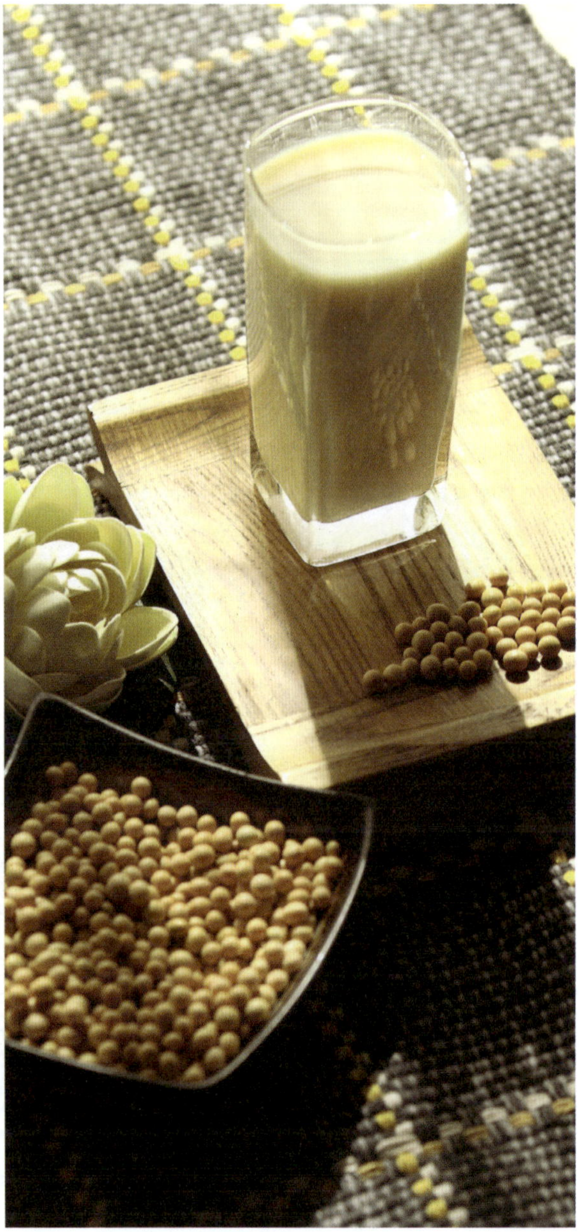

▲ 易消化且低脂肪的食物可作为孕妈妈的夜宵。

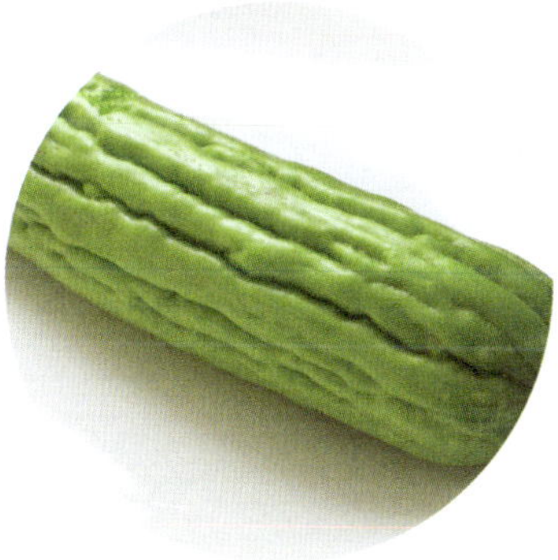
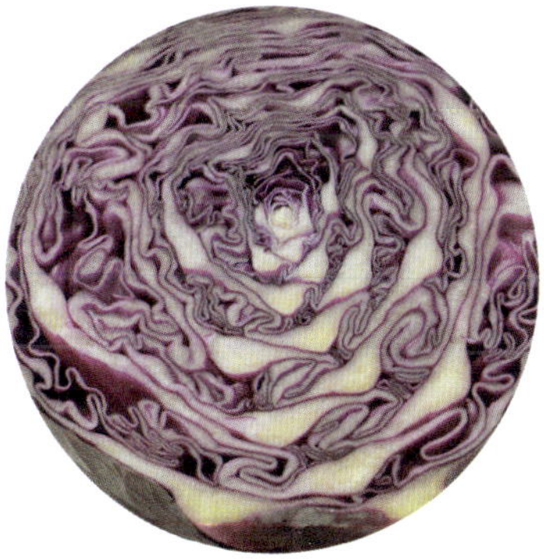
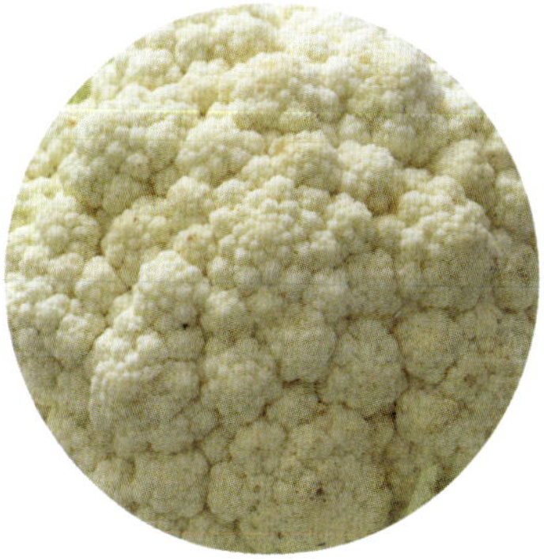

▲ 苦瓜、紫甘蓝、花菜等食物适合上火的孕妈妈食用。

水果和鲜嫩蔬菜。专家指出，紫甘蓝、花菜、西瓜、苹果、葡萄等富含矿物质，尤其以钙、镁、硅的含量高。上火的孕妈妈可适量吃这类食物。

8 动物宝宝与生俱来的求生本领

在自然界，动物宝宝的基本生存需求都是由它们的母亲或父亲负责提供的，比如食物、住所和保护。所以，动物宝宝们可以自由地去探索环境。它们可以通过嬉戏学习生活技能，还可以模仿成年动物的行为进行学习。但是，它们最有价值的技能却可能来自本能，是与生俱来的。

迅速站起来。很多有蹄的动物，如小牛、小马、小鹿、小羊必须在出生后几十分钟内站起身，这是自然进化的结果，它们必须迅速开始奔跑，才能避免成为狮子或其他食肉动物的美餐。

寻求妈妈的保护。刚出生的树袋熊宝宝只有一块糖果那么大，它们却可以用前肢向上爬啊爬，一直钻入妈妈的育儿袋里，直到长大。

在妈妈肚子里学游泳。8周大的小海豚就开始在母体子宫内学游泳了。然后，在接下去的几周里，小海豚长出鳍、尾巴和头顶的喷水孔，因为它出生后必须立刻浮上水面呼吸，所以必须在妈妈的肚子里就要学会游泳。

不停地吃。所有的动物宝宝在出生时都是小小的，它们必须在短短的时间内迅速适应环境，快快长大，以便能够早日自食其力。因此，在动物宝宝的生命之初，它们的主要任务就是不停地吃。

外表可爱。我们常说“每个小孩都漂亮”，这在动物王国中同样适用。所有的动物在幼小时，都憨态可掬、活泼可爱，因为如此，种群中的其他成员也会被它们吸引，而尽力保护它们，这是所有动物宝宝的基本生存法则。

四 孕35周：已经发育成一个新生儿

到本周，胎宝宝完全发育成形，身体比例就是一个新生儿。尽管如此，他还在继续发育成熟，体重继续增加。

1 图解子宫内胚胎的变化

胎宝宝：现在的胎宝宝越长越胖，变得圆滚滚的。皮下脂肪将在他出生后起到调节体温的作用。到了35周，胎宝宝的听力已充分发育。如果在此时出生，他存活的可能性为99%。

孕妈妈：从肚脐量起，子宫底部高度约15厘米，从耻骨联合上缘量起约35厘米。到本周，孕妈妈的体重增加了11～13千克。现在，你的子宫壁和腹壁已经变得很薄，当胎宝宝在腹中活动的时候，你甚至可以在肚皮看到胎宝宝的手脚和肘部。因胎宝宝增大并逐渐下降，很多孕妈妈会觉得腹坠腰酸，骨盆后部肌肉和韧带变得麻木，有一种牵拉式疼痛，使行动变得更为艰难。平时做起来很简单的事情，现在你会感觉很累。大约在分娩前1个月，宫缩就已经开始。有些人刚开始时还没感觉，只有用手去摸肚子时，才会感受到宫缩。到了孕晚期，这种无效宫缩会经常出现，且频率越来越快。

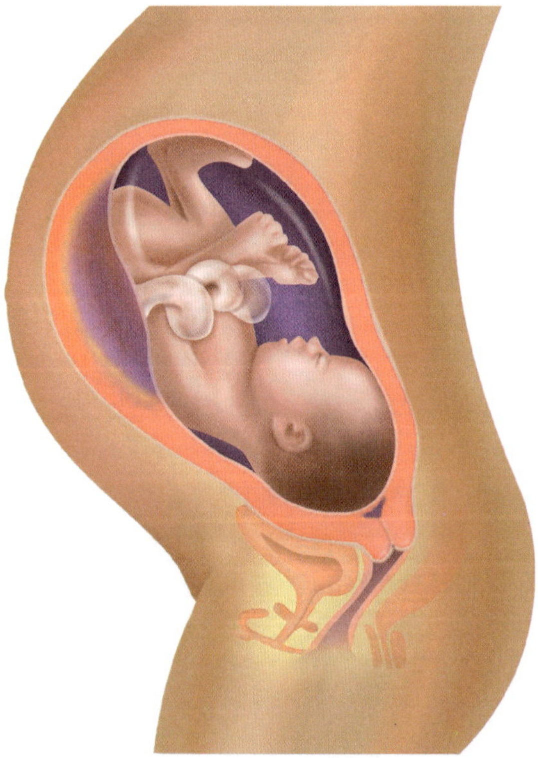

▲ 现在的胎宝宝越长越胖，变得圆滚滚的。

2 补充维生素K，预防产后大出血

孕妈妈西西立志将来要母乳喂养，查阅资料后得知，母乳中维生素K含量极少，并且新生儿极易缺乏。她想，现在就应该为宝宝储备一些维生素K了。其实，维生素K无论是对胎宝宝还是对孕妈妈，都是非常重要的。

维生素K的作用

维生素K是一种脂溶性维生素，能合成血液凝固所必需的凝血酶原，加快血液的凝固速度，减少出血；降低新生儿出血性疾病的发病率；预防痔疮及内出血；治疗月经量过多。

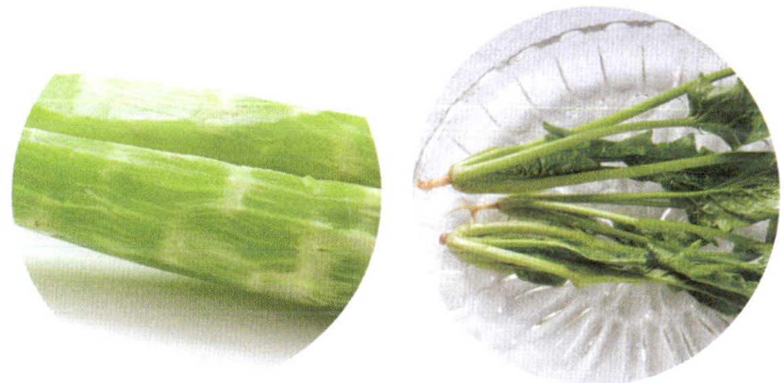

▲ 莴苣、菠菜等绿色蔬菜富含维生素K。

缺乏的危害

孕妈妈在孕期如果缺乏维生素K，流产及死胎的发生率将增加。即使胎宝宝存活，由于其体内凝血酶水平低下，易发生消化道、颅内出血等，并易出现小儿慢性肠炎、新生儿黑粪症等症；一些与骨质形成有关的蛋白质会受到维生素K的调节，如果缺乏维生素K，可能会导致孕期骨质疏松症或骨软化症；维生素K的缺乏还可引起胎宝宝先天性失明、智力发育迟缓。

这样补充维生素K

人体对维生素K的需求量较少，孕妈妈和乳母的每日推荐摄入量为120微克。

富含维生素K的食物有绿色蔬菜，如菠菜、花菜、莴苣、萝卜等；烹调油中主要是豆油和菜籽油；奶油、奶酪、干酪、蛋黄、动物肝脏中的含量也较为丰富。

3 应对孕期小便失禁

孕妈妈小夏最近可尴尬了，尿道口像是年久失修的堤坝一样，动不动就决堤，有时候打个喷嚏、大笑几声，都会导致小便排出来。没办法，小夏只好用上了孕妈妈专用的尿不湿。

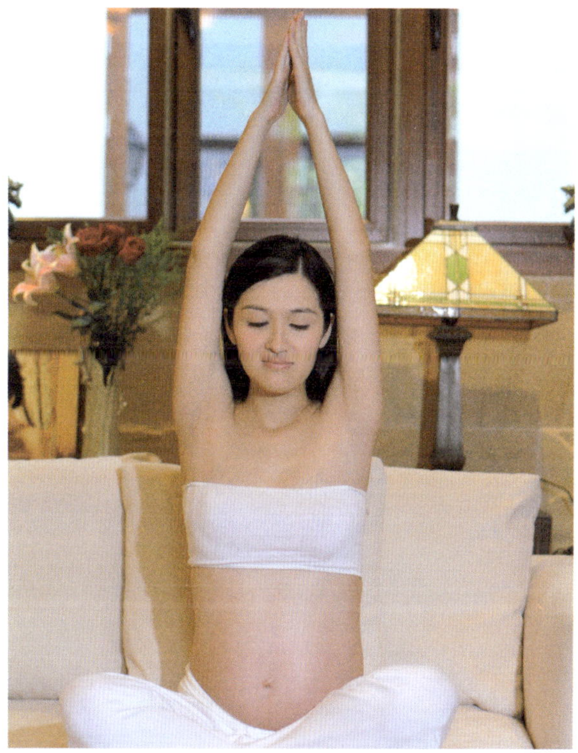

▲ 孕妈妈可以每天进行盆底肌肉功能锻炼。

症状及原因

有的孕妈妈在咳嗽、打喷嚏、大笑、走路急的时候，不能控制小便而出现尿失禁现象，这可能只是一时尿道括约肌功能失调，但如果此症状时间持续较久，就属于病态需要就医。

生活调理

◎出现尿失禁不必害怕，不要经常下蹲，尽量避免重体力劳动，不要提重的物品，以免增加腹压。

◎积极治疗咳嗽，保持大便通畅。

◎每天进行盆底肌肉功能锻炼，有节奏地收缩肛门和阴道，每次5分钟，每天2～3次。1个月后会有明显改善效果。

饮食调理

孕期小便失禁的饮食对策是多吃蔬菜、水果，尤其是富含膳食纤维的蔬菜、水果。此外，还要多吃营养丰富、容易消化的食物，如牛奶、鸡蛋等。

4 应对妊娠水肿

孕9月对于孕妈妈阿秀来说是特别艰难的一个月。早在孕7月，阿秀就发现自己的脚部有些水肿。没想到到了孕9月，不但手肿、脚肿、腿肿，连脸都肿了起来，整个人就像一个被吹得鼓鼓囊囊的气球，既难看又难受。

症状及原因

随着胎宝宝的逐渐增大、羊水增多，孕妈妈腿部静脉受压，血液回流受阻，会造成妊娠水肿。

妊娠水肿最早出现于足背，以后逐渐向上蔓延到小腿、大腿、外阴以至下腹部，严重时会累及双臂和脸部，并伴有尿量减少、体重明显增加、容易疲劳等症状。

生活调理

侧卧能最大限度地减少早晨的水肿。避免久坐久

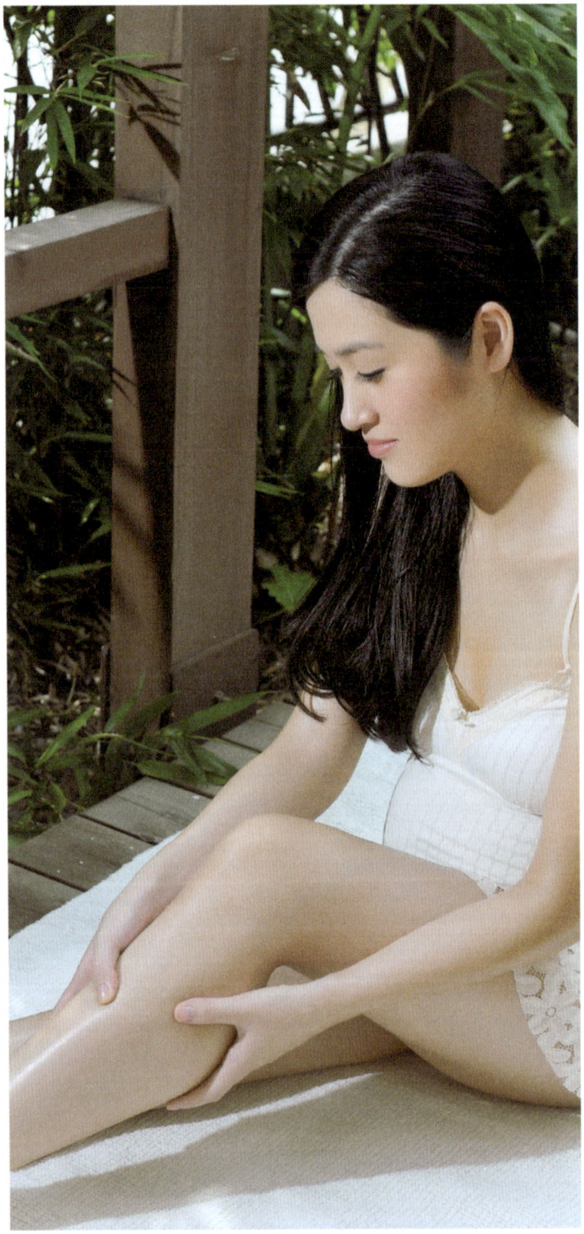

▲ 孕9月，脚部有水肿的孕妈妈应避免久坐久站。

站，每半个小时到1个小时就起来走动走动，尽可能经常把双脚抬高、放平。选择鞋底防滑、鞋跟厚、轻便透气的鞋。尽量穿纯棉舒适的衣物。

孕期有一定程度的水肿是正常现象。如在孕晚期只是脚部、手部轻度水肿，无其他不适者，可不必做特殊治疗。孕妈妈到了晚上，通常水肿会稍重一些，经过一夜睡眠便会有所减轻。如果早上醒来后水肿还很明显，整天都不见消退，或是发现脸部和眼睛周围都肿了，手部也肿得很厉害，或者脚和踝部突然严重肿胀，一条腿明显比另一条腿水肿得厉害，最好及早去看医生，因为这可能是轻度妊娠高血压的症状。

饮食调理

一定要吃足够量的蛋白。水肿的孕妈妈，尤其是由于营养不良引起水肿的孕妈妈，一定要保证每天食入肉、鱼、虾、蛋、奶等动物类食物和豆类食物，以摄取其中的优质蛋白。

一定要吃足够量的蔬菜、水果。蔬菜和水果中含有人体必需的多种维生素和微量元素，它们可以提高机体的抵抗力，加强新陈代谢，具有利尿等作用。

少吃或不吃难消化和易胀气的食物。油炸的糕点、白薯、洋葱、土豆等要尽量少吃或不吃，以免引起腹胀，使血液回流不畅，加重水肿。

发生水肿时要吃清淡的食物。尽量饮食清淡，不要吃过咸的食物，尤其是咸菜，以防止水肿加重。

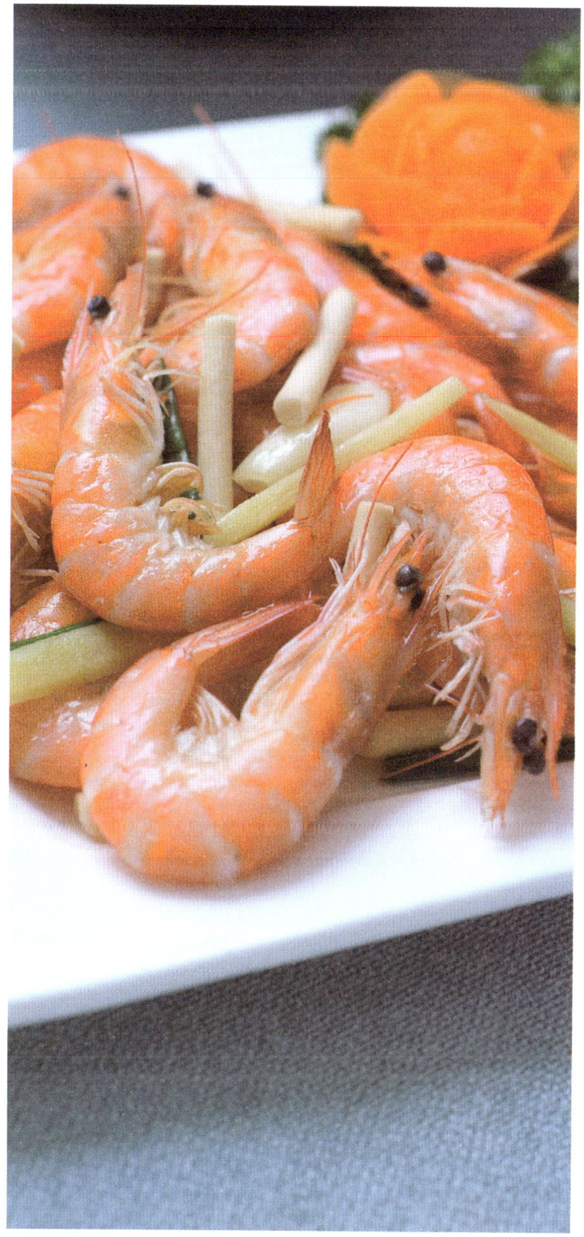

▲ 水肿的孕妈妈要适当吃鱼、虾等富含蛋白质的食物。

⑤警惕胎膜早破

正常的破水时间应该在怀孕足月、孕妈妈临产时。在没有临产前就发生破水的情况叫胎膜早破，习惯称早破水。

导致胎膜早破的原因

感染：由细菌、病毒、支原体、衣原体、淋苗等病原体造成的感染可使胎膜肿胀、变脆、易破裂，炎症易刺激产道分泌前列腺素类物质。前列腺素类物质是子宫收缩剂，胎膜变脆和子宫收缩可导致胎膜早破的发生。

宫内压力异常：双胎、羊水过多、胎位不正、剧烈咳嗽、提重物、便秘、骑自行车等都是胎膜早破的高发因素。

缺乏某种营养物质：如果孕妈妈缺铜、维生素C、锌等营养物质，就易发生胎膜早破。

胎膜早破的危害

胎膜早破对孕妈妈的危害：早破水易造成感染。羊膜破裂后，阴道内的细菌进入子宫腔，细菌繁殖会造成感染，严重感染可导致孕妈妈发生感染性休克和生命危险。破水时间越长，发生感染的机会就越多。早破水常意味着有可能存在骨盆狭窄、胎位不正的问题。胎膜早破后羊水流失，无法起到缓解子宫收缩时对胎宝宝的压力、保持子宫收缩协调的作用，容易导致子宫收缩乏力和不协调宫缩，使难产的机会增加。

胎膜早破对胎宝宝的危害：发生胎膜破水后，50%的孕妈妈就会临产。如果胎膜早破发生在怀孕37周前，就会造成早产。感染和破水后，子宫的不协调收缩对胎宝宝产生的压迫易造成胎宝宝窘迫。宫内感染势必会造成胎宝宝宫内感染或新生儿感染。破水后没有胎膜的保护，脐带容易滑出，导致脐带脱垂。脐带脱垂、脐带受

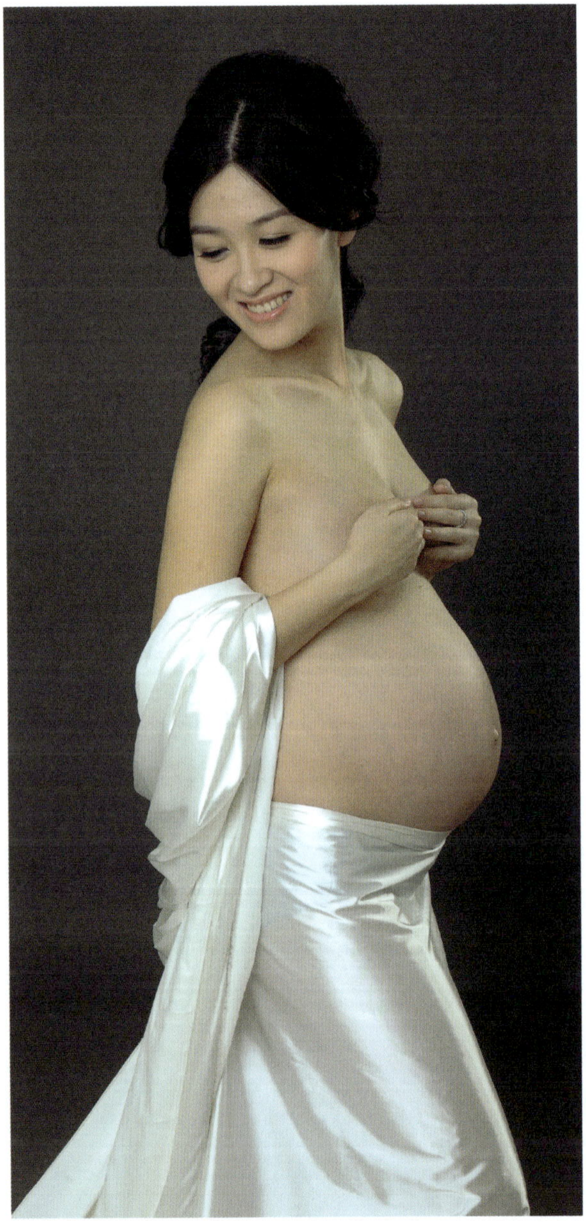

▲ 正常的破水时间应该在怀孕足月、孕妈妈临产时。

压就会导致胎宝宝窘迫和胎死宫内。胎膜早破还易造成胎宝宝脑出血以及呼吸系统疾病等，使婴儿的发病率和死亡率增加。

胎膜早破的预防措施

孕期要进行生殖道检查和化验。患有淋病、衣原体感染、支原体感染或阴道炎的孕妈妈，要采取有效的治疗措施，在分娩前把疾病治好。

加强产前检查，及时纠正羊水过多、胎位不正、便秘、剧烈咳嗽等异常症状，孕期避免提重物，减少性生活的次数，避免腹部创伤和受压。

孕妈妈应多吃新鲜的蔬菜和水果，适量补充多种维生素和矿物质。

胎膜早破的治疗原则

胎膜早破总的处理原则就是预防感染和胎宝宝早产，为母婴争取较好的妊娠结局。

◎如果胎膜早破发生在孕28周前，胎宝宝太小，破水时间一长，容易导致胎宝宝肺发育不全等，一般也需引产，不提倡保胎治疗。

◎若胎膜早破发生在孕28～32周，可采取期待疗法，努力延长怀孕时间，争取胎宝宝存活。

◎孕34周以前的胎宝宝肺发育不成熟，出生后容易发生呼吸窘迫综合征。呼吸窘迫综合征是一种致命的疾病，因此，对不足34周的胎宝宝引产前，要给予促胎宝宝肺成熟的治疗。

◎如果胎膜早破发生在孕36周后，此时胎宝宝已成熟，破水12～24个小时还不临产，就要采取引产措施，尽早结束妊娠，以免造成胎宝宝感染。

◎B超观察羊水量，观察孕妈妈有无感染的体征，如羊水有臭味、发热、脉搏加快、胎心加快等。加强对感染指标的监测，如做阴道培养看有无致病菌，检查血象，看白细胞水平是否增高，观察胎心是否异常等。

◎如果羊水太少，单个羊水池的深度小于2厘米，而且出现感染，就要及时引产，以免发生严重后果。

◎破水超过24个小时，羊水中细菌的检出率可达54%，因此，如果破水超过12～24个小时，应用抗生素预防感染。

◎应用保胎药物预防早产。

◎卧床休息，保持外阴清洁，使用消毒卫生垫，大小便后冲洗外阴部，以预防感染。

6 胎教时光：孕妈妈晒太阳有益于胎宝宝大脑健康

近年来，一些医学专家研究证据表明，孕妈妈因缺少阳光照射而造成维生素D缺乏，会影响胎宝宝的大脑发育。胎宝宝出生前与婴儿出生后同样需要充足的阳光照射，以获得维生素D。因此，孕妈妈可以通过晒太阳来对胎宝宝进行光照胎教。

在晒太阳前，可以轻拍一下肚皮，告诉他："宝宝，我们去晒太阳喽。"在晒太阳的过程中，孕妈妈可以一边走，一边轻轻抚摸胎宝宝，这样可以激发胎宝宝运动的积极性。你可能会明显感到胎宝宝发出的信号，缓慢而有节奏，轻轻地蠕动起来。

孕妈妈晒太阳，冬天每日一般不应少于1个小时，夏天需要半个小时左右，以获得足够的维生素D。特别是长期在室内或地下工作的孕妈妈，晒太阳尤为重要。

五 孕36周：宝宝离你越来越近了

随着胎宝宝逐渐长大，活动空间越来越小，胎动也会变缓。即使这样，你每天仍能感到10次以上的胎动。孕妈妈要时刻关注，如果胎动频率和强度减少过于明显，一定要想到胎宝宝异常的可能，需要及时看医生。

1 图解子宫内胚胎的变化

胎宝宝： 36周的胎宝宝大约有2900克重，身长约为45厘米。这周他的指甲又长长了，两个肾脏已发育完全，肝脏已经能够处理一些废物。胎宝宝的表情丰富起来了，他会打哈欠、揉鼻子，甚至挤眉弄眼。

孕妈妈： 如果胎宝宝已经下降到骨盆，你的肋骨和内脏器官可能会有轻松的感觉。你可能会发现自己烧心的情况会有所好转，呼吸也会变得更容易了。但是你可能比以前更频繁地去卫生间，压力的变化会让你感到腹股沟和腿部非常痛。这时你的肚子已相当沉重，肚子大得连肚脐都膨突出来，起居坐卧颇为费力。有些孕妈妈感觉下腹部坠胀，甚至经常会胎宝宝要出来的感觉。

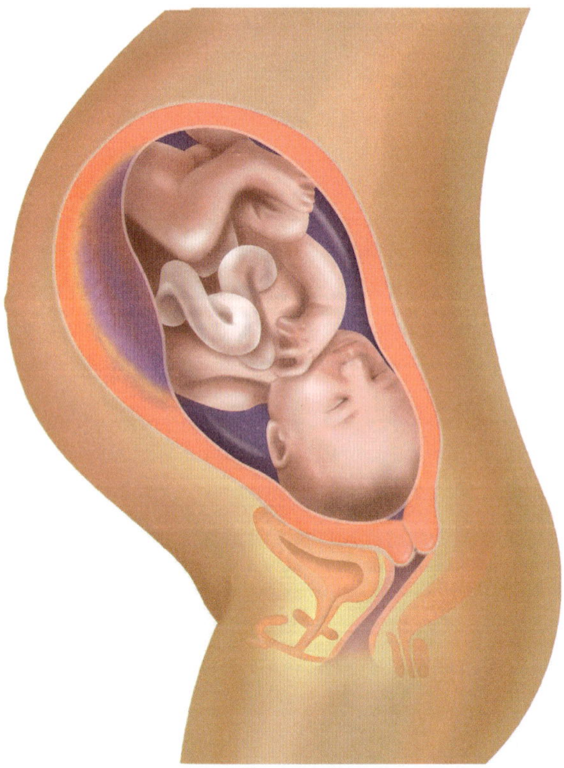

▲ 胎宝宝的表情丰富起来了，他会打哈欠、揉鼻子，甚至挤眉弄眼。

2 查查胎盘功能

自孕36周开始，应定期到医院做有关胎盘功能的检查，关注胎盘的健康状况。医生会根据你的综合情况来判定是否存在胎盘功能不全，或做进一步干预措施。下面列出了胎盘功能的检查方法：

胎动计数： 因为胎动和胎盘供血状态有密切联系，如果胎盘功能减退，胎宝宝可因慢性缺氧而减少活动。如果胎宝宝在12个小时内的活动次数少于10次，或逐日下降超过50%而不能恢复，或突然下降超过50%，就提示胎宝宝缺氧。孕妈妈应高度重视，及时采取左侧卧位，增加胎盘血流，并到医院做进一步检查和治疗。

化验检查：检查胎盘分泌绒毛膜促性腺激素、孕激素、胎盘生乳激素等。通过对胎盘分泌的这些激素的检查，可以判断胎盘功能是否正常。

胎心率监测：目前大都使用“非加压试驻”(NST)，如果胎动时呈现胎心率加速变化即属正常反应，意味着胎盘功能还不错，1周内将不会发生因胎宝宝、胎盘功能减退所致的胎宝宝死亡。

B超检查：B超捡查包括胎宝宝双顶径大小、胎盘功能分级、羊水量等。孕妈妈要注意胎宝宝六大危险信号。

❸为自然分娩加分的6种方法

不少孕妈妈心里渴望自然分娩，但又担心分娩过程中遇到困难甚至遭遇难产。其实，如果你做到以下6项，基本上自然分娩就不是什么难题。

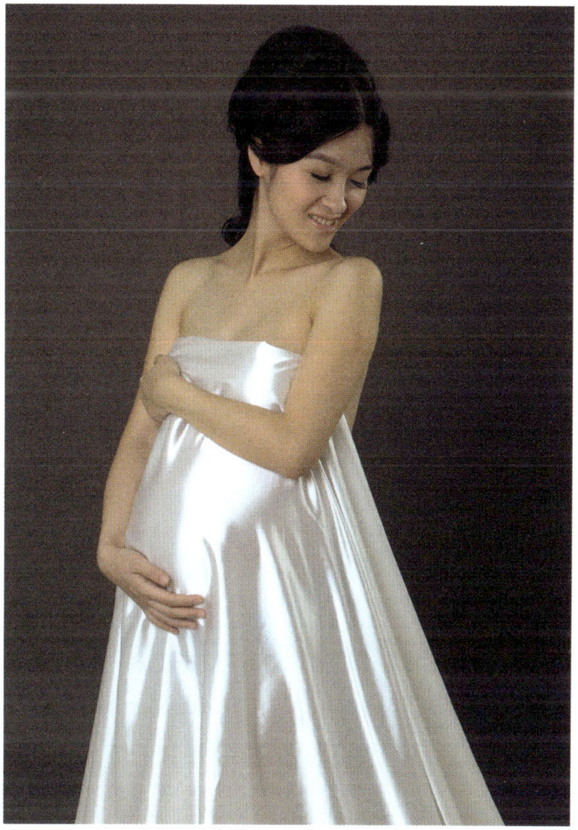

▲ 孕妈妈也可以自己体会宝宝的胎动次数。

选择合适年龄分娩

大多数医学专家认为，女性生育的最佳年龄是25～29岁，处于这一年龄段的女性，自然分娩可能性较大。随着年龄的增长，妊娠与分娩的危险系数升高。首先，年龄过大，产道和会阴、骨盆的关节变硬，不易扩张，子宫的收缩力和阴道的伸张力也较差，以至于分娩时间延长，容易发生难产。其次，孕妈妈年龄越大，发生高血压、糖尿病、心脏病并发症的概率越高，需要剖宫产干预的可能性越大。

孕期合理营养，控制体重

宝宝的体重超过4000克（医学上称为巨大儿），母体的难产率会大大增加。巨大儿的产生与孕妈妈营养补充过多、脂肪摄入过多、身体锻炼偏少有关。孕妈妈患有糖尿病，也会导致胎宝宝长得大而肥胖。理想的怀孕体重在孕早期怀孕3个月以内增加2千克，孕中期怀孕3～6个月和孕晚期怀孕7～9个月各增加5千克，前后以增加12千克左右为宜。如果整个孕期体重增加20千克以上，胎宝宝就有可能长得过大。

孕妇操

孕妇操不仅有利于控制孕期体重，还有利于顺利分娩，这是因为：①孕妇操可以增加腹肌、腰背肌和骨盆底肌肉的张力和弹性，使关节、韧带松弛柔软，有助于分娩时肌肉放松，减少产道的阻力，使胎宝宝能较快地通过产道；②孕妇操可缓解孕妈妈的疲劳和压力，增强自然分娩的信心。

当然，孕妈妈在练孕妇操时要注意运动时间、运动量、热身准备，防止过度疲劳和避免宫缩。另外，有习惯性流产史、早产史、此次妊娠合并前置胎盘或严重内科合并症的孕妈妈不宜练习孕妇操。

定时做产前检查

孕妈妈定期做产前检查的规定，是按照胎宝宝发育和母体生理变化特点制定的，其目的是为了监测胎宝宝发育和孕妈妈健康情况，以便于早期发现问题，及早纠正和治疗，使孕妈妈和胎宝宝能顺利地度过孕期并顺利分娩。

做好分娩前的准备

预产期前2周，孕妈妈需要保持正常的生活和睡眠，吃些营养丰富、容易消化的食物，如牛奶、鸡蛋等，为分娩储备充足的体力。临产前，孕妈妈要保持心情的稳定，一旦宫缩开始，应坚定信心，相信自己能在医生和助产士的帮助下安全、顺利地分娩。

④克服临产期焦虑综合征

到了孕晚期，经历了漫长孕程的你开始盼望宝宝早日降生。是的，宝宝就快要出生了，你们很快就可以见面了，你应该高兴才是。然而，实际情况可能恰恰相反，越是临近分娩，你越容易被各种各样的问题困扰，并因此而变得焦虑。

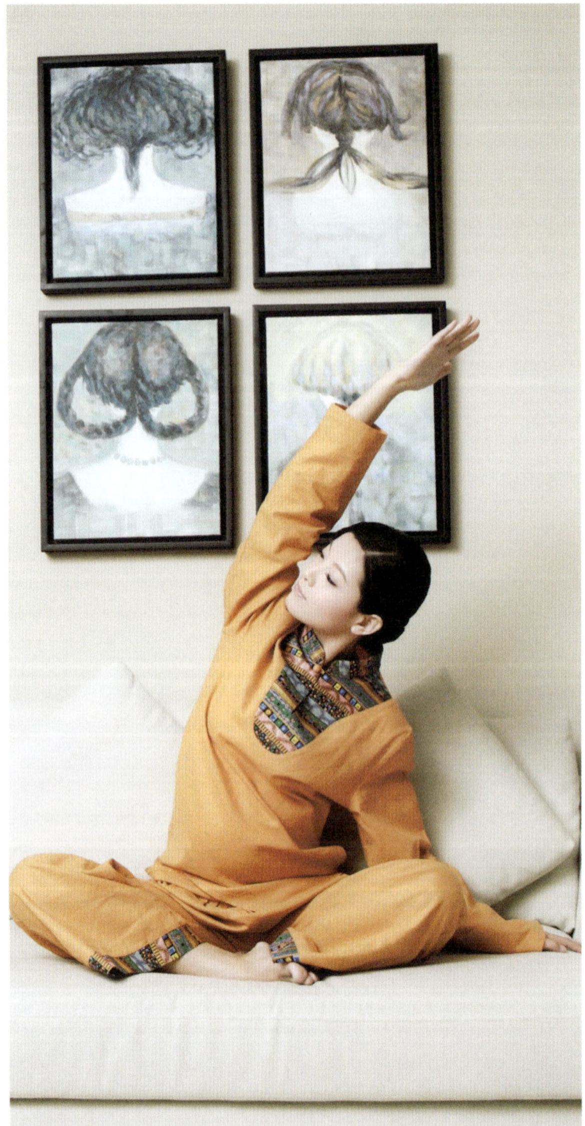

▲ 孕妈妈做一做孕妇操，不仅有利于控制孕期体重，还有利于顺利分娩。

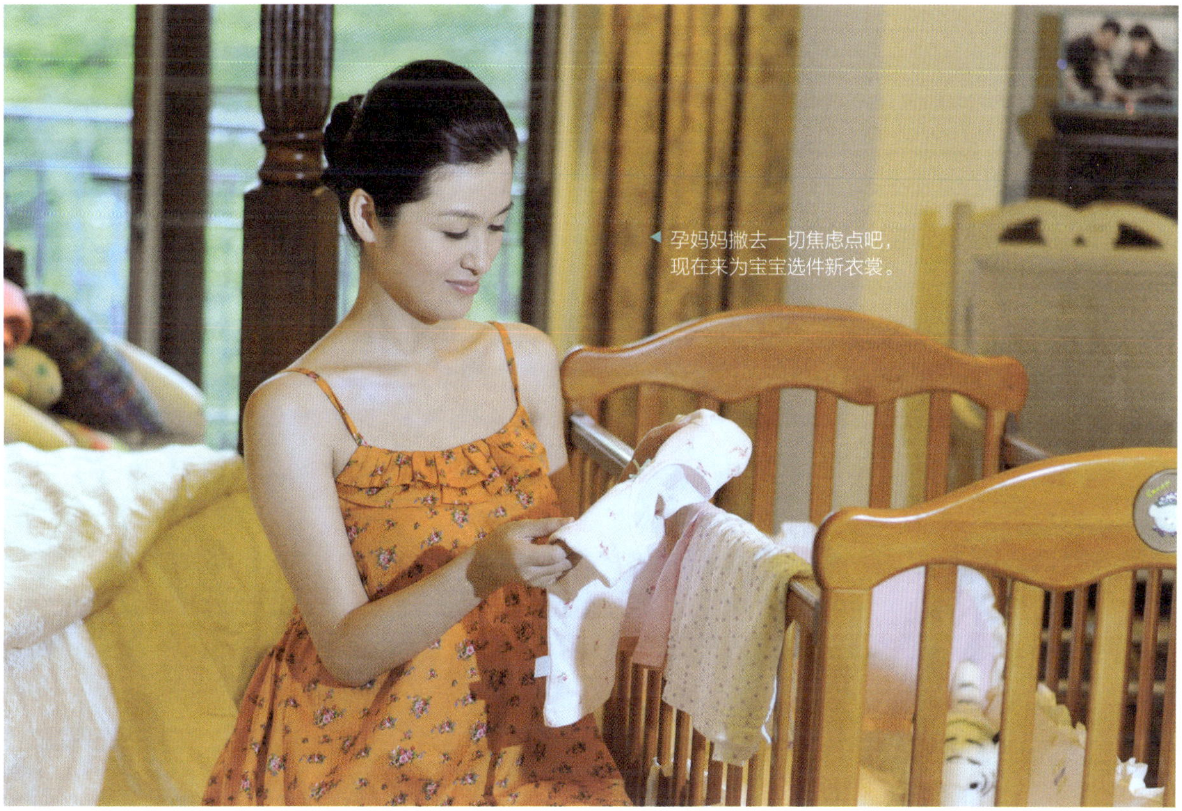

孕妈妈撇去一切焦虑点吧，现在来为宝宝选件新衣裳。

孕妈妈的焦虑点

焦虑一：预产期快到了，宝宝怎么还不出生？到了预产期并非立即分娩，提前2周、推迟2周都是正常的情况。你既不要着急，也不用担心，因为这样无济无事，只会伤了自己的身体，影响了胎宝宝的发育。

焦虑二：分娩的时候会不会顺利？现在，正规的大医院妇产科都有着丰富的接生经验和良好的技术设备，并且有许多专业的医生、护士随时监控你的分娩进程。你要对自己有信心，要勇敢面对。

焦虑三：胎宝宝会不会健康？看看你的妇产科医生怎么说吧。整个孕期你都坚持产检，并且医生也一再让你放宽心了，你还焦虑什么呢？要知道，不必要的焦虑可对宝宝健康不利哦！

应对临产前焦虑的生活调理

以上的临产期焦虑综合征表现，其实都是因为你对自己和胎宝宝健康状况的不自信。建议你通过一些方法来转移注意力，如听音乐、下棋、侍弄花草，或是给胎宝宝准备必备的物品等，都可以很好地转移注意力。实在不放心的话，就去医院咨询医生。

⑤孕妈妈需要充足的休息

孕妈妈在这个月会觉得身体很疲倦。你可能因为要拖着前凸而沉重的身体上下楼觉得很累，甚至从沙发上爬起来都会让你喘不过气来。有些孕妈妈喜欢一直忙到接近分娩，但是多数孕妈妈在最后1个月会想放慢脚步或是干脆请假待产。大部分孕妈妈都表示她们在最后1个月因为似乎总是睡不够，所以常觉得很郁闷。不管她们有多累，却总是睡不好，而且也觉得没有得到充分休息，这是分娩前沉重的身心负担造成的。

虽然有的时候，你的身体不觉得累，但大脑可能会告诉你应该放慢节奏。你可能会对理智发出的信号感到惊讶，因为它居然能预测生理的需求。也许你的双腿并不酸，也不至于喘得上气不接下气，但是你的体内可能会有个声音叫你坐下休息一会儿。即使你的身体叫你不要停，你还是该听从大脑的声音。这种情况通常表示你体内储存的能量快要耗尽了，所以还是理智一点吧，多

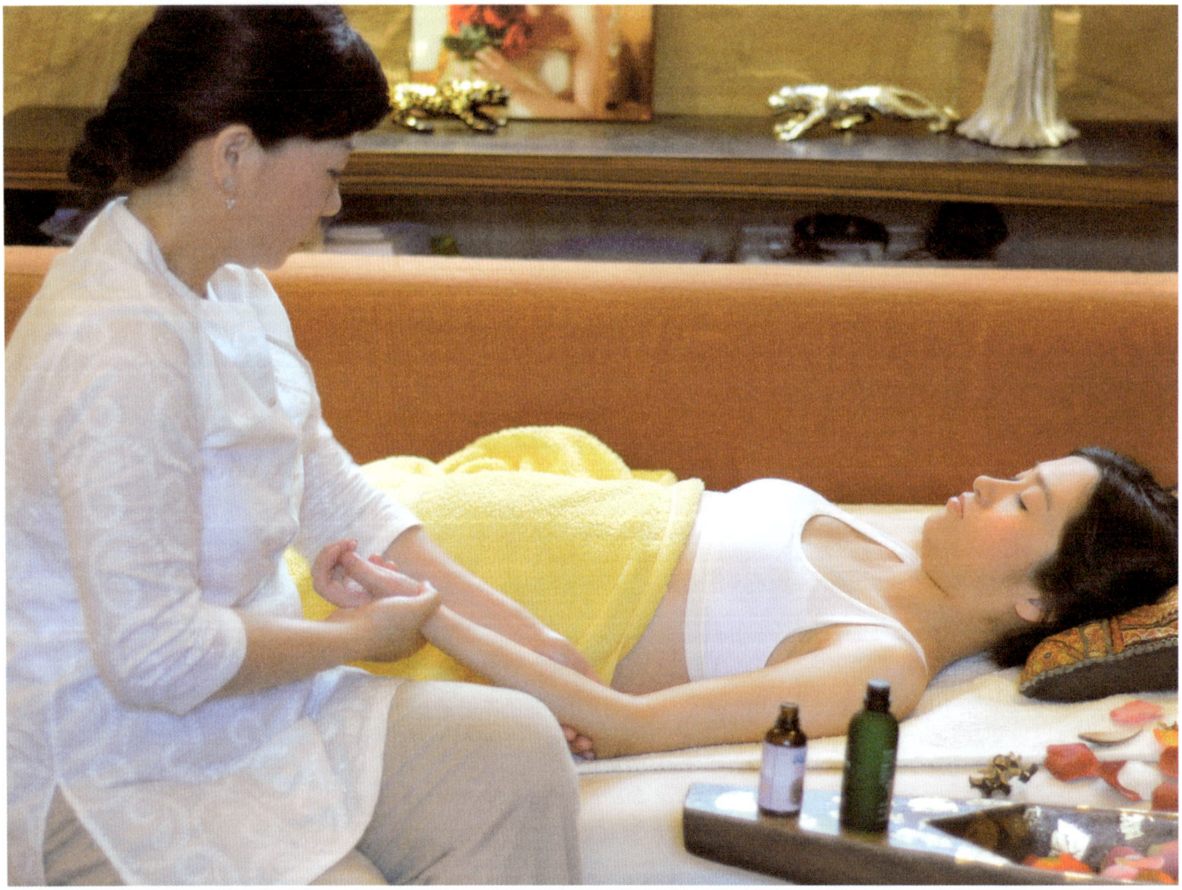

▲ 孕妈妈应该为分娩时刻以及之后的育儿工作做好准备，尽量充分休息。

休息，这对身体绝对有好处。

所以，孕妈妈应该为分娩时刻以及之后的育儿工作做好准备，尽量充分休息，白天多找机会小憩片刻，早点上床睡觉。

经过忙碌的一天，你可能很想有自己的时间，不过还是要早一点休息，至少比平常早1个小时入睡。如果腿部抽筋使你半夜惊醒，你可以试试睡前按摩来缓解。

如果消化不良或是呼吸短促使你无法入睡，试试用枕头稍微抬高上半身再入睡。

如果因为不舒服而醒来，尤其是因为子宫肌肉拉扯而造成的骨盆疼痛，或是子宫压迫骨盆神经引起的不适，就应该立刻变换睡姿。

如果皮肤发痒让你睡不着，可以在睡前用润肤乳按摩敏感干燥的皮肤。

为了帮助入睡，你可以练习孕妈妈课程中学到的放松技巧。你也可以试试运用想象力，假想自己浮在水中，或是在秋千上来回摇摆。利用放松技巧来帮助迅速入睡，会使你分娩当天更容易放松。

6 家人多关怀和爱护孕妈妈

分娩临近，孕妈妈及家属应及早做好分娩的思想准备，愉快地迎接宝宝的诞生。准爸爸应该给孕妈妈充分的关怀和爱护，周围的亲戚、朋友以及医务人员也必须给予孕妈妈支持和帮助。实践证明，思想准备越充分的产妇，难产的发生率就越低。

睡眠休息：分娩前2周，孕妈妈每天都会感到几次不规则的子宫收缩，卧床休息后，宫缩就会很快消失。另外，分娩时体力消耗较大，因此分娩前必须保证充足的睡眠时间，午睡对分娩也比较有利。

保证营养：吃些营养丰富、易消化的食物，如牛奶、鸡蛋等，为分娩准备充足的体力。

生活安排：接近预产期的孕妈妈应尽量不外出和旅行，但也不要整天卧床休息，做一些力所能及的轻微运动还是有好处的。

性生活：临产前应绝对禁止性生活，免得引起胎膜早破和产时感染。

洗澡：孕妈妈必须注意身体的清洁，由于产后不能马上洗澡，因此，临产前要保证会阴清洁，每天应洗一次澡，至少要清洗一次会阴，以保持身体的清洁。

家属照顾：孕妈妈临产期间，准爸爸尽量不要外出，夜间要在孕妈妈身边陪护。

7 胎教时光：孕期音乐

在本书前面的音乐胎教介绍中，建议孕妈妈听的音乐应该以轻柔为主，因为在孕前期，胎宝宝的神经发育尚未完善。而到了孕晚期，随着胎宝宝神经发育的日趋完善，音乐应该更加多元化一些。不同的旋律、不同的节奏会带给胎宝宝不一样的感受和影响。烦躁时听一听《自新大陆》，慵懒时听一听《杜鹃圆舞曲》，悲伤时听一听《维也纳森林的故事》，脾气不好时听一听《田园》……让胎宝宝在音乐的海洋中汲取营养，培养胎宝宝的艺术潜质。

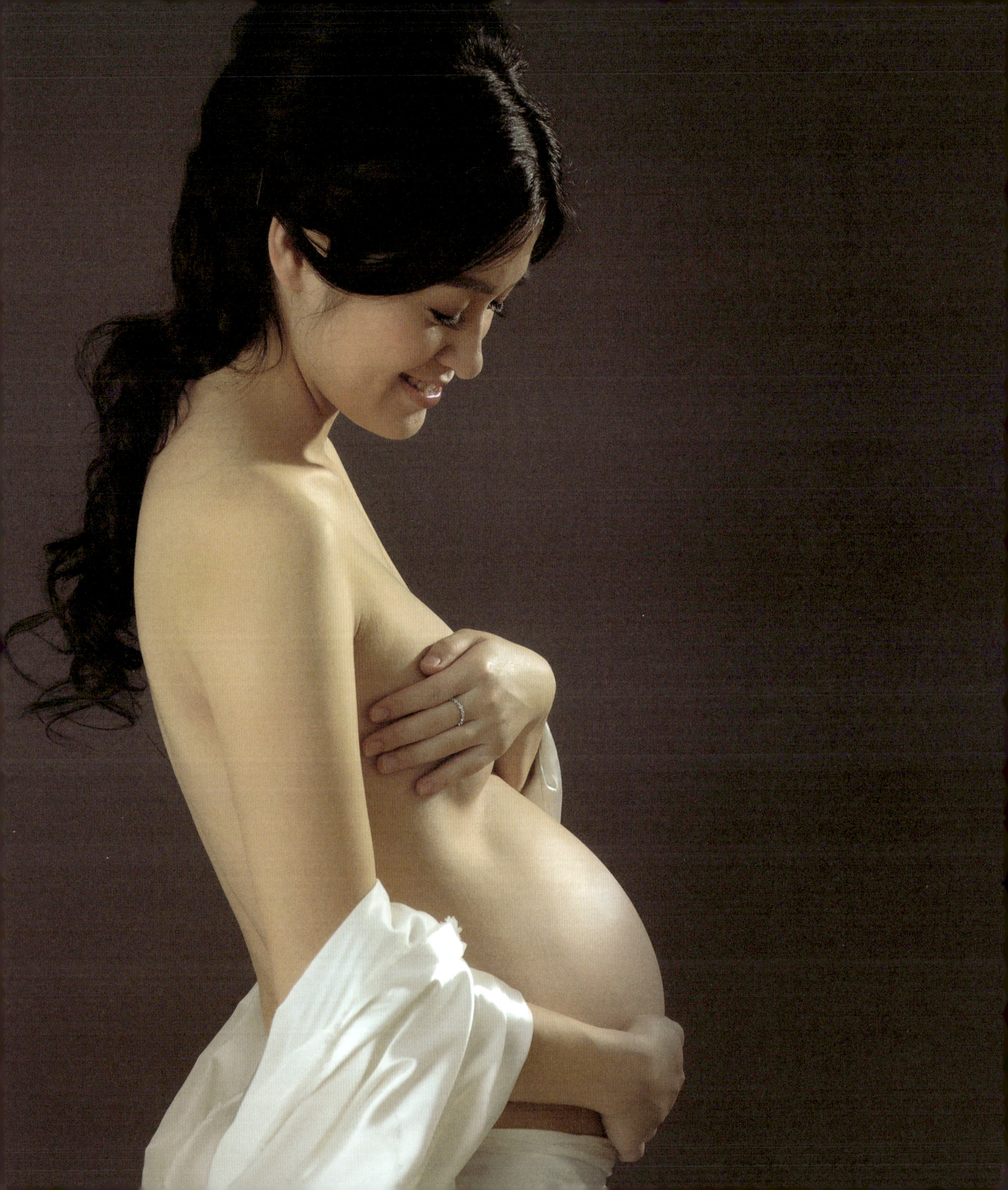

第十章

孕10月（37～40周）：亲爱的宝宝，欢迎你的到来

孕10月，胎宝宝已经是足月儿，随时都有可能出生。

所以，孕妈妈要做好面对分娩的准备，

是打算自然分娩还是剖宫产？

入院的用品准备好了吗？

……

胜利就在眼前了，

眼看着孕期随时可能因为新生儿的到来而宣告结束，

孕妈妈在兴奋之余，是否对孕期有些留恋呢？

一 孕10月总叮咛

孕10月保健关键词

足月儿：从37周开始，胎宝宝就可以称为“足月儿”了。

水肿：如手部、脸部有水肿，或是有突发且严重的脚部、腿部水肿，建议尽早就诊。

分娩：怀胎十月，一朝分娩，要树立成功分娩的自信心，首先在心理上战胜分娩恐惧。

临产信号：见红、阵痛、破水。破水发生后，你要尽量采取平卧姿势，并立刻在家人帮助下入院待产，以免危及胎宝宝安全。

分娩方式：在医生指导下选择适合自己的分娩方式，保证母婴平安。

1 孕10月的营养叮咛

孕妈妈饮食要多样化，应多吃富含维生素K、维生素C、铁的食物，如牛奶、猪排骨、豆制品等。除非医生建议，否则孕妈妈在产前不必再补充各类维生素制剂，以免引起代谢紊乱。

此时，孕妈妈每天应摄入优质蛋白80～100克，为将来给宝宝哺乳做准备。还可多吃些脂肪和糖类含量高的食品，为分娩储备能量。保证每天主食（谷类）摄入500克左右，总脂肪量摄入60克左右。孕妈妈可多喝粥或面汤，这些食物容易消化，还要注意粗细搭配，避免便秘。

2 孕10月的胎教叮咛

情绪胎教：越接近最后时刻，孕妈妈越是紧张，所以建议孕妈妈多与过来人分享交流，准备宝宝的物品，分散一下自己的注意力。写字、画画都是让自己心神安宁的方法。

抚摸胎教：准爸爸和孕妈妈在胎宝宝活跃时用手轻轻抚摸胎宝宝或轻轻拍打胎宝宝，通过孕妈妈的肚皮传达给胎宝宝，形成触觉上的刺激，促进胎宝宝感觉神经和大脑的发育。

音乐胎教：到现在，给宝宝听音乐仍是每天进行的胎教内容，每天5分钟。还可以边触摸、边说话，加深胎宝宝和爸爸妈妈的感情。

图像卡片胎教：仍可以用我们前文提到的闪光卡片学习语言、文字、算术和图形。

美术胎教与编织胎教：通过绘画、剪纸，学习美术知识、手工编织等来陶冶自己的情操，抚平焦虑的情绪。

二 孕37周：随时可能和宝宝相见

现在是做分娩前准备的时候了，宝宝出生后所有的用品最好在本周准备齐全。随着胎宝宝的增大，你的活动越来越不方便，不能长时间行走。所以，你和准爸爸应该准备好你住院分娩及分娩后所需要的东西。

❶图解子宫内胚胎的变化

胎宝宝：现在是怀孕的最后阶段，胎宝宝正以每天20～30克的速度继续增长体重，他现在的重量约为3000克，身长逐渐接近50厘米。到这周末，胎宝宝就可以称为“足月儿”了（37～42周出生的新生儿都称为足月儿）。

孕妈妈：离预产期的日子越来越近啦，你是不是总会接到亲戚朋友的电话，问你“生了没有”。等待分娩的日子会使你感到很焦虑，你也会开始一天天地数日子。其实，只有5%的孕妈妈在预产期分娩。多数孕妈妈都在预产期前后2周分娩，这都是正常的。本周宫缩比上周更加频繁，你可能怀疑自己是不是快生了，其实，这只是正常的宫缩，并不是临产宫缩。子宫分泌物增多，有些孕妈妈的子宫口会提前微微张开。

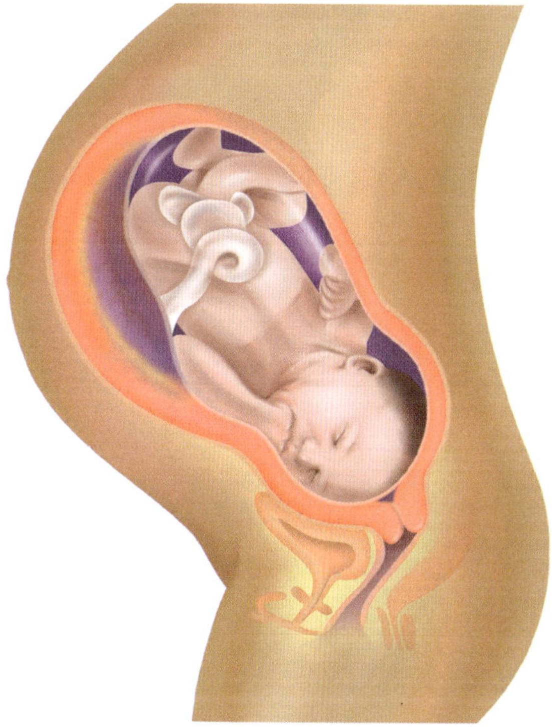

▲ 胎宝宝现在的重量约为3000克。

❷了解临产征兆

当孕妈妈出现以下症状时，说明产期临近，分娩可能随时发生。

宫底下降：胎头入盆，子宫开始下降，减轻了对横膈膜的压迫，孕妈妈会感到呼吸困难有所缓解，胃的压迫感消失。

腰背部疼痛：随着胎宝宝越来越重、下降得越来越低，子宫和骨盆的韧带组织受到的拉扯更大了，会造成你的腰背部出现酸痛现象。

大小便次数增加：胎头下降会压迫膀胱和直肠，使得小便之后仍感有尿意，大便之后也不觉舒畅痛快。

分泌物增多：自子宫颈口及阴道排出的分泌物会增多。

胎动减少：若持续12个小时感觉不到胎动，应马上就医，排除导致胎宝宝缺氧的因素。

体重停止增加：有时还有体重减轻的现象，这标志着胎宝宝已发育成熟。

不规律宫缩：从孕20周开始，时常会出现不规律宫缩。从不舒服渐渐变得很痛，就像是痛经一样。虽然这些分娩前的宫缩强度比不上真正分娩时的宫缩，不过还是强到可以让子宫颈变薄，或是消失，你的子宫颈会从厚壁的圆锥状变成薄壁的杯形。这些收缩到了分娩前夕会变得更强，而且会持续加强，这样断断续续从分娩前1～2周开始，一直持续到分娩。但是如果你改变姿势或开始走动，这些宫缩可能就会减弱。

③准备好入院分娩前的物品

到本周，孕妈妈分娩时所需要的物品都要陆续准备好，要把这些东西归纳在一起，放在家属都知道的地方。这些东西包括：

产妇的证件：医疗证（包括孕妈妈联系卡）、挂号证、劳保或公费医疗证、孕产妇围产期保健卡等。

产妇入院时的用品：包括面盆、洗脚盆、暖水瓶、牙膏、牙刷、大小毛巾、卫生巾、卫生纸、内衣、内裤等。要将坐月子所穿用的内衣、外衣准备好，洗净后放置在一起。内衣要选择纯棉制品，因为纯棉制品在吸汗方面较化纤制品优越，穿着比较舒服。上衣要选择易解、易脱的样式，这样比较适合产期哺乳和室内活动。衬衣要选择能够保护身体、方便哺乳的样式。裤子可选购比较厚实的针织棉纺制品，如运动裤，既保暖，又比较宽大，穿着舒适，同时还很容易穿。坐月子洗澡不便，可多准备几套内衣，以便换洗。准备专用的洗脸毛巾、洗澡毛巾和10包左右的卫生垫（纸）。

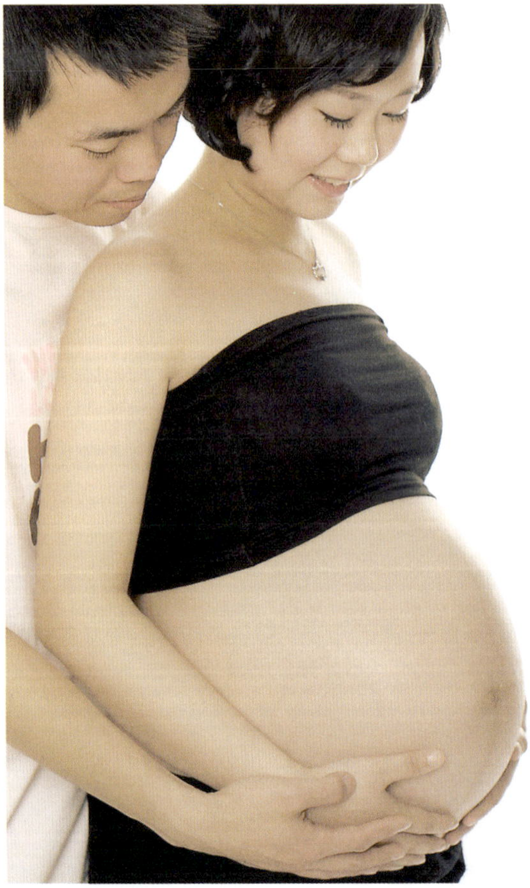

▲ 临产期越来越近了，准爸爸要随时注意孕妈妈的状况，多了解临产征兆。

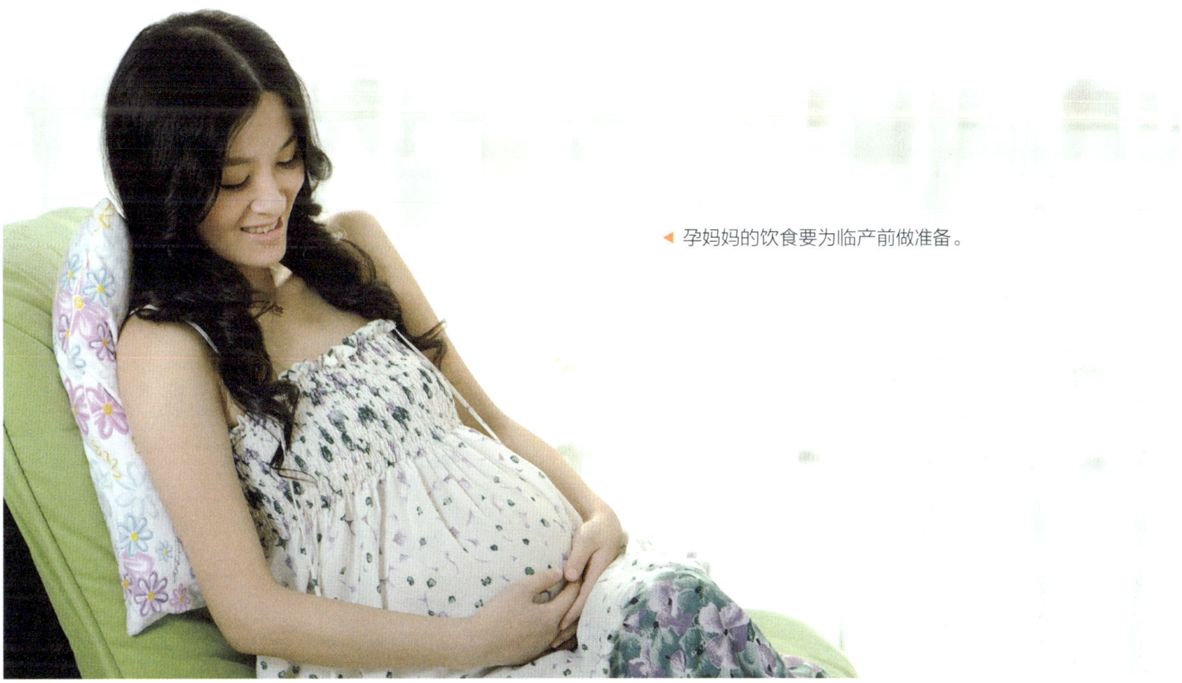

◀ 孕妈妈的饮食要为临产前做准备。

婴儿的用品：内衣、外套、包布、尿布、小毛巾、围嘴、垫被、小帽子、婴儿香皂、爽身粉等均应准备齐全。宝宝的衣服保暖性要好，对皮肤没有刺激，质地要柔软，吸水性强，颜色要浅淡，最好选择纯棉制品。宝宝的衣服要适当宽大，便于穿脱，衣服上不宜钉纽扣，以免损伤皮肤。宝宝的各种衣裤都要准备2～3套，便于更换。

食物：分娩时需吃的点心、饮料也应准备好，最好准备适量巧克力。

4 孕妈妈的饮食要为临产做准备

临产前，孕妈妈的心情一般都会比较紧张，会不想吃东西或吃得不多，所以，在饮食上要注意以下几点：

◎选择营养价值高和热量高的食物，这类食品很多，常见的有鸡蛋、牛奶、瘦肉、鱼虾和豆制品等。很多营养学家和医生都推崇巧克力，认为它可以充当“助产大力士”。巧克力营养丰富，含有大量的优质碳水化合物，而且能在很短时间内被人体消化吸收和利用，产生出大量的热量，供人体消耗。巧克力体积小，发热快，香甜可口。孕妈妈只要在临产前吃一两块巧克力，就能供给机体充足的热量。

◎进食应少而精，防止胃肠道充盈过度或胀气，以便顺利分娩。

◎分娩过程中消耗水分较多，因此临产前应吃含水分较多的半流质软食，如面条、大米粥等。

◎有些民间的习惯是在临产前让孕妈妈吃白糖（或红糖）蒸鸡蛋或吃碗肉丝面、鸡蛋羹等，这些都是临产前较为适宜的饮食。但是一定要注意，临产前不宜吃过于油腻的油煎、油炸食品。

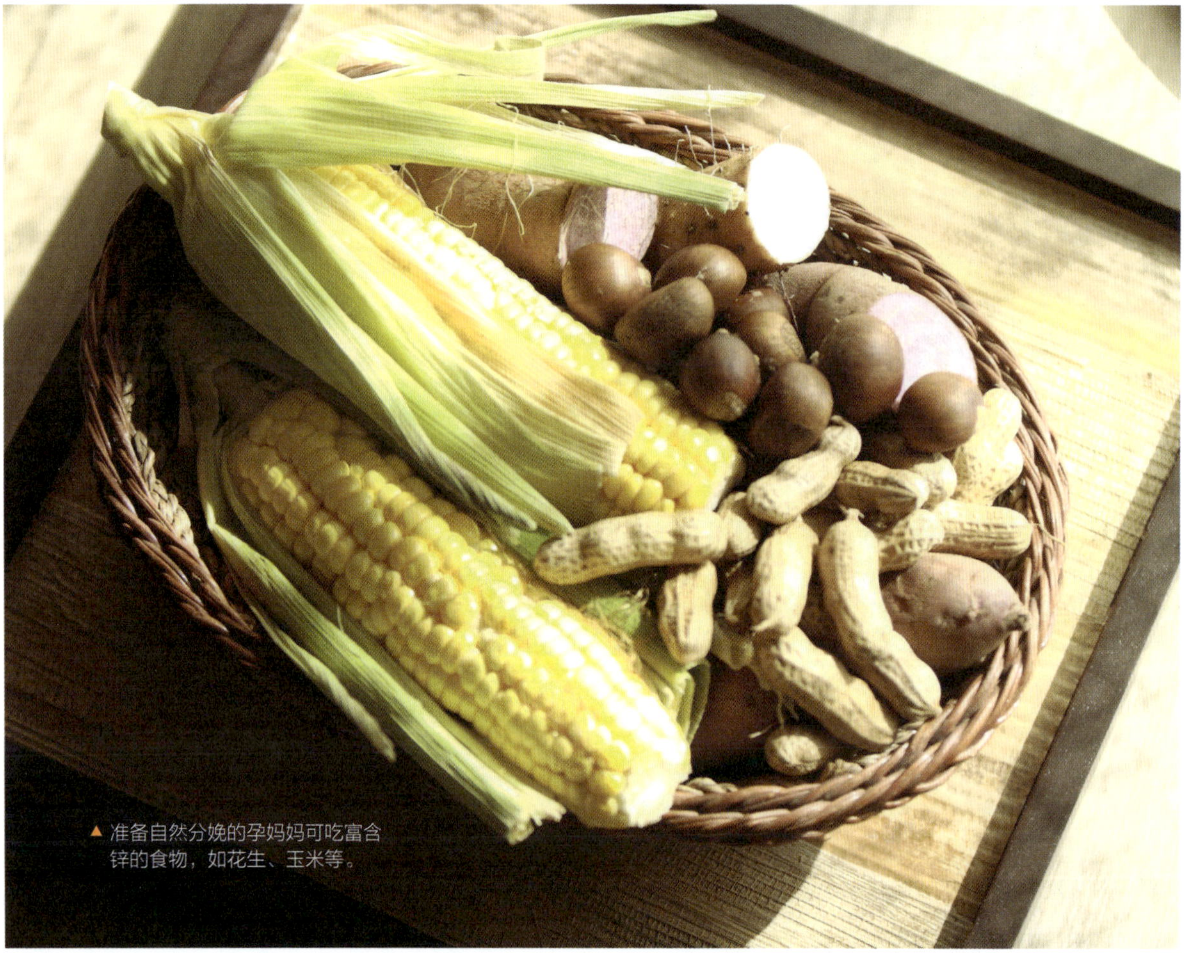

▲ 准备自然分娩的孕妈妈可吃富含锌的食物，如花生、玉米等。

❺锌元素，帮助孕妈妈顺利分娩

快要临产了，孕妈妈们心里既欢喜又害怕。在饮食上，准备自然分娩的孕妈妈可多吃富含锌的食物。

锌元素的作用

锌是酶的活化剂，参与人体内八十多种酶的活动和代谢。它与核酸、蛋白质的合成，碳水化合物、维生素的代谢，胰腺、性腺、垂体的活动等关系密切，发挥着非常重要的生理功能。

在孕期，锌可预防胎宝宝畸形、脑积水等疾病，维持胎宝宝的健康发育，帮助孕妈妈顺利分娩。

缺乏的危害

缺锌会影响胎宝宝在子宫内的生长，使胎宝宝的大脑、心脏、胰腺、甲状腺等重要器官发育不良。有的胎宝宝中枢神经系统先天畸形、宫内生长迟缓、出生后脑功能不全，都与孕妈妈缺锌有关。

孕妈妈缺锌会降低自身免疫力，容易生病，还会造成自身味觉、嗅觉异常，食欲减退，消化和吸收功能不良，这势必会影响胎宝宝发育。

据专家研究，锌对分娩的影响主要是可增强子宫有关酶的活性，促进子宫肌收缩，帮助胎宝宝娩出子宫腔。缺锌时，子宫肌收缩力弱，无法自行娩出胎宝宝，因而需要借助产钳、吸引等外力才能娩出胎宝宝，严重缺锌者则需剖宫产。因此，孕妈妈缺锌会增加分娩的痛苦。此外，子宫肌收缩力弱，还有导致产后出血过多及并发其他妇科疾病的可能。

这样补充锌元素

孕妈妈每日摄入锌的推荐量为16.5毫克左右。如缺锌，可按照医生开的制剂来补充。

肉类中的猪肝、猪肾、瘦肉等，海产品中的鱼、紫菜、牡蛎等，豆类食品中的黄豆、绿豆、蚕豆等，硬壳果类中的花生、核桃、栗子等，都是锌的食物来源。特别是牡蛎，含锌最高，每百克牡蛎含锌100毫克，居诸品之冠，堪称“锌元素宝库”。

6 补充镁元素

怀孕过程中，孕妈妈体内雄性激素分泌量会增加，镁的需求量也会随之增加。镁元素不仅可以维持母体营养的平衡，还可以预防妊娠中毒症。妊娠中毒症是孕晚期的常见并发症，其病因主要是心脏等血液循环系统出现了问题。倘若孕妈妈能适量补充镁元素，则能有效预防妊娠中毒症。

镁在肉类、奶类、豆类、坚果中含量丰富。另外，在菠菜、豆芽、香蕉、草莓等蔬果中的含量也很高。

7 适当多吃鲤鱼和鲫鱼

鲤鱼有健脾开胃、利尿消肿、止咳平喘、安胎通乳等功能。到了孕期的最后一两周，孕妈妈面临分娩，心里多多少少会有些压力，由此引发食欲缺乏、食量降低等状况。此时，准爸爸可为孕妈妈煮碗鲤鱼汤，能有效改善以上情况。另外，孕妈妈常喝鲤鱼汤，还能刺激乳汁分泌。

鲫鱼有健脾益气、利水消肿、通络下乳等功效。孕妈妈届时可适当喝些鲫鱼汤，对促进乳汁分泌非常有益。

8 胎教时光：剪纸、绘画或手工编织

剪纸：剪纸也属于胎教的内容。可先勾画轮廓，然后用剪刀剪，剪个胖娃娃、“双喜临门”“喜鹊登梅”“小儿放牛”或孩子的属相，如猪、狗、猴、兔等。通过剪纸进行美术胎教，向胎宝宝传递美的信息。

绘画：绘画不仅能提高人的审美能力，产生美好的感受，还能通过笔触和线条释放内心情感，保持心绪平衡。即使不会绘画，在涂涂画画之中也会自得其乐。

手工编织：孕期勤于编织的孕妈妈所生的孩子都会心灵手巧。编织动作精细灵敏，可促进大脑皮层相应部位的活动，提高思维能力，促进胎宝宝大脑发育和手指的精细动作。孕妈妈编织胎教包括以下内容：亲自设计宝宝毛衣的图案，给宝宝编织毛衣、毛裤、毛袜、线衣、线裤、线袜等；编织其他手工艺品，如枕巾、壁挂、贴花等；用钩针钩织各种婴儿用品，如小披肩、小外套等。

三 孕38周：已经完全发育好

到本周，胎宝宝已经完全发育好了，具备在母体外独立生存的能力，随时都会健康出生。

❶ 图解子宫内胚胎的变化

胎宝宝：现在胎宝宝可能已经有3200克重，身长也有50厘米左右了。胎头在你的盆腔内摇摆，周围有骨盆的骨架保护，很安全。他身上原来覆盖着的一层细细的绒毛和大部分白色的胎脂逐渐脱落，这些物质及其他分泌物也被胎宝宝随着羊水一起吞进肚子里，贮存在他的肠道中，变成墨绿色的胎便。这些胎便在他出生后的一两天内排出体外。

孕妈妈：进入孕38周，孕妈妈的体重仍然会增加约0.45千克。你的心情可能很矛盾。既希望能早点见到宝宝，可一想起分娩需要熬上几个甚至十几个小时的疼痛，就会很恐惧。在表示分娩的真正的子宫收缩之前，孕妈妈会经历假阵痛宫缩。假阵痛宫缩不同于子宫收缩，没有规律地出现，只要稍加运动，阵痛就会消失。在孕期的最后几周，你的脚还是会非常肿胀，这都是正常的，会在分娩后消失。

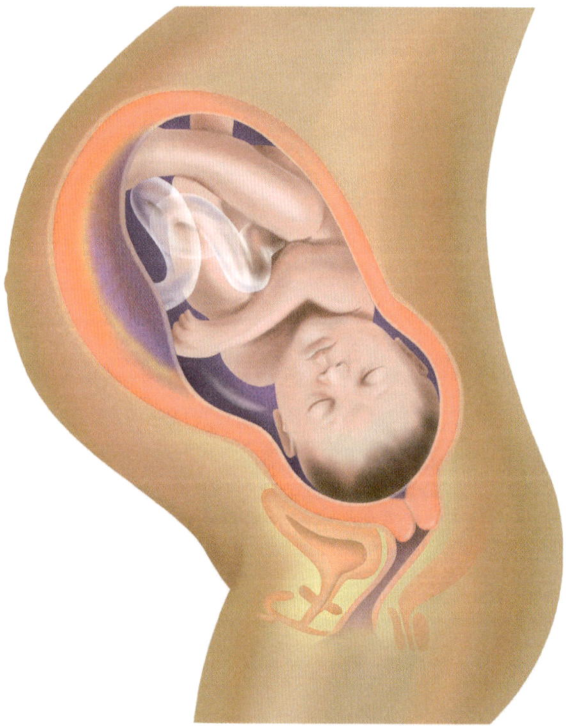

▲ 胎宝宝身上原来覆盖着的一层细细的绒毛和大部分白色的胎脂逐渐脱落。

❷ 帮助孕妈妈克服临产恐惧

随着预产期一天天临近，孕妈妈小祺一天比一天紧张，怕生产时太痛，又担心到时生不出来。快生产了，不少孕妈妈会如小祺一样产生临产恐惧，这是正常的，但孕妈妈要学会从容应对，及时排除这种恐惧感。

临产是指成熟或接近成熟的胎宝宝及其附属物（胎盘、羊水）由母体产道娩出的过程，又称为“分娩”，民间称为“临盆”。有的孕妈妈尤其是初产孕妈妈对临产非常恐惧，害怕痛苦和出现意外，其实这是没必要的。

临产时过分紧张会造成分娩困难。怀孕、分娩属于自然生理现象，所以产妇不必惊慌、恐惧，顺其自然，有接生医生的帮助，自然会顺利分娩。相反，如果临产时精神紧张，忧心忡忡，就会影响产力，从而导致产程延长，造成分娩困难，带来不必要的麻烦和痛苦。

③胎教时光：温暖的胎教故事

为胎宝宝讲述温暖的胎教故事，是整个孕期都要一直坚持做的事情。这些蕴含着温暖和爱的胎教故事，不仅能让胎宝宝受到爱的教育，而且能在一定程度上让孕妈妈本人受到陶冶，从而对周围的一切心存感激，让内心保持平静，预防产后抑郁症。

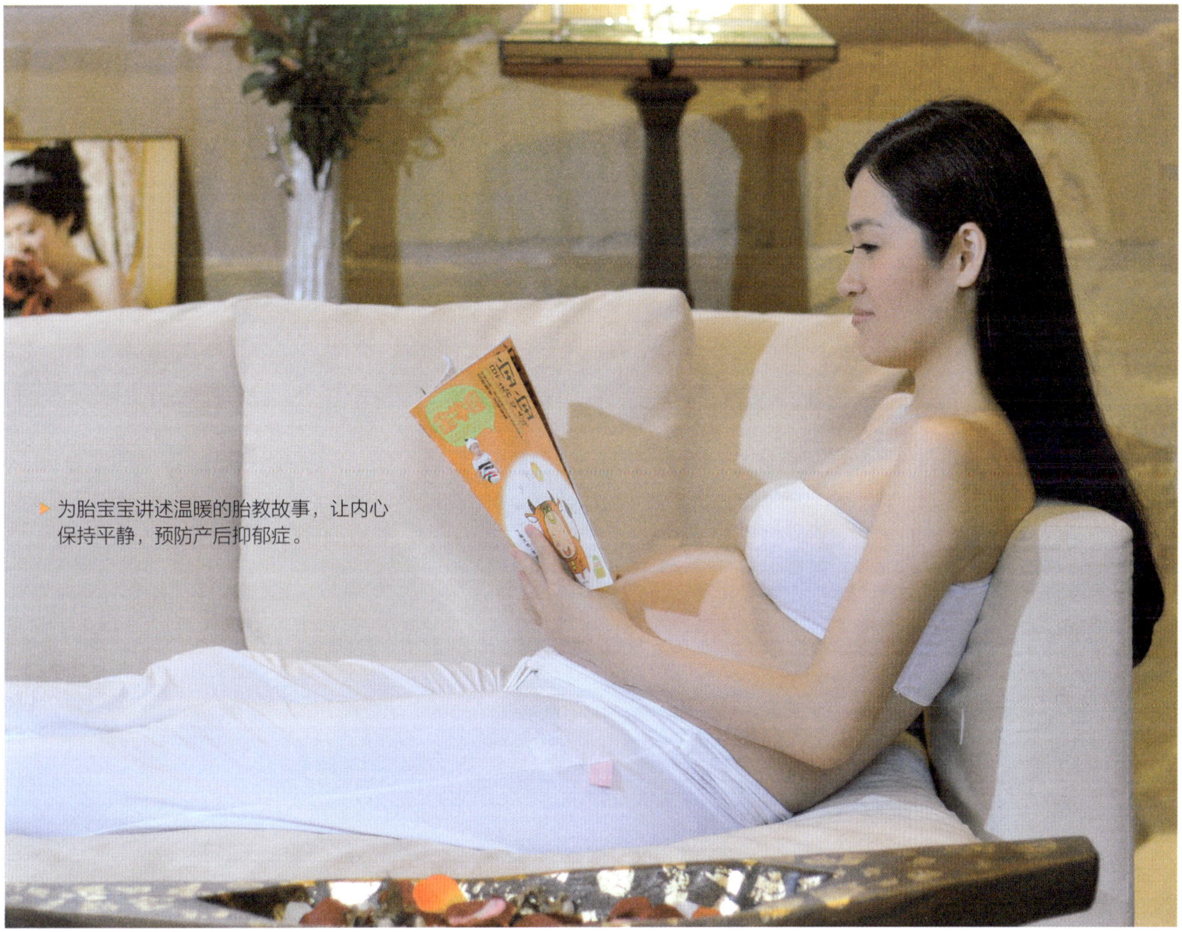

为胎宝宝讲述温暖的胎教故事，让内心保持平静，预防产后抑郁症。

四 孕39周：最后的冲刺

孕39周了，胎宝宝随时都有可能来跟孕妈妈见面。你要将准备分娩的东西收拾好，放在你和家里人都能够拿到的地方。因为在接下来的1~2周里，你随时都会有分娩的可能。

❶ 图解子宫内胚胎的变化

胎宝宝：胎宝宝现在的体重应该有3200~3400克。一般情况下，男孩平均体重比女孩略重一些。胎宝宝的皮下脂肪现在还在继续增长，身体各部分器官已发育完全，其中肺部将是最后一个成熟的器官。

孕妈妈：本周开始，孕妈妈感到腹部的隆起有些撑不住了，活动更加不便，你也许会产生许多不舒服的感觉和思想负担。

国外的心理学者曾对孕妈妈做过心理测试。临产前，孕妈妈的依赖性增加，被动性加强，行为幼稚，要求别人关心自己，主观感觉异常的体验明显增多，对体内的胎宝宝活动尤其关注。

更多的孕妈妈在临产前感到紧张和不安，害怕分娩疼痛、胎宝宝畸形、产道裂伤等。还有些孕妈妈害怕生女孩而受到歧视。其实，这段时间是为迎接新生宝宝而做的最后冲刺，不妨卸下包袱，轻装上阵。

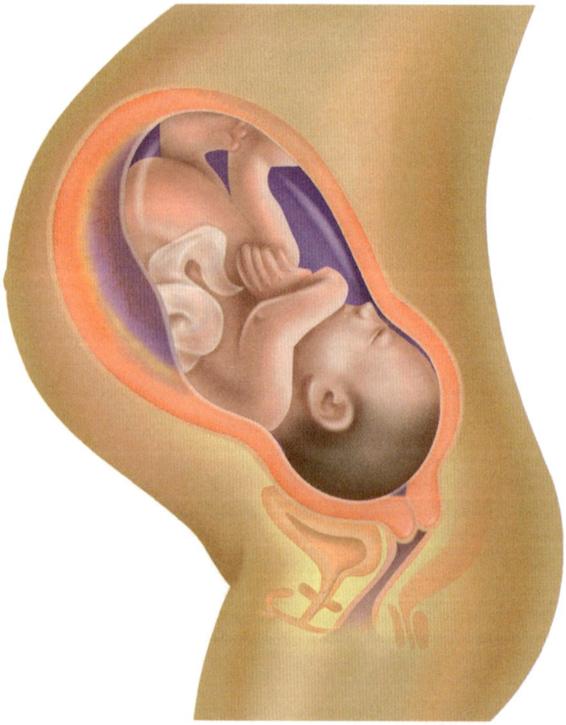

▲ 胎宝宝随时有可能出来与孕妈妈见面。

❷ 了解顺利分娩的因素

每个孕妈妈都希望自己能顺利分娩，分娩能否顺利与哪些因素有关呢？

产道因素

产道是胎宝宝分娩的通道，包括骨产道和软产道。软产道包括子宫、子宫口、阴道、外阴等。如果孕妈妈存在骨盆狭窄或骨盆偏斜、软产道有肿瘤阻挡、阴道横隔、阴道纵隔等情况，或子宫颈不能很好地扩张，就会导致分娩受阻，甚至难产。

胎宝宝因素

胎宝宝因素包括胎宝宝的大小和胎宝宝在子宫内的位置。胎宝宝体重在3500克以下，对于骨盆正常的孕妈妈来说，分娩应该是没有困难的。所以，孕妈妈在孕期应控制体重，避免因营养过剩而使胎宝宝过大，导致难产。胎宝宝在子宫内的位置包括以下几种：

横位：胎宝宝的身体和母亲的身体呈十字状，无法自然分娩，必须行剖宫产术。

臀位：胎头在子宫的上部，胎臀在子宫的下部，俗称“坐胎”，发生率占分娩总数的3%～4%。臀位不一定非要剖宫产分娩，尤其是经产妇。

头位：胎头在子宫的下方，占分娩总数的90%以上。女性骨盆的入口是横径宽，到骨盆的中段和出口就是前后径宽。胎宝宝入盆时通常处于枕横位，产程中在子宫收缩的作用下会从枕横位旋转成枕前位。在头位中，93%～94%的胎宝宝是以枕前位的胎位娩出，另有6%～7%的胎宝宝是以其他胎位娩出，包括枕横位、枕后位、高直位等。枕前位是指胎宝宝的枕骨（俗称后脑勺）在孕妈妈骨盆的前方，胎头低位，呈俯屈状，以头部最小的径线娩出，是分娩时正常的胎位。枕横位是指胎宝宝的枕骨在孕妈妈骨盆的一侧。枕后位是指胎宝宝的枕骨在孕妈妈骨盆的后方。高直位是指胎宝宝的头不足呈俯屈状伸直，胎宝宝的头顶在最前面。当胎宝宝以枕横位、枕后位、高直位的姿势娩出时，并不是以胎头最小的径线娩出，易造成头位难产。据报道，头位难产发生率占分娩总数的23.9%，占难产总数的81.63%。因此，孕妈妈应该了解，即使是头位，在产程中仍有发生难产的可能。

产力因素

产力是子宫收缩的力量。如果产力好，即使产妇存在轻度的骨盆入口平面狭窄，也可以克服这些分娩中的阻力，把本来可能存在的难产转化为自然分娩。如产力不好，经过处理不能好转，就可能使本来顺利的分娩转化成难产。因此，产力在分娩中起着关键的作用，而产力的好坏又与产妇的精神因素密切相关。

精神因素

分娩虽是一种正常的生理现象，但其过程对产妇是一种强烈的精神刺激和严重的体力消耗。对分娩的各种恐惧心理，如怕痛、怕大出血、怕宝宝有问题等，待产室的陌生环境、周围产妇的叫嚷、医务人员的冷面孔以及子宫收缩带来的分娩疼痛等，都可使产妇发生一系列不良反应，如吃不下饭、睡不着觉、呼吸和脉搏加快、血压升高等，直接影响子宫的收缩力，进一步影响产程进展和胎宝宝在宫内的安危，甚至可能导致难产。

3 选择何种分娩方式

在本书前面，专家就建议，如果能自然分娩就不要选择剖宫产，但还是有不少产妇因为自身心理的因素而选择剖宫产。接下来，我们就来具体分析一下不同分娩方式的优劣，帮助孕妈妈们选择最适合自己的分娩方式。

表10－1　自然分娩和剖宫产的优劣比较

	自然分娩
优点	◎胎宝宝在分娩过程中受产力和产道的挤压，发生一系列形态变化，特别是适应机能方面的变化。 ◎胎头出现一定程度的充血、淤血，使血中二氧化碳分压上升，处于一时性缺氧状态，因此呼吸中枢兴奋性增高。 ◎胎宝宝胸廓受到反复的宫缩挤压，使吸入呼吸道中的羊水、胎粪等异物被排出，同时血液中的促肾上腺激素和肾上腺皮质激素以及生长激素水平提高，这对于胎宝宝适应外界环境是十分有益的。以上因素均有利于产后新生儿迅速建立自主呼吸。 ◎自然分娩的母亲身体恢复得比较快，也比较好。
缺点	◎产程较长。 ◎产前阵痛、阴道松弛、子宫及膀胱脱垂后遗症、会阴损伤或感染、外阴血肿等。 ◎产后会因子宫收缩不好而出血，若产后出血无法控制，则需紧急剖宫处理，严重者须切除子宫。 ◎产后感染或发生产褥热，尤其是早期破水、产程延长者。 ◎会发生急产（产程不到 3 个小时），尤其是经产妇及子宫颈松弛的患者。 ◎胎宝宝难产或母体精力耗尽，需以产钳或真空吸引协助生产时，会引起胎宝宝头部血肿。 ◎胎宝宝过重，易造成肩难产，导致新生儿锁骨骨折或臂神经丛损伤。羊水中产生胎便，导致新生儿胎便吸入综合征。 ◎胎宝宝在子宫内发生意外，如脐带绕颈、打结或脱垂等现象。 ◎毫无预警地发生羊水栓塞。
	剖宫产
优点	◎剖宫产的产程比较短，且胎宝宝娩出不需要经过骨盆。当胎宝宝宫内缺氧、巨大儿或产妇骨盆狭窄时，剖宫产更能显示出它的优越性。 ◎由于某种原因，绝对不可能从阴道分娩时，施行剖宫产可以挽救母婴的生命。剖宫产的手术指征明确，麻醉和手术一般都很顺利。 ◎如果施行选择性剖宫产，宫缩尚未开始前就已施行手术，可以免去母亲遭受阵痛之苦。 ◎腹腔内如有其他疾病时，也可一并处理，如卵巢肿瘤或浆膜下子宫肌瘤，均可同时切除。 ◎做结扎手术也很方便。 ◎对已不宜保留子宫的情况，如严重感染、不全子宫破裂、多发性子宫肌瘤等亦可同时切除子宫。 ◎由于近年剖宫产术安全性的提高，因妊娠并发症和妊娠合并症需中止妊娠时，临床医生多选择剖宫产术，减少了并发症和合并症对母亲的影响。

缺点	◎剖宫手术对母体是有创伤的。 ◎手术时麻醉意外虽然极少发生，但也有可能发生。 ◎手术时可能发生大出血，损伤腹内其他器官，术后可能发生泌尿、心血管、呼吸等系统合并症。 ◎术后子宫及全身的恢复都比自然分娩慢。 ◎发热、腹胀、伤口疼痛、腹壁切口愈合不良甚至裂开、血栓性静脉炎、产后子宫慢性出血等。 ◎ 2 年内再孕者有子宫破裂的危险，避孕失败做人流时易发生子宫穿孔。 ◎婴儿因未经产道挤压，不易适应外界环境的骤变，易发生新生儿吸入性肺炎及剖宫产儿综合征，包括呼吸困难、嘴唇紫绀、呕吐、肺透明膜病等。 ◎与正常的阴道分娩相比较，剖宫产术后的并发症比较多，手术期间出血量增多，手术后易发生感染。 ◎剖宫产术后不能很快地恢复进食，会引起泌乳减少，使哺乳的时间推迟，不能及时给新生儿喂奶。剖宫产恢复起来也没有自然的阴道分娩者那么快。通常自然分娩 3 ～ 5 天后即可出院，剖宫产 6 ～ 7 天伤口才能愈合。 ◎与自然分娩的新生儿相比较，剖宫产新生儿由于缺乏分娩过程中的应激反应，更易得小儿多动症和小脑不平衡综合征。观察发现，4 ～ 5 岁的多动症患儿有 60%～ 70%是剖宫产孩子。小脑不平衡综合征的主要表现为精细远动协调能力下降，不能胜任如穿针、走平衡木等活动。研究表明，剖宫产孩子抗感染能力也较差。

④无痛分娩是让疼痛减轻的自然分娩

无痛分娩是几乎没有疼痛的自然分娩。一项随机调查显示，93.6%的孕妈妈期望自然分娩，却担心分娩疼痛，担心胎宝宝安全。也正是基于这些担心，很多产妇及其家人选择了剖宫产。而无痛分娩为害怕生产疼痛的产妇提供了自然分娩的机会。产程中镇痛的方法主要有以下几种：

精神无痛分娩法：给产妇及家属讲解有关妊娠和分娩的知识，使她们对分娩中所发生的阵痛有所理解，对分娩的安全性树立信心，这可使产妇消除恐惧、焦虑心理，分娩时产生强有力的宫缩，有助于产程顺利进展。指导产妇在宫缩增强以后，做缓慢的深呼吸，以减轻阵缩时的疼痛感觉。目前开始提倡家属陪伴待产与分娩。有亲人在旁守护，产妇会感到无限安慰，增强对疼痛的耐受性。

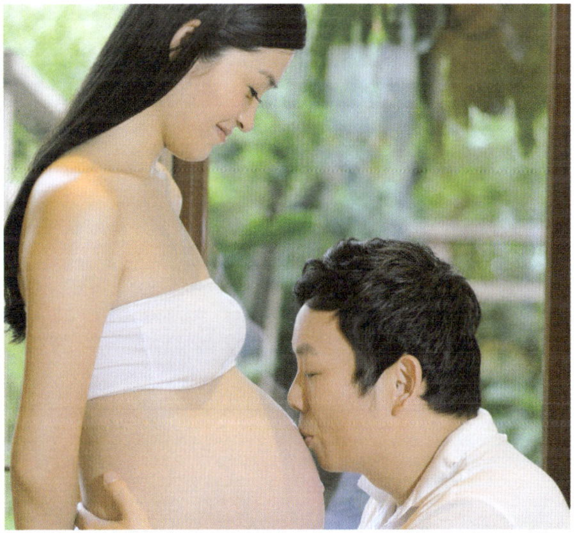

▲ 无痛分娩是让疼痛减轻的自然分娩，孕妈妈要对分娩的安全性树立信心。

药物镇痛：药物镇痛可以起到镇静、安眠、减轻惧怕以及焦急心理的作用。临床中，常用的镇痛药物有安定、杜冷丁等药物，但不可大量使用，尤其是胎宝宝临近娩出前的3～4个小时内，以免影响宫缩和抑制新生儿呼吸。

使用镇痛分娩仪：当产妇出现规律性宫缩后，可使用镇痛分娩仪。

硬膜外腔阻滞镇痛：镇痛效果较为理想的是硬膜外腔阻滞镇痛，通过硬膜外腔阻断支配子宫的感觉神经，减少疼痛。由于麻醉剂用量很小，产妇仍然能够感觉到宫缩的存在。产程有可能会因为使用了麻醉剂有所延长，但是可以通过注射催产素加强宫缩，加快产程。硬膜外腔阻滞镇痛有一定的危险性，如麻醉剂过敏、麻醉意外等。由于在操作时程序比较烦琐，在整个分娩过程中需要妇产科医生与麻醉科医生共同监督、监测产妇情况。

其他镇痛方法：孕期应加强对肌肉、韧带和关节的锻炼，放松思想；家人或医护人员创造良好的分娩环境，这都可在一定程度上减轻孕妈妈分娩时的疼痛。

5 辅助分娩的方式有哪些

导乐分娩

导乐分娩是指让准爸爸和一名导乐（既有医学知识又有处理产程经验的助产士）对产妇从临产到产后2个小时进行全程陪护，特别是在整个分娩过程中持续地给予产妇以生理、心理、感情上的支持与鼓励，使产妇在舒适、安全、轻松的环境下顺利分娩。

水中分娩

水中分娩就是产妇在子宫口开大7厘米时，进入35～37℃的温水中分娩，胎宝宝娩出后即刻出水，产妇

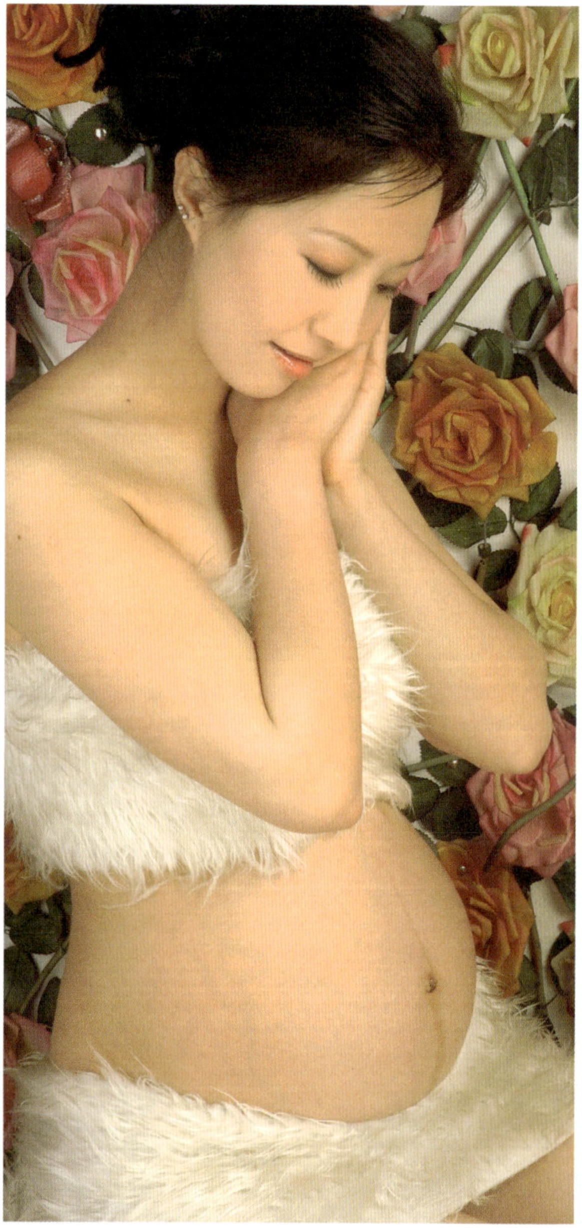

▲ 孕妈妈要选择适合自己的一种辅助分娩方式。

在胎盘娩出前出水。水中分娩具有诸多好处，可以使产妇精神放松，减少产痛，从而促进子宫收缩，缩短产程，提高会阴部的弹性，减少会阴侧切术的概率。但存在难产、感染、胎宝宝窘迫、妊娠合并症、妊娠并发症、会阴太紧的孕妈妈不宜在水中分娩。水中分娩对分娩水池的水和环境要求严格，在我国尚未广泛开展。

会阴侧切

会阴是指阴道到肛门之间长2～3厘米的软组织。分娩过程中，由于阴道口相对较紧，影响胎宝宝顺利娩出，需做会阴侧切术，扩大胎宝宝出生的通道，是产科常见的一种手术。

据抽样调查，目前在阴道分娩的产妇中，会阴侧切率越来越高，已高达86%。究其原因，当前人们的生活水平日益提高，孕妈妈在怀孕期间营养增强，劳动强度相对降低，使胎宝宝发育良好，个头普遍较大，体重比以前增加，给分娩带来困难。如果片面强调实施会阴保护，容易造成阴道撕裂，严重时会危及胎宝宝的生命。

产妇会阴侧切后，阴道和会阴大约在1周内愈合，再经过一段时间即可完全恢复正常。

产妇分娩时，通常有以下几种情况要做会阴侧切：胎宝宝过大，第二产程延长，胎宝宝出现宫内窘迫；施用产钳术、胎头吸引术或牵引术时；产妇患有严禁加大腹压的心肺疾病；产妇做过阴道损伤修补术及会阴发育不良；会阴比较紧，不切开将发生会阴严重撕裂；早产（以减少颅内损伤）或胎宝宝须迅速娩出。

对于会阴侧切，不少产妇都会感到恐惧。其实，进行会阴侧切对产妇和胎宝宝有时是必须的。胎宝宝出生时要经过子宫口、阴道和会阴等，会阴是产道的最后一关。子宫口与阴道需胎宝宝先露部分慢慢将其扩展，会阴也需要一定时间才能扩松。胎宝宝通过产道的时间越长，缺氧的机会就越多。所以，做侧切可扩大会阴，保护胎宝宝，使其尽快娩生。

在做会阴侧切时一般要用少量麻醉药，产妇可无痛觉。胎宝宝娩出后，将侧切部分对齐缝好，5天后拆线，便可恢复原样。

⑥自然分娩的第一产程

第一产程分为三个期：潜伏期、活跃期及过渡期。对于大多数的产妇而言，这些分期显而易见，而对有些产妇而言，上述各期之间并无明显分界。

早期或潜伏期

在潜伏期你会经历这些

这个时期持续时间最长，但也最舒适。在此期间，宫颈不断变薄，宫颈口逐渐扩张至3厘米。在这一阶段，产妇可明显感觉到子宫的收缩，但这种宫缩通常可以耐受，即便在宫缩时，产妇也能入睡。

潜伏期开始时，宫缩持续时间短，每次持续20～60秒，2次宫缩的间歇期为5～6分钟。以后，宫缩逐渐增强，间歇期逐渐变短。潜伏期通常持续6～8个小时，可能出现黏液栓脱落或胎膜破裂。若无特殊的原因，这个时期待在家里更为舒适。如果第一次宫缩发生在夜间，可继续休息；若不能休息，可做一些既能分散注意力又不太剧烈的活动。

潜伏期临产的症状与临产前相似，可出现腹痛、背痛、尿频、腹泻、阴道排出物增多、骨盆压力增大及腿和臀部疼痛等症状，许多女性还会表现出兴奋。此时应注意为即将到来的分娩保存体力。

在潜伏期你可以这样做

你可以请准爸爸帮你按摩背部，让你放松，或是洗个热水澡、看看书或看电视。不管如何，尽量睡一下、休息一下，把体力留给即将面临的重要工作。

直立的姿势和温和的活动有助于地心引力帮胎宝宝下降到骨盆，同时让宫缩持续进行。

在宫缩期间尝试变换不同姿势，或试着侧躺着休息。如果背痛越来越严重，试试看在休息的时候偶尔采用四肢摊开的姿势。

随时排空膀胱，这样有利于分娩的进行。

活跃期

在活跃期，你可能会经历这些

宫颈口开大到3厘米至开全，这段时间开始快速扩张，即进入活跃期。在初产妇，宫颈口通常1个小时至少扩张1厘米。每次宫缩持续时间为45～60秒，强度逐渐增加，间歇时间逐渐变短，由开始时的4～5分钟缩短至2～3分钟。分娩第一阶段的活跃期会持续3～4个小时，不过这只是平均值，你的子宫有它自己的进度。很多产妇的活跃期是爆发后暂停的模式，强烈阵痛一会儿，就平静一阵子，然后阵痛又再次加强。

产妇们常形容活跃期的宫缩像是波浪一样，从子宫的上方开始向子宫下方席卷过去，或是从后面往前面扩散。这些波浪的波峰会在宫缩的中间出现，然后逐渐缓和下来。在活跃期，你的全身似乎都在参与宫缩。你会发现耻骨上方有强烈的拉伸感，还伴随着剧烈的背痛和骨盆压力。这同时也是羊膜最容易破裂，造成羊水流出的时期。

这一阶段，产妇会出现“分娩毫无尽头”的感觉。记住：这一时期宫颈口将迅速扩张。子宫的每一次收缩都能使胎宝宝进一步接近子宫颈。这时，产妇可能担心产程的进展，可向医生咨询自己感到担忧的问题。若感觉有什么不便，可让陪人代问。

在活跃期你可以这样做

在宫缩之间休息以恢复体力。

在宫缩期间的放松与释放。宫缩一开始就深吸一口气，缓慢有节奏地从鼻子吸气，由嘴巴呼出。宫缩结束时，再次深呼吸，把全身累积的紧张都释放出来。

每小时都要把膀胱排空。

在这个阶段，你可能会发现自己的意识好像到了另一个世界，这种出窍的感觉在宫缩期间或两次宫缩之间都可能出现。不要害怕，你的身体不过是在帮你解决痛楚罢了。

过渡期

在过渡期你会经历这些

过渡期是分娩过程中最困难和对产妇要求最高的时期，该时期持续1～2个小时。此时期宫颈口由8厘米扩张到10厘米，宫缩极度增强，每次持续60～90秒，间歇时间为2～3分钟。在活跃期，产程已取得快速进展，但在过渡期进展速度减慢。但可以确信，已经胜利在望。

过渡期常伴有明显的体力和情绪变化。当胎宝宝下降进入骨盆时，产妇会感到下背部或会阴部有一种巨大的压力，而且会有一种类似急于向下用力排便的感觉。产妇的腿会颤抖而且感到无力。常出现明显的应激反应，如出汗、过度换气、颤抖、恶心、呕吐及筋疲力尽感。在这期间，产妇常拒绝陪同者的帮助，感觉任何帮助都是不可接受的。许多女性会失去理智，常以喊叫、诅咒来宣泄其无助的感觉。其实，这时产妇更应充满信心，分娩推进期很快就会到来，所有的不适感很快就会消除。记住：宫缩越强，分娩越快。要明确表达自己的意愿，需要什么帮助，不需要什么帮助。要尽量放松，放松是有效保持体力的关键，是帮助宫缩以便达到分娩目的的最好方法。

在过渡期你可以这样做

专心让身体松弛。想象你的子宫颈正在打开，同时往上拉，越过宝宝的头。

改变姿势，看看怎样最有效：跪、坐、四肢着地、侧躺、蹲姿等。你的身体会告诉你什么时候该变换姿势。

宫缩间隔充分休息。不要想着刚才的痛或是接下来的宫缩。

7 自然分娩的第二产程

一旦通过过渡期，胎宝宝娩出的时间即到了。第二产程，初产妇一般需要1～2个小时，经产妇只需要半个小时或几分钟。

第二产程的一个显著特点：随宫缩而屏气用力时，不适感似乎完全消失。只要第二产程进展不是太快，能使会阴逐渐扩展，那么产妇感到的仅是一种压迫感，而不是疼痛。胎宝宝入盆后，盆腔压力极度增高，局部神经因受压会出现麻痹。对许多女性来说，正是由于神经受压，感觉阻断，所以会阴撕裂、会阴切开及缝合均不会使她们感到疼痛。

正确用力

产妇用力的大小和正确与否，都直接关系到胎宝宝娩出的快慢、胎宝宝是否缺氧，以及你的会阴部损伤轻重程度。所以，这时产妇要遵循助产师的指导。

这一时期，宫缩痛明显减轻，子宫收缩力量更强。出现宫缩时，产妇双脚要蹬在产床上，两手紧握产床扶手，深吸一口气，然后屏住，像解大便一样向下用力，并向肛门屏气，持续的时间越长越好。如果宫缩还没有消失，就换口气继续同样用力使劲儿。胎宝宝顺着产道逐渐下降。这时子宫收缩越来越有力，每次间隔只有1～2分钟，持续1分钟，胎宝宝下降很快，迅速从宫颈口进入产道，然后又顺着产道达到阴道口露头，直到全身娩出。

在宫缩停止的间歇期里，产妇要全身肌肉放松，抓紧时间休息，切忌大喊大叫或哭闹折腾。当宫缩再次出现时，再重复前面的动作。

胎头着冠

在用力一阵子之后，你的阴唇就会开始突出，这是你辛苦工作后具体可见的结果。再过一会儿，每次你用力的时候，医护人员就可以看到小小的起皱的头皮出现，宫缩停止时就会缩回去，下次宫缩时又会出现。

等医护人员说：“宝宝开始露头了。”你的会阴就会开始慢慢拉扯，一直到最后阴道打开像个皇冠一样罩在宝宝头上。这种逐步的来来回回的下降方式可以让阴道组织逐渐张开，保护会阴不至于因为胎宝宝通过而受伤。一旦胎宝宝的头绕过弯道，低头弯身进入骨盆下方，他就不会再滑回去了，这叫“胎头着冠”。当阴唇和会阴在拉扯的时候，你会有一种刺痛、灼烧的感觉。这种刺痛是身体要你暂停用力的信号，再过几分钟，胎宝宝头的压力会自然地让你的皮肤神经麻痹，这时灼烧感就会消失。

一旦宝宝露头，助产人员会提醒产妇不要再用力了。此时，产妇可以松开手中紧握的产床扶手，双手放在胸前，宫缩时张口哈气，宫缩间歇时，稍向肛门方向屏气。这时，助产人员会保护胎头缓慢娩出，同时认真保护产妇的会阴部位，防止严重撕裂。当胎宝宝娩出的时候，产妇的臀部不要扭动，保持正确的体位。

剪断脐带

胎宝宝娩出后，用血管钳夹住脐带，然后剪断脐带。如果需要，宝宝出生后，可立即剪断脐带，这便于医生对宝宝的检查，也便于新妈妈尽早抱一抱自己的宝宝。但是否立即断脐并不重要，有些医生喜欢等脐带搏动停止后才剪断它，若母婴状况良好，这不失为一种明智的选择。

8 自然分娩的第三产程

在第三产程，你会经历这些

对多数分娩来说，这一产程是相对自动的过程，几乎不需要用力。胎宝宝离开子宫后，子宫继续收缩，使宫腔容积明显缩小，导致柔韧性较小的胎盘从其壁上剥离。子宫进一步收缩，将胎盘排出体外。

多数医疗单位建议主动处理第三产程，以预防产后大出血。胎宝宝娩出后，即刻给产妇注射一针催产素或麦角新碱，刺激子宫持续收缩。这时助产士轻拉脐带，即可帮助胎盘娩出。如果产妇处于卧位，医生可按摩产妇的下腹部或要求产妇屏气并向下用力。早期哺乳有助于预防胎盘附着处的出血，因为刺激乳头可促进催产素的释放。这种激素能促进子宫收缩。如果出血量较多，医生可给产妇静脉注射催产素，以帮助子宫收缩及减少产后出血。胎盘娩出后，医生要检查是否有脱落的胎盘组织残留在子宫内。偶尔发生胎盘滞留，即胎盘保留在子宫内。这时，医生需将手伸入子宫，取出胎盘。这需要在手术室内进行，为缓解疼痛，需施行硬膜外麻醉。

在第三产程，你可以这样做

在第三产程，产妇要保持情绪平稳。分娩结束后2个小时内，产妇应卧床休息，进食半流质食物，补充消耗的能量。一般产后不会马上排便，如果产妇感觉肛门坠胀，有排大便之感，要及时告诉医生，医生要排除产道血肿的可能。如有头晕、眼花或胸闷等症状，也要及时告诉医生，以便及早发现异常，并给予处理。

好好地享受宝宝诞生的喜悦，抱他、爱他、抚摸他。把宝宝抱到胸前鼓励他吸吮。宝宝吸吮你的乳头，加上当你看到、摸到宝宝时所迸发的母性情感会释放出催产素，这种激素会自然帮助子宫收缩，有利于胎盘排出及止血。

9 勇敢面对分娩疼痛

今天的女性对于缓解分娩疼痛比过去有更多的选择。产妇不仅有更多的自然方式来缓解疼痛，还有比过去更多、更安全的各种镇痛药物可选择。

由于止痛药物相当多，因此现代产妇必须要有充分的信息才行。你最好在分娩前几个月就开始了解自然缓解疼痛的方式和各种镇痛药剂，等到子宫开始收缩才恶补疼痛控制技巧是不行的。当然，安全有效的镇痛方式要靠你和医生的配合，但学习怎样运用身体和心理让产程顺利，并且缓解分娩的阵痛，比起知道医生注射的是什么止痛剂，给你嗅的是什么气体来得更重要。以下就是了解分娩疼痛和缓解分娩不适感的基本知识：

分娩为什么会痛

要把一个宝宝移出子宫颈口需要很多推挤。肌肉收缩、组织伸展都会产生疼痛，这样你的子宫才能努力地完成分娩的伟大任务。

与一般人所想的相反，疼痛并不是因为子宫肌肉收缩，而是子宫颈、阴道、周围组织在胎宝宝通过时的推挤造成的。在分娩过程中，子宫是不会把胎宝宝挤出来的，宫缩的目的是把子宫颈的肌肉往上拉，让出通道，好让胎宝宝的头可以被推出去。骨盆的肌肉和韧带布满各种接收压力和疼痛的神经末梢感受器，所以分娩时推挤产生的强大刺激可以使身体感受到疼痛，尤其是周围肌肉紧张时。

子宫肌肉和其他肌肉组织一样，因为被强迫做并非该组织原有的工作，才会产生疼痛。不过肌肉在疲劳、紧张、过度推挤的情况下也会痛，这就是为什么产妇要学习让分娩时的肌肉有效运作，才会对你有所帮助的原因。如果肌肉过度疲劳，肌肉组织里的自然化学作用与活动就会失去平衡。

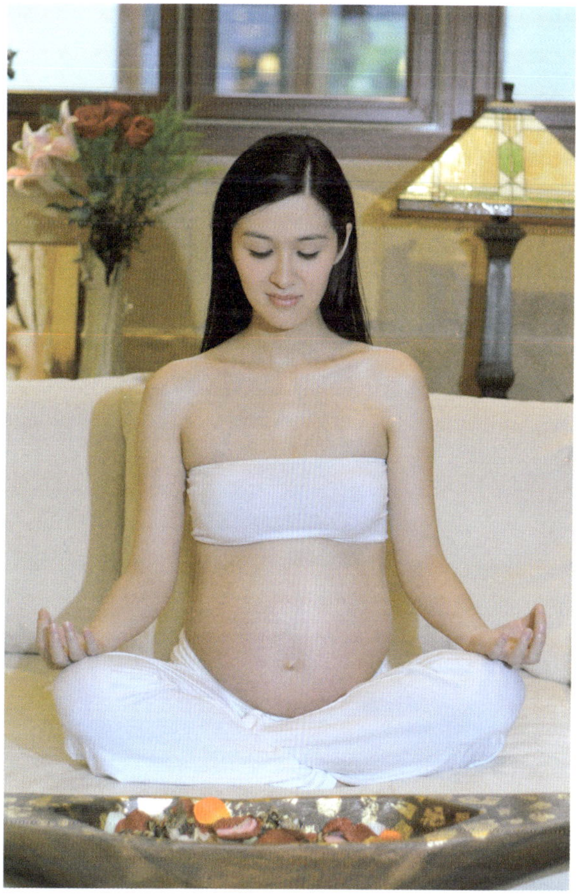

▲ 孕妈妈增强分娩的信心，可提高对疼痛的耐受性。

分娩的时候是怎么感觉到痛的

为了充分面对分娩时的疼痛，你必须要先了解身体是怎么处理疼痛，心理又是怎么认识疼痛的。我们可以从典型的阵痛来试着理解疼痛，也就是从被拉扯的骨盆组织产生分娩的收缩开始，一直到痛得喊出“哎呀”为止，你会知道该怎么做才能影响大脑接收到的骨盆产生的疼痛感。

子宫一开始收缩，组织就会拉扯，然后神经系统中微小的压力神经末梢感受器就会受到刺激，并快速地随着神经到达脊髓。如果周围的肌肉很紧张，疼痛神经末梢感受器也会受到刺激。这些冲动必须在脊髓那里通过一道闸门，这道门可以决定把哪些神经冲动挡在门外，哪些可以通过并继续传达大脑。到了大脑，这些冲动就被当成疼痛。

因此，你可以在三个地方影响疼痛的产生：疼痛产生的源头、脊髓的闸门、感知疼痛的大脑。在找出驾驭疼痛的技巧时，你应该选用可以同时在这三处控制疼痛的镇痛方法，要理解疼痛的传送路径。一般的镇痛药物就是堵住这第三个地点——疼痛感受点的入口。产妇本身也可以制造“身体本身的止痛剂”(内啡肽)，用这种自然方法来达到同样的效果。

用适合自己的方法处理疼痛

每个人对疼痛的感受程度都不一样，你可能只有模糊的感觉，别人却已经很痛了。因此，在进产房之前，每个产妇都应该准备好一套自己控制疼痛的办法。处理分娩疼痛的责任主要还是落在你身上，医护人员只是扮演顾问的角色而已。一般来说，对分娩知识了解得越充分、信息越丰富，你就越不怕，分娩过程也就越不痛。

减少恐惧

恐惧和疼痛是相连的。子宫肌肉是否能有效运作就靠你的激素系统、循环系统、神经系统等三大系统的通力合作，但是恐惧会搅乱这些系统。

恐惧和不安会使产妇的身体产生过多的应激激素，这些激素会抵消掉身体产生的另一种用来促进产程和减轻不适感的激素。这样一来，疼痛程度就会增加，产程也会拖得更久。恐惧还会引起生理反应，造成子宫的血流量增加及氧气供给减少。缺氧的肌肉很容易疲劳，而疲劳的肌肉会痛。恐惧还会造成肌肉紧张，而分娩时最怕的就是紧绷的肌肉。紧绷的肌肉不但会痛，而且还难以彼此协调，使子宫颈顺利张开，让你顺利分娩。在正常情况下，子宫上方的肌肉会收缩上拉，而下方的肌肉则会放松张开。所以子宫收缩时，上方肌肉的收缩和下方肌肉的松弛共同促使子宫颈打开，让宝宝的头通过。恐惧主要是影响到子宫下方的肌肉，造成这些肌肉组织紧缩而不是放松，结果子宫上方的肌肉、子宫下方及子宫颈的肌肉同时收缩互相拉扯，引起剧烈疼痛，妨碍了产程的进行。

对未知感到不安，或是因为以前的疼痛经验造成对分娩的恐惧都是正常的反应。但是如果不先消除这些恐惧，就会影响分娩过程。虽然不害怕分娩和无痛分娩都是不太可能的，但你还是应该在分娩前尽量减少恐惧感。

要在分娩的时刻减轻恐惧，你可以参考以下方法：

面对恐惧。对于分娩你特别害怕的是什么？是怕痛呢，还是因为以前有过不好的经验？是担心剖宫产，还是会阴侧切开术？你是怕生到一半会受不了，还是担心宝宝会有问题？把所有你害怕的事都列出来，然后在每一项旁边写上避免这些恐惧的方法。但是你也必须知道，有些事是无力改变的，如果你不能改变，就想办法让自己不要担心。

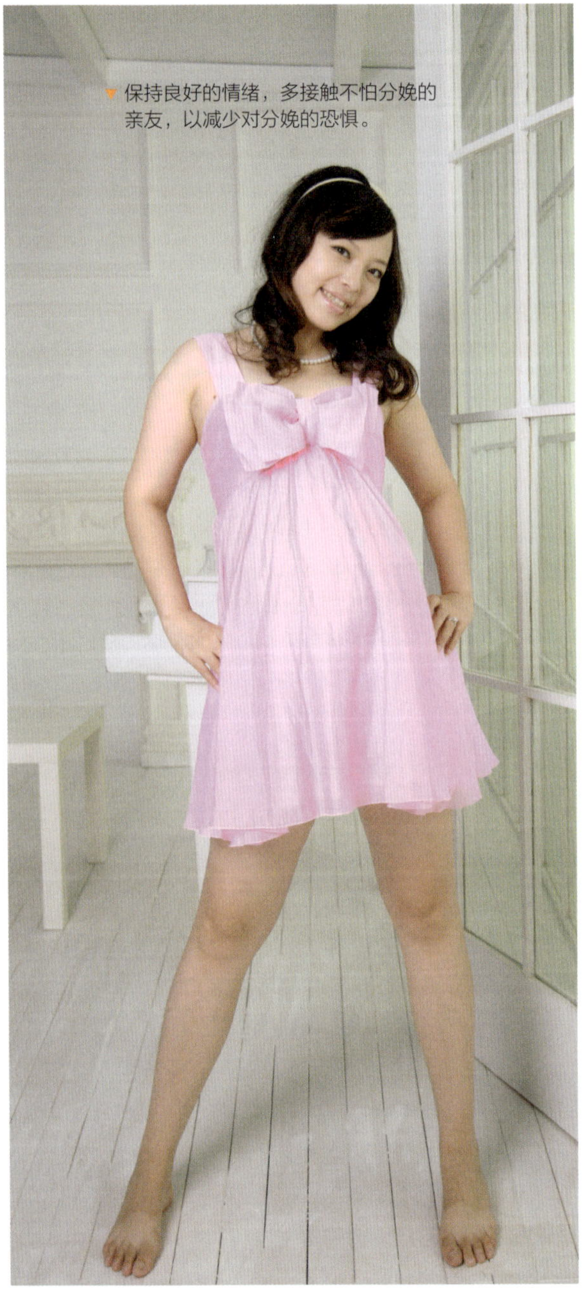

▼保持良好的情绪，多接触不怕分娩的亲友，以减少对分娩的恐惧。

吸收信息。你知道得越多就越不怕。虽然每一个妈妈的分娩情况都不一样，分娩的经验也都不同，但是大致上还是有一个共同的过程。从子宫第一次收缩开始到生出宝宝为止，总是会有感觉(疼痛)的。如果你了解分娩的过程、你会有的感觉，以及为什么会有这些感觉，到时候你就不会被吓着了。许多妈妈都表示，如果她们对分娩有所了解，知道什么时候会结束，她们会比较有自信。好的分娩课程可以让你了解分娩过程及背后的原因，不过这些课程却无法告诉你现场会有什么感觉，因为这跟你个人的情况及你能不能和医护人员合作有关。产妇很容易被分娩时阵痛的强度吓坏，因此有许多人在恐惧感来袭的时候，就完全放弃了抵抗。

多跟不怕分娩的亲友相处。进入产房时，记得尽量减少不必要的恐惧。到了这个时候，你多少已经知道亲友之中哪些人将分娩视为畏途，哪些人则坦然面对。恐惧是会传染的，千万别让那些被吓坏过的亲友进产房陪你。如果你母亲认为分娩很可怕，别以为这是一个让她纠正观念的好机会。别把她带进产房，让她的恐惧影响你。

避免回想可怕的经验。别把过去可怕的经验带进产房。分娩会引起先前难产经验的不愉快回忆，甚至过去遭到性侵害的记忆。可能在子宫剧烈收缩的时候，你因为想起遥远过去的一段记忆，不由自主地全身紧张起来。因此，在分娩以前，你一定要妥善处理过去重大创伤所引起的恐惧。

雇用一位专业的分娩助理。在分娩的时候，如果能有一位亲身经历过分娩，又是研究分娩的正常感觉及如何应对的专业人员陪在身边，会对你很有帮助。她可以在分娩过程中为你解释各种感觉，提供一些处理阵痛的建议，同时在需要做决定时，还可以协助你了解情况及参与决策过程。当然，如果你的闺密或者亲友中有这样一位经历过分娩且对分娩过程有充分了解和应对经验的人的话，那么，这个分娩助理就是她了。

10 树立分娩的自信

孕妈妈分娩时生理反应的特点表现

孕妈妈分娩时，血压会升高，心率会加快，呼吸频率增加，血糖升高，肌肉变得紧张。

孕妈妈分娩时，内分泌系统会发生变化，尤其是垂体——肾上腺皮质系统，使得肾上腺素分泌增加，导致子宫收缩乏力，影响产程的顺利进行。

孕妈妈分娩时心理反应的特点表现

焦虑、恐惧、抑郁是心理最常见的反应。适度的焦虑可提高个体适应环境的能力，而孕妈妈过度焦虑则不利于适应环境，易导致子宫收缩乏力，是增加助产率和产后出血的一个可能因素。

不良的情绪反应可使痛阈下降，加重疼痛。紧张疼痛综合征可使产程延长，同时减少子宫血供，使胎宝宝缺氧。

焦虑、恐惧等不良情绪反应可加重疼痛，疼痛又加重焦虑、恐惧等情绪，形成恶性循环，产妇应正确对待产痛，学会减轻产痛的方法。

学习减轻分娩疼痛的心理疗法

增强信心：增强分娩的信心，保持良好的情绪，可提高对疼痛的耐受性。

想象与暗示：想象宫缩时宫口在慢慢开放，阴道在扩张，胎宝宝渐渐下降，同时自我暗示：“生产很顺利，很快就可以见到我的宝宝了。”

有助于放松的方法：肌肉松弛训练、深呼吸、温水浴、按摩、改变体位。

分散注意力：看看最喜欢的照片或图片，或读书、看电视、听音乐、与人交谈等。

呻吟与呼气：借助呻吟和呼气等方法减轻疼痛。

产妇在分娩时不宜大声喊叫

产妇如在分娩时大声喊叫，既消耗体力，又易使肠道胀气，不利于宫口扩张和胎宝宝下降。

产妇在分娩时正确的做法应该是，要对分娩有正确的认识，消除精神紧张，抓紧宫缩间歇休息，按时进食、喝水，使身体有足够的体力贮备，这样不仅能够促进分娩，而且大大增强了对疼痛的耐受力。如果确实疼痛难忍，也可以做如下动作，以进一步减轻疼痛。

深呼吸：子宫收缩时，先用鼻子深吸一口气，然后慢慢用口呼出。每分钟做10次，宫缩间歇时暂停，产妇休息片刻，下次宫缩时重复上述动作。

按摩：在深呼吸的同时，配合按摩效果会更好。吸气时，两手从两侧下腹部向腹中央轻轻按摩；呼气时，从腹中央向两侧轻轻按摩。每分钟按摩次数与呼吸相同，也可用手轻轻按摩不舒服处，如腰部、耻骨联合处。

压迫止痛：在深呼吸的同时，用拳头压迫腰部或耻骨联合处。

适当走动：产妇若一切正常，经医生同意后，可适当走动一下，或者靠在椅子上休息一会儿，或站立一会儿，都可以缓解疼痛。

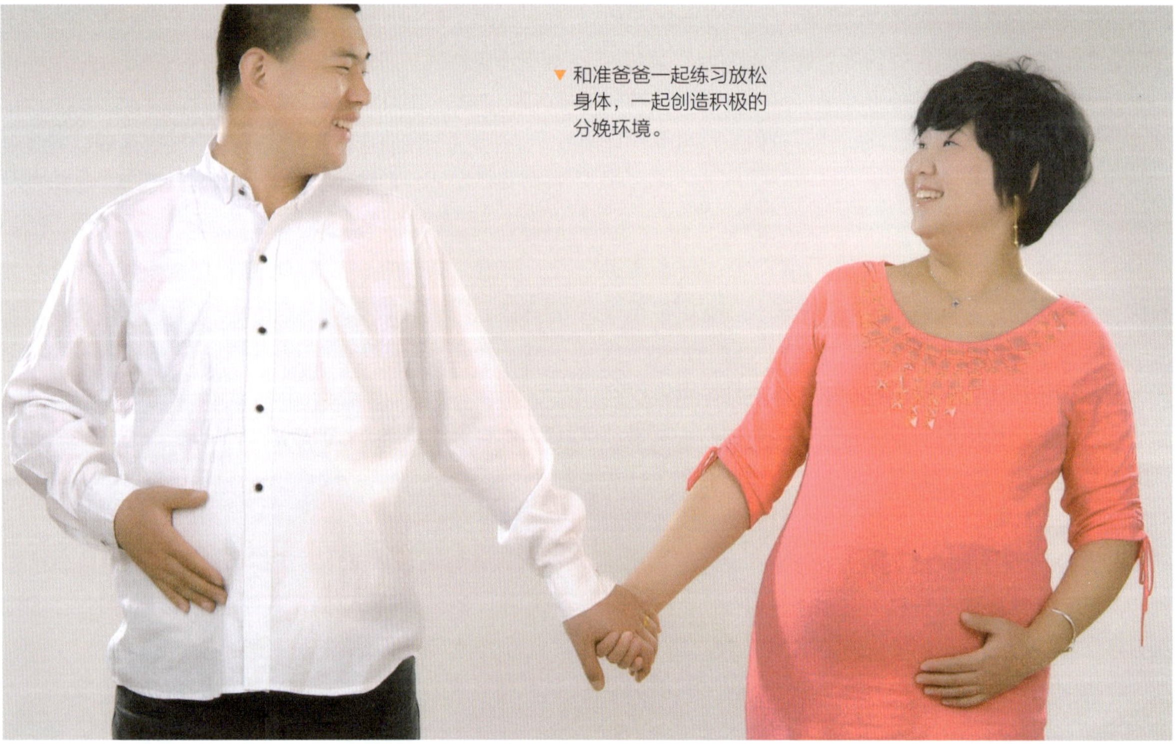

▼和准爸爸一起练习放松身体，一起创造积极的分娩环境。

五 孕40周：喜极而泣，迎接宝宝的到来

经过漫长的260多天，现在，你很快就能见到宝宝了。把他抱在怀里，亲亲他的小脸蛋，那时你就会感到，为了这个小天使，你所有的付出、艰辛都是值得的。

❶图解子宫内胚胎的变化

胎宝宝：不再猜测，不再胡思乱想，你们就要见面了。医生会把漂亮的小宝宝和关于他的一切信息都交给你。大多数胎宝宝都在这一周诞生，但提前2周或推迟2周生产都是正常的。如果推迟2周还没生产，医生就会采取催产措施，否则胎宝宝会有危险。胎宝宝做好出生的准备姿势，马上就可以降临人间啦！

孕妈妈：如果你已经升级为新妈妈，那么现在开始订阅《宝宝树0~1岁孕育周刊》，获得必要的育儿知识和指导吧。

如果现在你还在全心全意地等待宝宝的出生，那么一定要保持淡定和平稳的心态。也许在本周的某一天，或者下周，你就会感觉到腹部像针扎似的痛，如果这种疼痛变得越来越剧烈、越来越集中，时间越来越长时，你的产程多半已经开始。一旦阵痛间隔时间小于30分钟，你就要到医院做好待产准备了。

如果你和胎宝宝一切正常，医生现在是不会采用引产的方法的，即使你真的很想早点见到他。

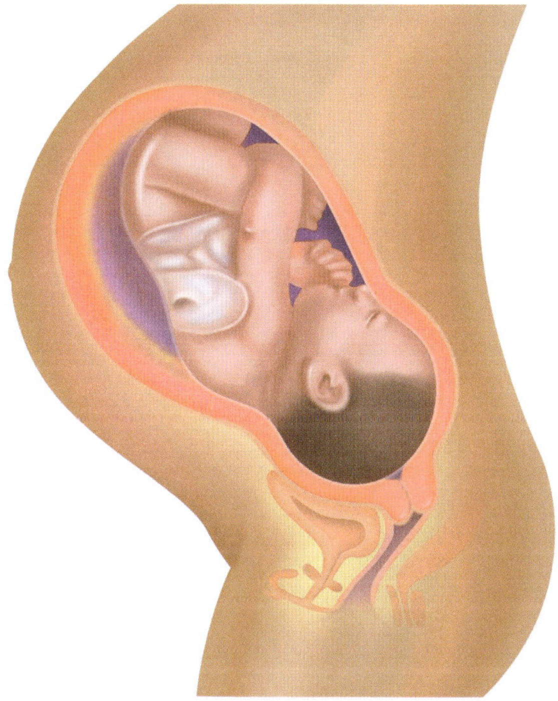

▲ 不再猜测，不再胡思乱想，你就要和宝宝见面了。

❷ 留住宝宝的第一次

人生有很多个第一次。新手爸妈可稍做准备，即可留住宝宝的第一次。

用DV记录宝宝的出生。可准备一个DV，从宝宝出生后的每一时、每一刻，都是令人欢天喜地的。新爸爸可以用DV记录下宝宝出生后的一举一动。

脚、手印。宝宝的小手、小脚是最惹人怜爱的，宝宝的一小步是妈妈的一大步。建议新手爸妈用红色或紫色的印泥，印画出宝宝最可爱的小手印和小脚印。

胎毛。每个人一生之中只有一次机会可以将胎毛留下，建议新手爸妈将胎毛制成胎毛笔，留下永恒的回忆。

脐带血。本书前文已经阐述过，脐带血是否贮存视家庭情况和经济条件而定。

❸ 坐月子早叮咛

如果你对即将到来的月子生活知之甚少，那么，请了解一下下面的生活总则吧。

保证营养，休息好

由于分娩会给新妈妈的身心造成极度劳累，所以分娩后的第一件事就是让新妈妈美美地睡一觉，家属不要轻易去打扰她。睡足之后，应吃些营养高且易消化的食物，同时要多喝水。月子里和哺乳期都应吃高营养、高热量、易消化的食物，以促使身体迅速恢复及保证乳量充足。

保持愉快的心情

产后的新妈妈由于生理上的变化，精神比较脆弱，加之压力增大，有可能产生产后抑郁症。因此，家里一定要保持欢乐的气氛，尤其是爸爸应该多体谅新妈妈，在精神和生活上都给予关怀。

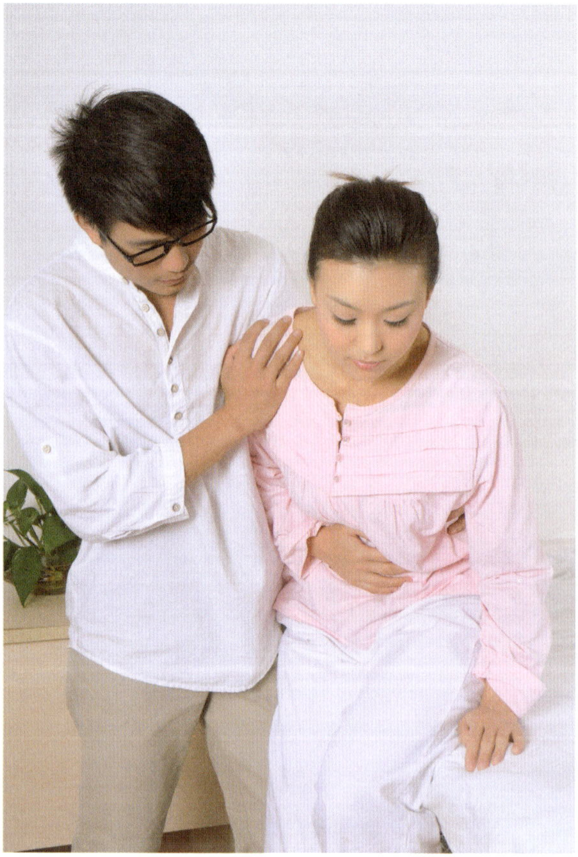

▲ 新妈妈可以适当下床走动走动。

尽早下床活动

一般情况下，正常分娩的新妈妈在产后第二天就应当下床走动，这不仅有利于体力恢复、增加食欲，也有助于子宫收缩，促进恶露的排出及子宫复原。但注意不要受凉，避免冷风直吹。

月子期的休息与活动要适当，新妈妈在分娩后最初几天之内应保持充分的休息和睡眠。什么时间开始下床活动，要根据分娩情况、会阴有无伤口及产后情况来定。

但是新妈妈的活动要注意安全并且要量力而行：新妈妈1个月内不要参加体力运动，避免蹲位，不可过早做增加腹压、提重物或长久站立的动作，以免子宫脱垂。在月子期的运动应根据不同情况而定。自然分娩的新妈妈应于产后6～12个小时内在别人协助下起床进行稍微的活动，如扶床行走、如厕等；产后第二天可在室内走动，也可开始做产后保健操。有会阴切口或剖宫产的新妈妈，可推迟至产后第三天起下床活动，待拆线后伤口无感染，可做产后保健操。产后2周后可做仰卧起坐、膝胸卧位等动作，每日2～3次，每次10～15分钟。运动应轻柔和缓，运动量应由小逐渐加大。

适度轻微活动有助于产后恢复，健康的新妈妈在产后6～8个小时即可坐起来用餐，24个小时后可下床活动。有感染或难产的新妈妈，可推迟2～3天后再下床活动。

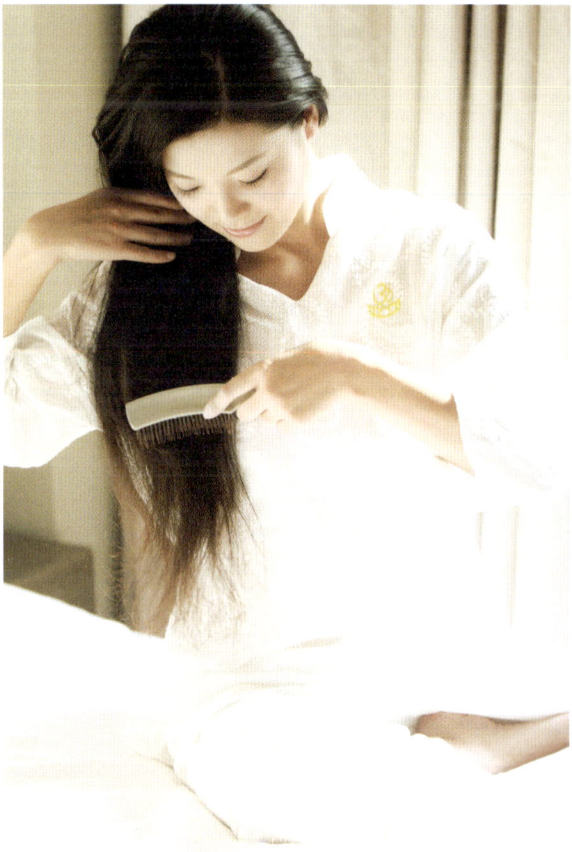

▲ 新妈妈要注意保持双手的清洁和个人卫生。

讲究个人卫生

月子里，新妈妈的会阴部分泌物较多，每天应用温开水清洗外阴部，勤换会阴垫并保持会阴部清洁和干燥。产后由于出汗多，要经常洗头、洗脚、勤换内衣裤，保持皮肤的清洁。洗澡以淋浴为宜，以免脏水流入阴道内发生感染。新妈妈坐月子期间，吃的东西较多，吃的次数也较频，如不注意漱口刷牙，容易使口腔内细菌繁殖，发生口腔疾病。新妈妈每天应刷牙1～2次，每次吃过东西后，应当用温开水漱口。

新妈妈易流汗，要常用水与酒混合在一起擦拭身体（以代替沐浴）、保持干爽舒适，但最好不用水洗。

脸部的清洁及保养：用温开水洗脸及刷牙，但不须用酒或盐。为预防头风或头痛，绝不能用冷水。另外，可用适合自己的护肤品。

局部的消毒：可以将茶水（泡茶将茶叶滤掉的茶水）放入适量盐与酒精（药用酒精）混合使用，再用这样的水来清洗阴部及肛门，有消毒、收敛的作用。

尽早哺乳

无论正常产后或剖宫产术后，都要保证新宝宝能尽早开始吸吮乳汁，对母婴健康都有益。母乳是新宝宝出生后0～6个月中最好的食物，尽早开奶对宝宝和新妈妈都有好处：

首先，在产后24个小时内让新宝宝早吸吮、勤吸吮，绝大多数新妈妈是会下奶的，这样就减少了人工喂养的麻烦；其次，有利于增强母婴感情，更早地使新妈妈享受到做母亲的心理满足感；再次，吸吮刺激、反射引起垂体释放催乳素及催产素，不仅能促进新妈妈泌乳，还会促进新妈妈子宫收缩，从而促进子宫恢复，可减少产后出血，预防贫血，有利于产后康复。

另外，分娩后乳房充血膨胀明显，尽早哺乳有利于刺激乳汁的分泌，使以后的母乳喂养有个良好的开端，还能促进子宫收缩、复原。哺乳前后，新妈妈要注意保持双手的清洁以及乳头、乳房的清洁卫生，防止发生乳腺感染和新生儿肠道感染。

❹按时做产后检查

产后42天左右，月子期将结束，新妈妈应到医院做一次产后检查，以了解身体的恢复状况。万一有异常情况，可以及时得到医生的指导和治疗。

❺禁止过性生活

新妈妈的生殖器官经过妊娠和分娩的过程，必须经过一段时间才能恢复正常。新妈妈身体的全面恢复需要56天。正常分娩56天后才能开始性生活，而且最好是月经恢复后再开始性生活。